LE LIVRE DU

Massage

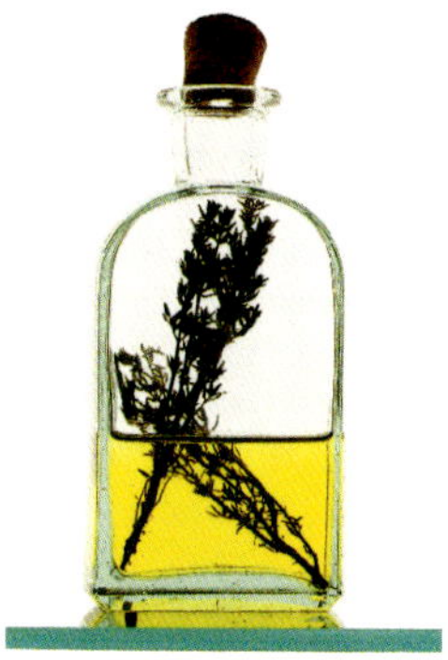

Susan Mumford

LE LIVRE DU Massage

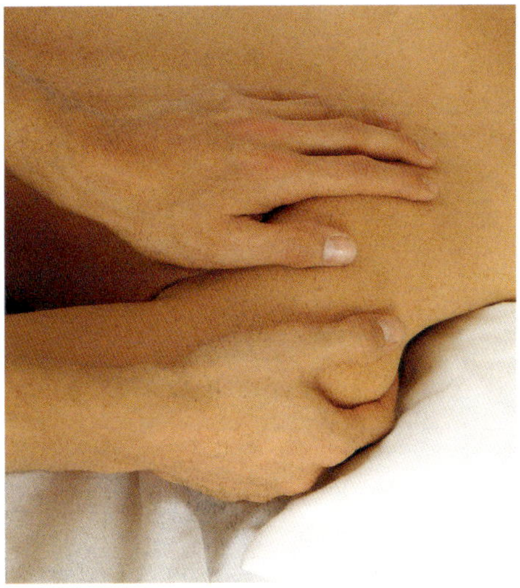

ÉDITIONS FRANCE LOISIRS

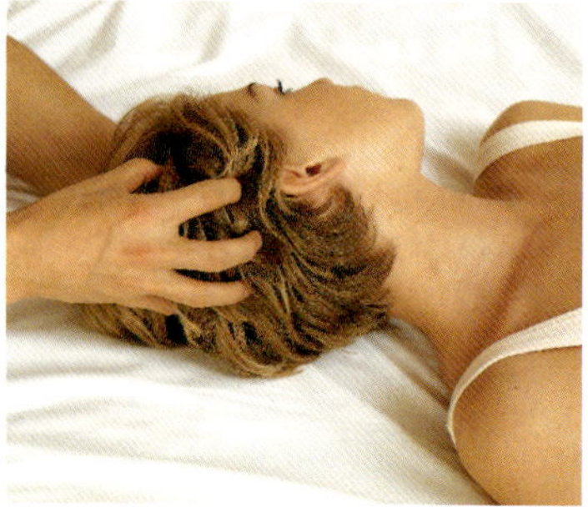 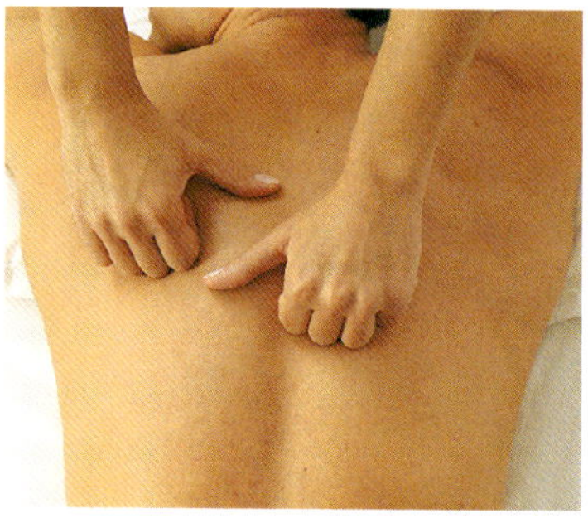 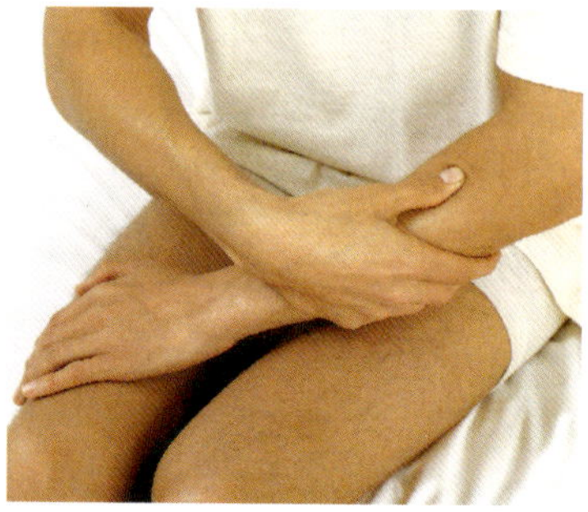

Photographies de Richard Truscott
Titre original de cet ouvrage : *A Complete Guide to Massage*
Traduction-adaptation de Hanna Agostini

Adaptation graphique de l'édition française :
Isabelle Técher, T.E.A.M. La Rochelle

ISBN : 2-7441-5676-0
N° éditeur : 36891
Dépôt légal : novembre 2002

Édition du Club France Loisirs, Paris
Avec l'autorisation des Éditions Flammarion

Éditions France Loisirs,
123, boulevard de Grenelle, Paris
www.franceloisirs.com

Avertissement
Le massage ne doit jamais, de quelque manière que ce soit, se substituer à un traitement médical. Il faut impérativement consulter un médecin pour tout problème de santé, en particulier en présence de symptômes requérant un diagnostic précis ou un suivi médical approprié.
La pratique du shiatsu (points de pression) comme l'usage d'huiles essentielles doivent se faire avec précaution en période de grossesse.
Les huiles essentielles ne doivent jamais être consommées ni avalées.
Leur utilisation sur les bébés et les enfants sera subordonnée à un avis médical.

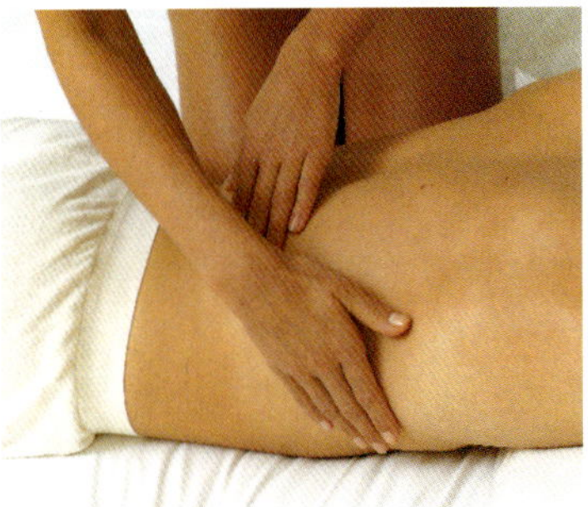
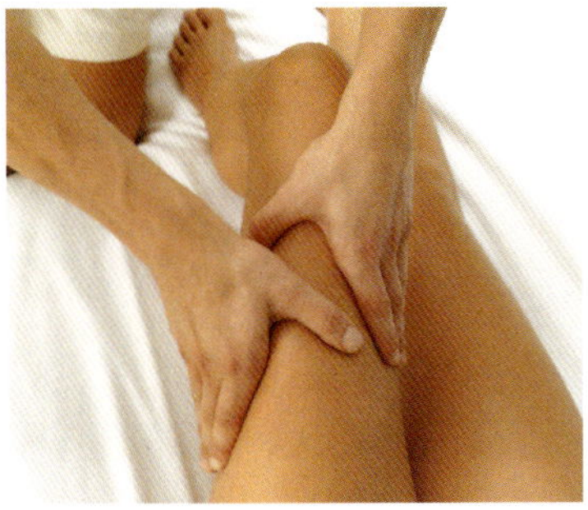
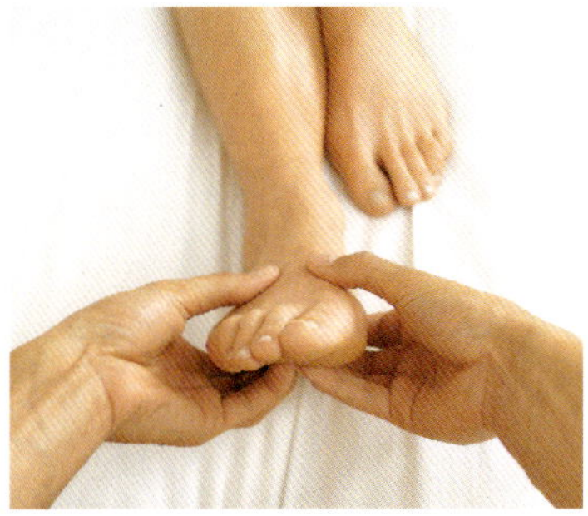

Introduction 6

Avant de commencer 8
Qu'est-ce que le massage ? 10
Petit précis anatomique 12
Préparation du massage 16

Pour commencer 18
Les huiles essentielles 20
Huiles les plus couramment utilisées et leurs propriétés 22
Utilisation des huiles essentielles 24
Échauffements 26

Techniques simples 34
Effleurage 36
Pétrissage 38
Torsion 40
Étirement longitudinal 42
Pression manuelle 44
Étirement transversal 45
Manœuvres circulaires 46
Effleurage du bout des doigts 48
Pression du pouce 50
Peignage 51
Étirement longitudinal 52

Massage classique 54
Le dos 56
L'arrière des jambes 66
Le cou 70
Le visage 72
Les bras 74
La poitrine 78
L'abdomen 80
Le devant des jambes 82

Techniques les plus avancées 86
Pression glissée du pouce 88
Pression circulaire du pouce 89
Friction 90
Pression des paumes 92
Balancement 94
Percussion 96
Shiatsu 98
Les articulations 100

Techniques plus complexes 102
Le dos 104
L'arrière des jambes 114
Les pieds 118
Le cou 120
Le visage 124
Les bras 128
Les mains 132
La poitrine 134
L'abdomen 138
Le devant des jambes et des pieds 142

Techniques particulières 148
Introduction 150
Maux de tête 152
Décontraction du bras 154
Décontraction des hanches et des reins 156
Décongestion des sinus 158
Maux de ventre 160
Maux de tête causés par le stress 162
Décontraction du visage 164
Décontraction du dos 166
Massage sensuel 168
L'automassage 174

L'après-massage 182
Effets du massage 184

Index 190

Introduction

J'ai toujours pensé que la beauté du massage tenait au fait qu'il s'agit d'un geste simple ; c'est un contact direct dans lequel rien – ni machine, ni instrument – ne vient s'interposer entre vous-même et votre partenaire. Le massage fascine parce qu'il correspond à un besoin inné, celui de toucher et d'être touché. Il peut d'ailleurs être pratiqué de plusieurs manières. La maîtrise de quelques techniques de base vous rendra populaire, que ce soit à votre travail, en soirée ou à la plage. Qu'importe le moment ou le lieu, il est agréable de consacrer quelques minutes à un massage du cou ou des épaules, pour ensuite repartir plus détendu et en meilleure forme…

Le massage est aussi l'occasion de passer un moment privilégié avec une personne amie. Les mêmes techniques de base évoquées ci-dessus permettent de réduire les tensions accumulées de longue date, de soulager le mal de dos ou encore, tout simplement, de redonner confiance en soi. Observez la manière dont le visage de votre partenaire s'illumine au fur et à mesure qu'il se détend sous vos yeux. Qu'il s'agisse d'un membre de la famille, d'un ami ou d'un amant, le massage peut aider à renforcer les liens unissant les personnes ou leur permettre de mieux se connaître. Ceux qui veulent approfondir leur connaissance de cet art – c'est l'aspect de l'apprentissage que, personnellement, je trouve le plus intéressant – comprendront mieux la manière dont nos énergies peuvent s'unir ou réagir réciproquement.

Le massage est une technique que tout un chacun devrait maîtriser. S'il faut, pour le pratiquer, en connaître les principes et les gestes de base, sa réussite dépend essentiellement de vous-même et de votre partenaire ; il ne sera bénéfique que si vous vous y investissez tous les deux totalement. De fait, un massage se réduit à une simple succession de mouvements s'il est dénué de sensibilité, de générosité et de chaleur. En revanche, un massage inspiré permet aux deux acteurs de se dépasser ; il leur ouvre l'esprit en favorisant leur créativité. Bien que le massage soit, par essence, une action simple, ses effets se ressentent en profondeur.

Ce livre a pour but de vous apprendre à masser. Il commence par exposer les gestes rudimentaires et amène progressivement au massage corporel intégral. Pour des raisons pratiques, il est divisé en deux parties : on peut soit s'arrêter au massage classique, soit approfondir ses connaissances en maîtrisant des séquences plus compliquées. L'ouvrage comprend, en outre, un chapitre entièrement consacré à des techniques spécifiques permettant de compléter un massage classique. Commencez à vous exercer sur un(e) ami(e) avec qui vous vous sentez à l'aise. Par la suite, pour peu que vous ayez l'esprit d'aventure et un peu d'humour, vos découvertes, vos réussites, et même vos erreurs vous permettront de développer votre style personnel.

Comment utiliser ce livre

Il serait utile de décrire ici les différentes

étapes de l'apprentissage du massage, telles qu'elles sont présentées dans l'ouvrage. Bien sûr, rien ne vaut les travaux pratiques pour une meilleure maîtrise des techniques ; cependant, nous avons voulu que nos explications soient le plus proche possible de celles qui vous seraient dispensées lors d'un cours formel. Puisqu'il est irréalisable de tout apprendre d'une traite, le livre est divisé en plusieurs parties. Vous aurez ainsi l'occasion de compléter et d'approfondir une étape donnée avant de passer à la suivante, chaque nouvelle section faisant appel aux connaissances acquises précédemment. Il faut, dans un premier temps, bien maîtriser tous les gestes de base, de manière à pouvoir ensuite enchaîner une série de mouvements pour mettre au point votre massage personnel.

Le chapitre premier (Avant de commencer) se veut un petit guide anatomique et physiologique permettant de visualiser les endroits précis où vous placerez vos mains sur le corps. Soulignons, cependant, que cette démarche est moins importante qu'il n'y paraît, dans la mesure où l'approche théorique complique, plus qu'elle ne facilite, le passage à la pratique.

Le deuxième chapitre (Pour commencer) est consacré aux huiles essentielles et aromatiques qui améliorent le massage. Il contient quelques recettes simples, que vous pourrez expérimenter. Suit un exposé de certains exercices basiques, que vous essaierez sur vous-même avant de les mettre en pratique sur autrui, en prêtant attention aux réactions de votre corps, à sa flexibilité ou à son manque de souplesse. Cela vous sera utile lorsque vous transposerez ces gestes sur votre partenaire. Vous trouverez aussi dans ce chapitre des indications sur la manière de stimuler la sensibilité de vos mains.

La troisième partie (Techniques simples) explique comment masser les diverses parties du corps et appliquer à bon escient les différents gestes, selon les circonstances et le sujet. Encore une fois, ne travaillez pas sur les autres sans avoir d'abord fait des essais sur vous-même.

Le quatrième chapitre (Le massage classique) explique le déroulement d'un massage faisant appel à tous les gestes appris précédemment. Dans un premier temps, procédez pas à pas ; vous mettrez ensuite au point la séquence et le style que vous préférez. Ce massage de base constitue le point de départ pour ce qui suit.

Les deux chapitres suivants, consacrés aux techniques plus avancées, présentent les différentes étapes d'un massage corporel intégral. On complète le massage classique par certains gestes nouveaux et plus complexes, lesquels paraissent plus faciles à réaliser du fait qu'ils sont associés à des mouvements déjà connus – ce qui donne aussi davantage confiance en soi ! La partie de l'ouvrage traitant des techniques spécifiques aborde l'aspect sensuel du massage, ainsi que l'automassage. C'est sciemment que les mouvements décrits ici n'ont pas été incorporés dans une séquence définie. À vous, donc, de faire votre expérience et de les appliquer comme vous le jugerez opportun.

Enfin, sachez que l'après-massage est tout aussi important que la préparation et le début de l'opération. Prenez le temps de vous détendre et de ressourcer vos énergies.

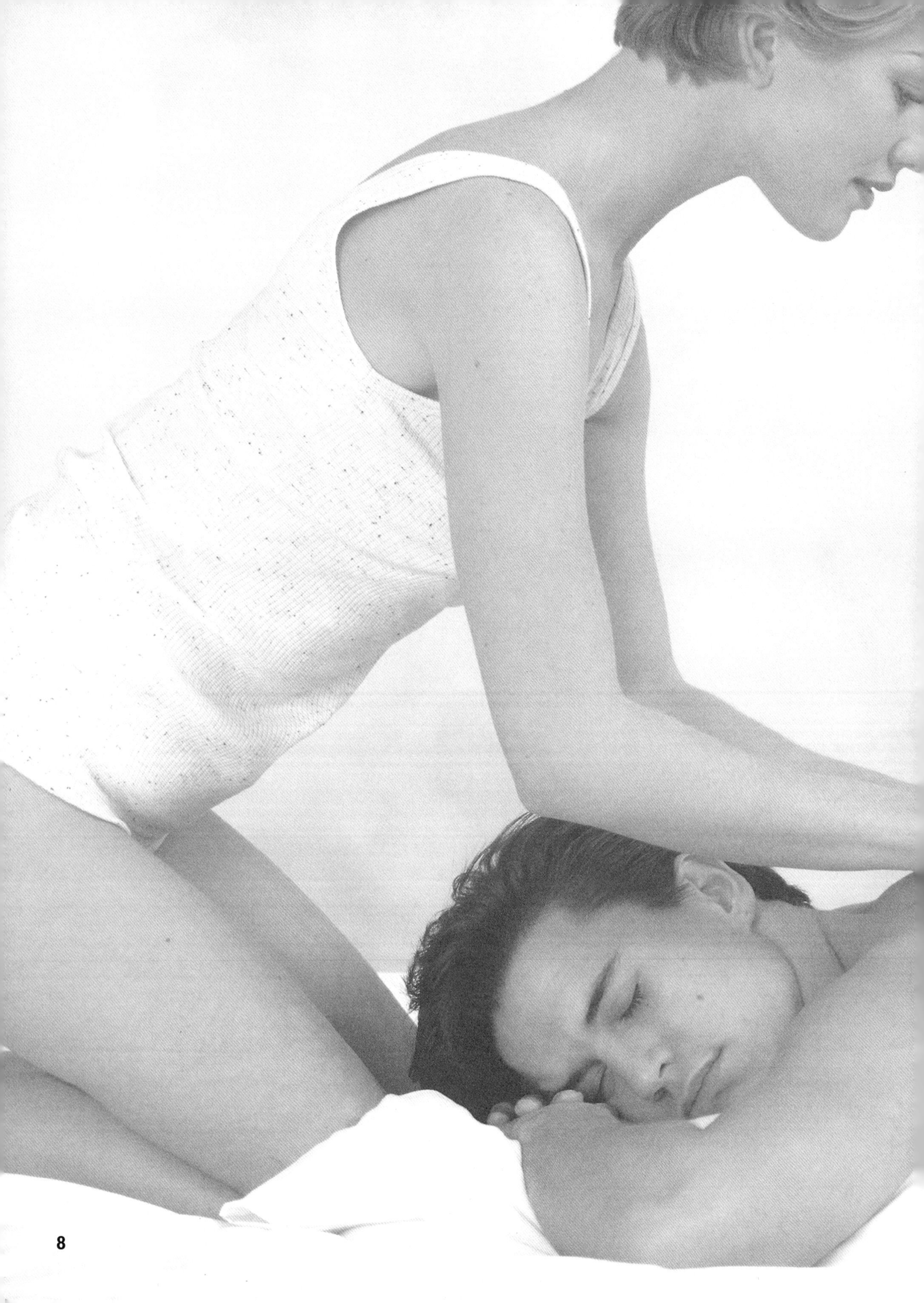

Avant de commencer

Découvrir un nouveau domaine constitue toujours une expérience intéressante, qui peut cependant se révéler décourageante si vous abordez un sujet vaste et inconnu, en ne sachant pas par où commencer. Grâce à cet ouvrage, vous pourrez vous initier en toute sérénité au massage, qui est ici exposé clairement et par étapes. Il est toujours tentant de faire très rapidement de vrais massages, mais, avant de passer aux travaux pratiques, il serait souhaitable que vous vous familiarisiez avec ce chapitre introductif. Vous aurez davantage confiance en vous-même et appréhenderez mieux les objectifs à atteindre si vous avez une idée claire de la manière dont il faut procéder, du matériel nécessaire et, surtout, du « pourquoi » du massage.

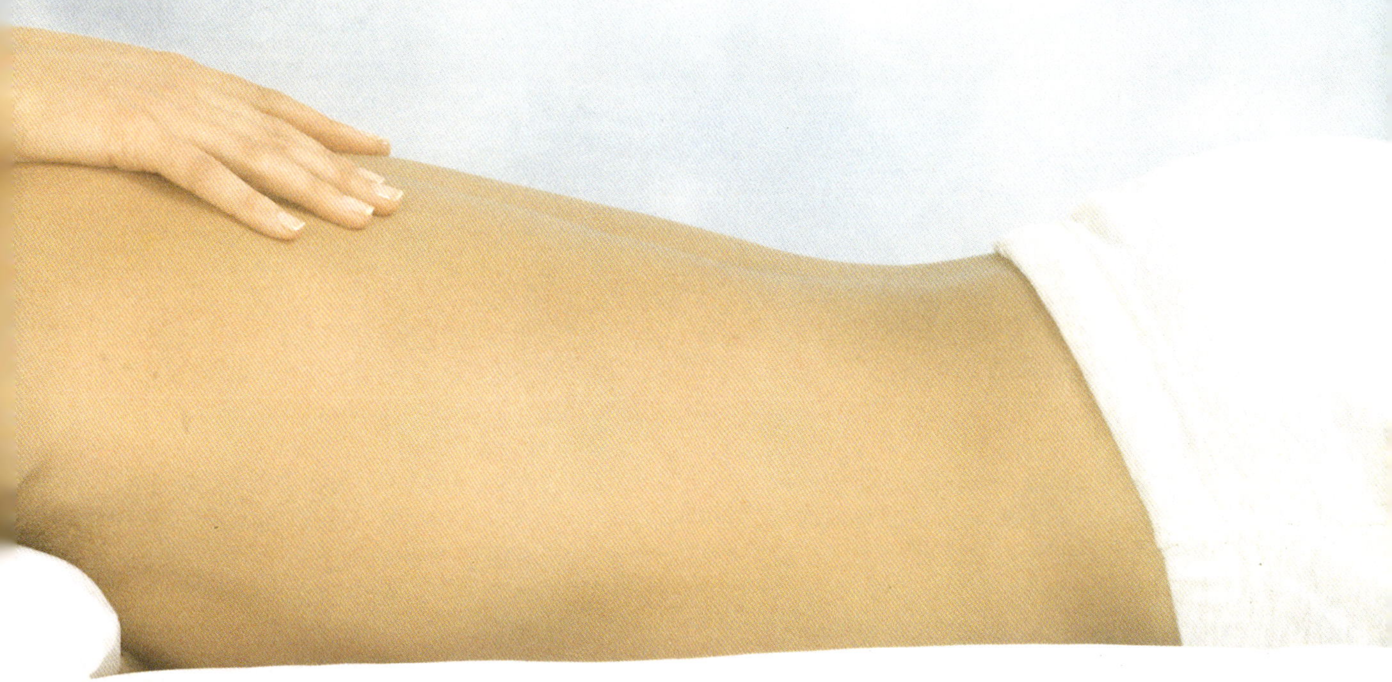

Qu'est-ce que le massage ?

Le massage est une forme structurée de toucher. On fait glisser les mains, ou d'autres parties du corps comme les avant-bras et les coudes, sur la peau du partenaire, et l'on appuie sur les divers muscles sous-jacents en utilisant différents mouvements tels l'effleurage, la friction, le pétrissage et la pression. Le massage peut être stimulant ou calmant, et, lorsqu'on le pratique en se concentrant sur les énergies, il agit à la fois sur le corps, l'esprit, le psychisme et les émotions. Cet art connu des Égyptiens, des Grecs et des Romains de l'Antiquité était alors réputé pour ses vertus médicales et esthétiques. En Inde, en Chine et au Japon, le massage est, aujourd'hui encore, considéré comme une branche à part entière de la médecine traditionnelle. D'ailleurs, près de trois mille ans avant notre ère, les bienfaits du massage n'étaient déjà plus un secret pour les Chinois.

Pourquoi masser ?

De fait, le massage en lui-même n'apporte pas grand-chose à notre corps. Cependant, il stimule notre organisme, ce qui a pour effet de l'aider à remplir normalement ses fonctions. En d'autres termes, le massage initie un mécanisme, et notre corps prend ensuite le relais.

Les bienfaits de cette thérapie sont nombreux : le massage contribue au relâchement de la tension musculaire, raffermit et tonifie les muscles, active la circulation sanguine et le système lymphatique. En raison d'un manque ou d'un surcroît d'exercice physique, ou du fait d'une tension (physique ou mentale) trop importante, les déchets (dioxyde de carbone, urée et acide lactique) s'accumulent dans nos muscles, empêchant les fibres musculaires de travailler en souplesse, et induisant de ce fait une certaine raideur dans le mouvement. En contribuant à éliminer ces déchets divers, en particulier l'acide lactique, le massage libère le muscle, lui permet de fonctionner normalement et lui rappelle aussi la sensation de délassement. Il favorise encore le drainage lymphatique et la circulation sanguine, et, enfin, se révèle bénéfique pour la peau – l'organe le plus étendu du corps humain. Une peau saine a un impact positif sur le mental ; n'oublions pas que les affections de l'épiderme trahissent souvent une grande tension nerveuse. Bref, la peau est un indicateur de l'état général de la personne.

Le massage agit aussi bien sur les muscles que sur les nerfs, et son impact sur le système nerveux central se traduit par une sensation de détente. La stimulation des récepteurs cutanés est relayée jusqu'au cerveau par le biais du système nerveux central, d'où l'impression de bien-être. Cela se répercute ensuite sur le reste du corps, aidant ainsi à diminuer les effets néfastes du stress. Rappelons que le système nerveux contrôle le système vasculaire, et qu'une mauvaise vascularisation entraîne des problèmes de circulation sanguine et une mauvaise élimination des toxines. La relaxation par le massage régularise la respiration abdominale, vitale pour le bon fonctionnement des organes de cette partie du corps. On arrive ainsi à réduire le stress et la fatigue dus à l'accumulation de déchets dans le corps, et donc à améliorer le métabolisme.

Le massage agit aussi sur les muscles et, par voie de conséquence, sur les tissus fibreux entourant les articulations. Toutefois, les problèmes articulaires doivent être traités par d'autres moyens. Si le massage n'est pas une panacée, il peut soulager en aidant à la relaxation et en permettant au corps de retrouver un certain équilibre. Quel dommage que les gens ne découvrent ses vertus qu'à la faveur d'un problème de santé, alors qu'il peut, dans bien des cas, se révéler une thérapie préventive efficace ! Et aussi, avouons-le, tellement agréable…

Les bienfaits du massage

Le massage convient à tous. N'importe qui peut masser ou apprendre à le faire, même si certaines personnes sont en la matière plus douées que d'autres. Aussi, hormis quelques contre-indications, le massage est bénéfique pour tout le monde, sans distinction d'âge ni de condition physique, tant il est vrai que toucher satisfait un besoin inné et fondamental de l'homme.

Les recherches tendent à prouver que les bébés privés de cette forme de contact physique peuvent ne pas se développer normalement. D'autres expériences ont démontré que les bébés singes préfèrent une poupée de chiffon souple évoquant leur mère, et contre laquelle ils peuvent se lover, à une poupée rugueuse en fil de fer auprès de laquelle ils peuvent pourtant se nourrir. Les nouveau-nés en couveuse se portent bien d'être touchés et caressés, comme d'ailleurs les malades hospitalisés, qui sont ainsi rassurés. Même les gens fréquentant une bibliothèque pour emprunter un livre ressentent une sensation de bien-être lorsque le bibliothécaire leur effleure légèrement la main en leur tendant l'ouvrage.

Le toucher donne le sentiment d'être désiré ; l'absence de contact induit au contraire une impression d'isolement. Aussi le massage peut-il aider les gens qui souffrent de solitude ou ceux qui répugnent aux rapports physiques. Le toucher est un moyen de communiquer, de s'imposer et de s'exprimer ; il permet d'affirmer son identité et contribue à renforcer la confiance en soi et l'estime de soi. (Le contact avec un animal peut également être bénéfique, les animaux étant souvent des compagnons fidèles.) Dans notre monde de plus en plus trépidant et dénué de sensibilité, où le psychique prime le physique, le massage est un moyen de ressentir son corps, d'être à son écoute et de vivre harmonieusement avec lui.

Après un massage, les gens ont souvent l'impression d'être plus « compacts », alors qu'ils avaient auparavant le sentiment d'être constitués de pièces détachées. La plupart prennent aussi davantage conscience de leur corps et se sentent plus fermes sur leurs jambes. Le massage satisfait le besoin vital d'être touché, d'être totalement pris en charge, sans l'arrière-pensée de devoir donner quoi que ce soit en retour.

Le massage apporte encore un certain équilibre, en particulier lorsque la personne qui le pratique se concentre et utilise ses énergies à bon escient. Il détend et calme les sujets nerveux, tonifie ceux qui manquent de ressort. Il soulage certaines affections particulières, comme les tiraillements et les contractions dans le dos ou les épaules, les règles douloureuses, la toux ou les maux de tête, et peut aider à récupérer après un accident ou une maladie. N'oubliez jamais cependant que le massage n'est pas destiné à guérir, et que les problèmes de santé importants ou persistants doivent être traités par des professionnels. Le massage est bénéfique avant ou après la pratique d'un sport, dans le premier cas pour échauffer les muscles, dans le second pour les détendre et les relaxer, ce qui évite les courbatures du lendemain. Cette pratique peut aussi s'inscrire dans le cadre d'un programme de remise en forme – pour tonifier les muscles – ou de remise en beauté, les huiles de massage stimulant la régénération cellulaire tout en améliorant l'élasticité de la peau. Certaines personnes hésitent à se faire masser, se trouvant trop grosses ou pas assez séduisantes. L'expérience me prouve que, tout au contraire, le massage aide à se sentir mieux, donc à mieux accepter son corps.

La tension nerveuse est à l'origine de davantage de problèmes qu'on ne l'imagine. Aujourd'hui, la plupart des gens souffrent d'une forme de stress, et cela se traduit par une tension physique (muscles contractés) ou mentale (anxiété, fébrilité) qui empêche le corps de fonctionner comme il se doit. Le massage détend à la fois le corps et l'esprit, et redonne l'énergie vitale. Le toucher et l'attention manifestée envers le sujet l'aident ainsi à se relaxer. De fait, le corps et le mental sont très étroitement liés. Une bonne forme physique a des effets positifs sur le moral, et, réciproquement, la tranquillité d'esprit favorise le bon fonctionnement du corps.

Petit précis anatomique

Les muscles

Le corps doit sa forme aux muscles squelettiques. Ce sont des muscles volontaires (striés) qui répondent à notre commandement (par exemple, les mains et les jambes), contrairement aux muscles involontaires (lisses), comme le cœur et le système digestif. Chaque muscle est constitué d'un paquet de fibres musculaires élastiques entourées d'une membrane cellulaire (aponévrose) et retenues par une gaine conjonctive. L'ensemble constitue le corps ou le ventre musculaire. Les muscles sont reliés aux extrémités des os par des tissus conjonctifs résistants, ou tendons. Le point d'attache du muscle à l'os s'appelle l'origine (pour l'os qui ne bouge pas par l'action du muscle) ou l'insertion (pour l'os qui bouge par la contraction du muscle). En règle générale, les muscles travaillent en paire ou en groupe, et le corps bouge lorsqu'ils se

Les muscles

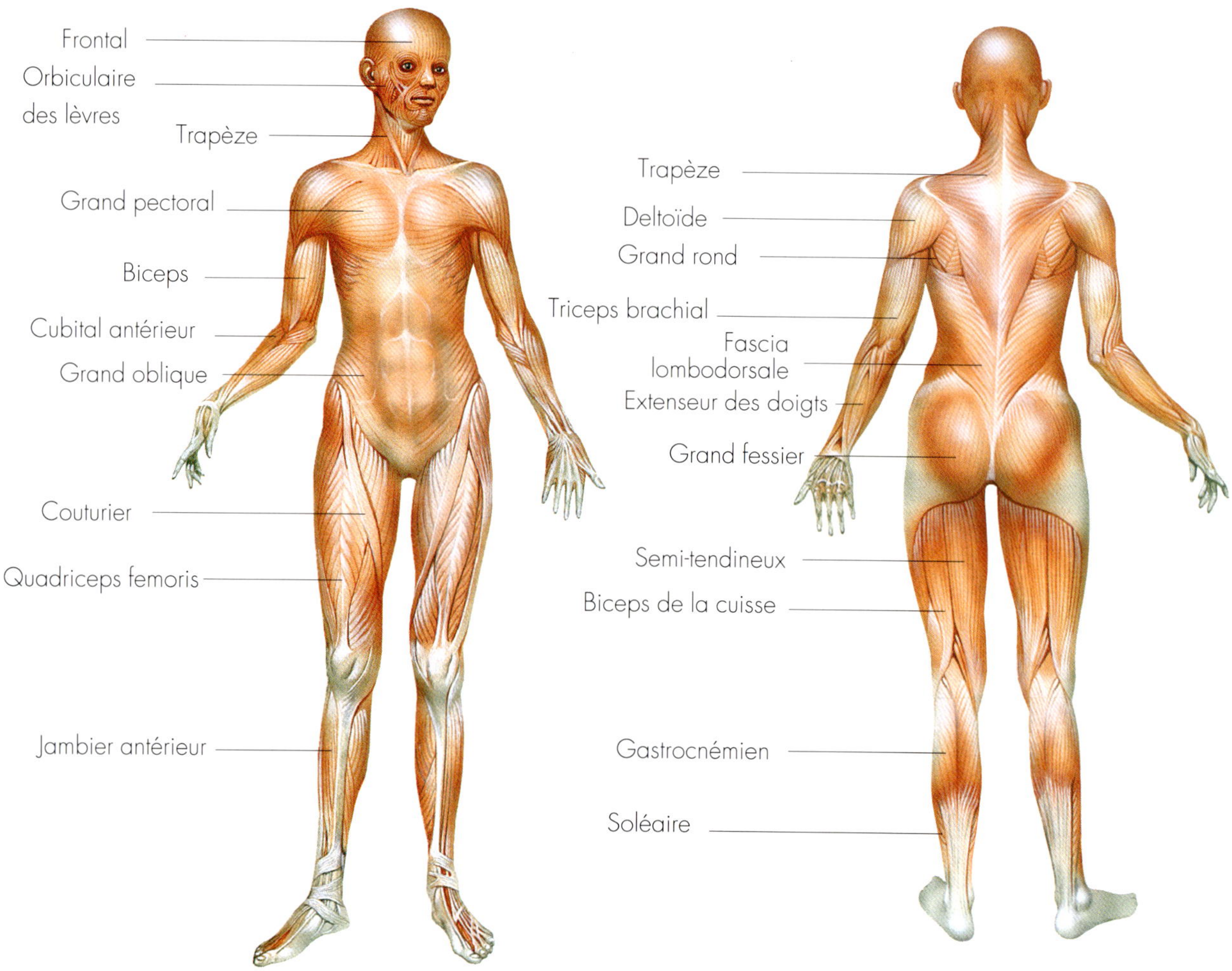

contractent et se détendent. La contraction du muscle, qui répond à une commande du cerveau, correspond à une diminution de la longueur et de la largeur des fibres musculaires. Le muscle qui se contracte pendant un mouvement est l'agoniste, et celui qui se détend simultanément s'appelle l'antagoniste. Un même muscle peut être agoniste ou antagoniste selon le geste effectué. Lorsqu'un muscle reste dans un état de contraction, son tonus de base augmente de manière significative. Pour fonctionner, les muscles utilisent le glucose et l'oxygène présents dans le sang, et produisent du dioxyde de carbone, de l'urée et de l'acide lactique qui sont éliminés par le biais des systèmes veineux et lymphatique. Un muscle qui ne fonctionne pas bien retient une partie de ces déchets, ce qui le raidit et empêche les fibres musculaires de bouger en douceur.

Les principaux organes

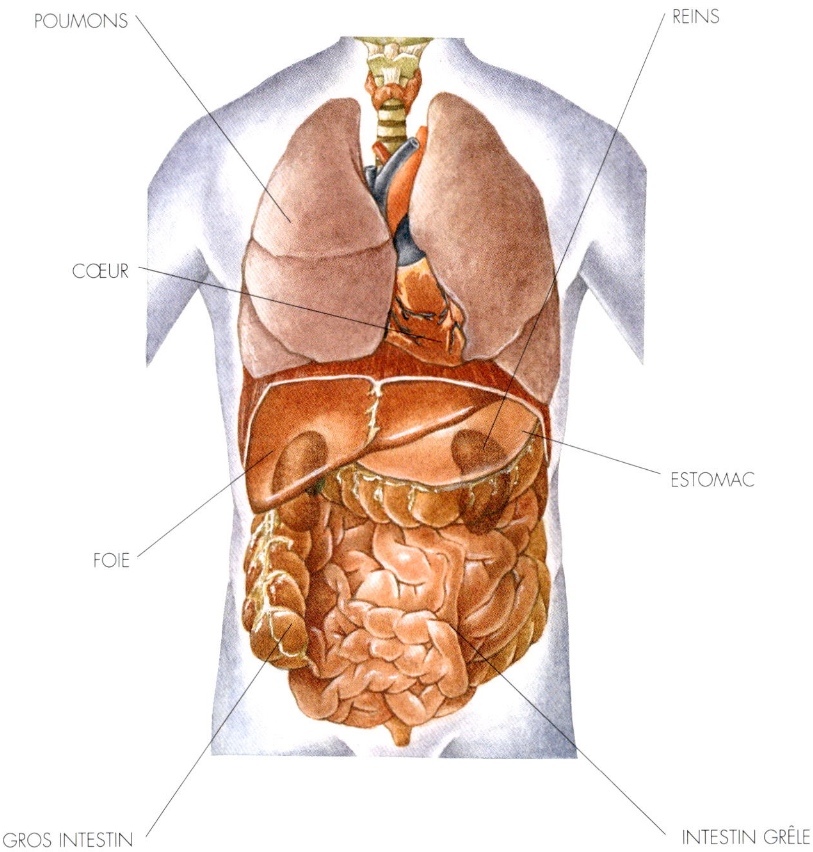

Le squelette

Le squelette, qui est composé de quelque 206 os, structure et maintient le corps. Les os sont constitués de tissus vivants (fibres, cellules et sels minéraux) et sont de plusieurs formes (longs, courts, plats, irréguliers ou ellipsoïdaux). Chaque os est recouvert d'une couche épaisse de tissu fibreux très vascularisé, son conduit intérieur recelant des cellules responsables de la formation de la moelle, tandis que ses extrémités sont enveloppées de tissu spongieux lui-même enrobé de cartilage. Outre le fait qu'ils protègent les organes vitaux comme le cerveau et le cœur, les os permettent au corps de se mouvoir du fait qu'ils sont articulés. Les articulations constituent également le point d'attache des muscles aux os. Le squelette axial – la structure principale – comprend le crâne, la colonne vertébrale et les côtes. Plus mobile, le squelette appendiculaire soutient les bras et les jambes, et comprend aussi les ceintures pelvienne et scapulaire. La colonne vertébrale est constituée de plusieurs vertèbres, dont sept cervicales qui portent le cou et le crâne (la septième cervicale constituant la proéminence osseuse à la base du cou) , douze thoraciques auxquelles les côtes sont rattachées, cinq lombaires qui soutiennent le corps, cinq vertèbres sacrées soudées qui forment le sacrum, responsable de la répartition du poids sur les hanches, ainsi que quatre coccygiennes soudées qui forment le coccyx.

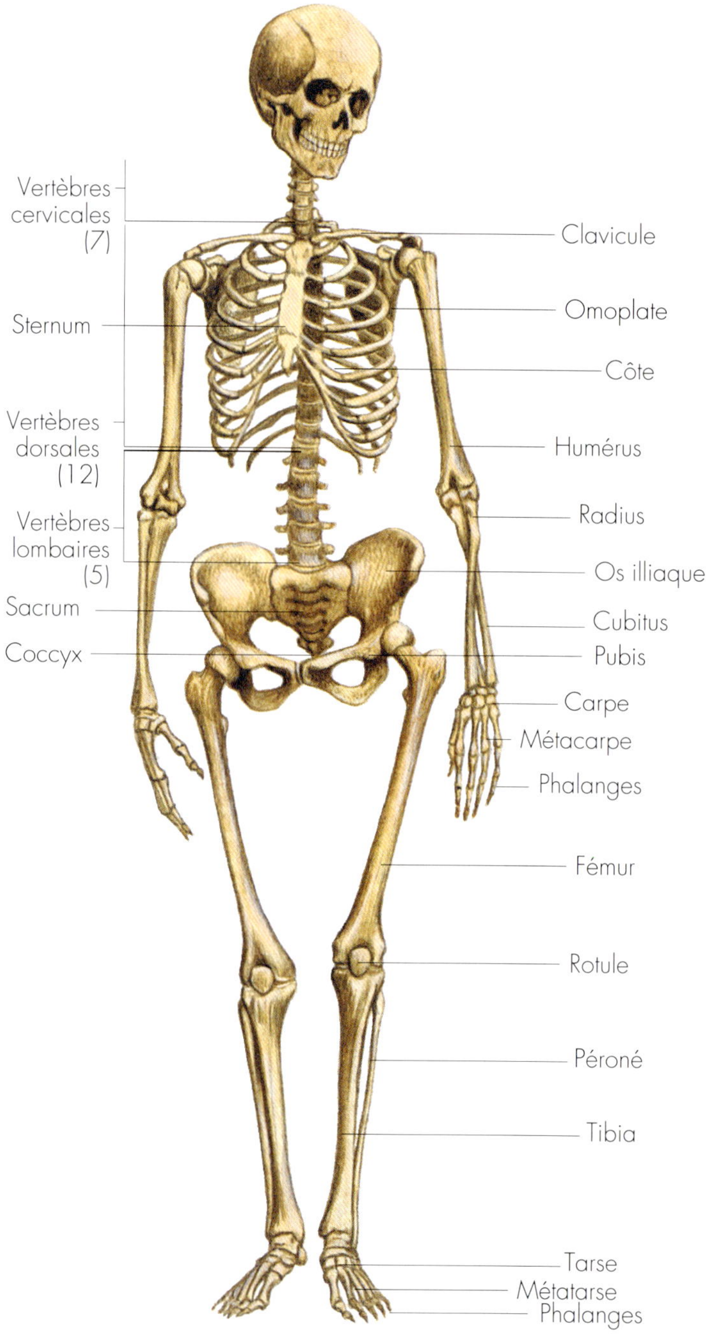

Les articulations

Les articulations sont le point de contact entre deux os, les plus communes étant les synoviales. Les os s'emboîtent dans une cavité enrobée d'une membrane qui sécrète un fluide, lequel protège le cartilage et réduit la friction pendant le mouvement. L'ensemble, qui tient dans une capsule fibreuse, est soutenu par des tendons et des ligaments. Les énarthroses (articulations où l'extrémité sphérique d'un os s'emboîte dans une cavité concave) comme l'épaule ou la hanche permettent des mouvements relativement amples. Le coude et le genou sont des articulations en charnière, dont la marge de manœuvre est plus limitée, se réduisant à des mouvements de va-et-vient.

Articulation de l'épaule

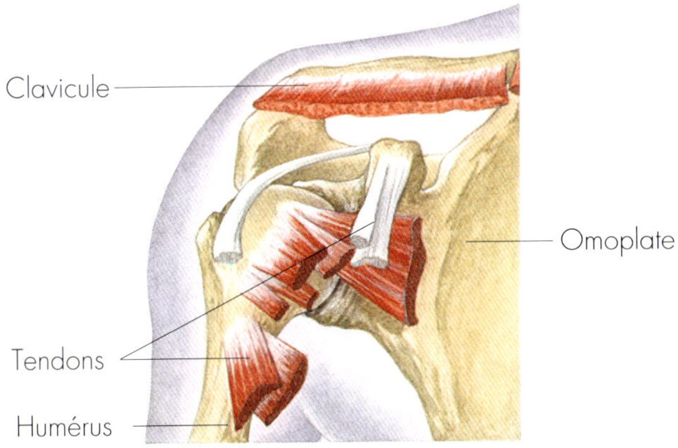

Articulation du genou

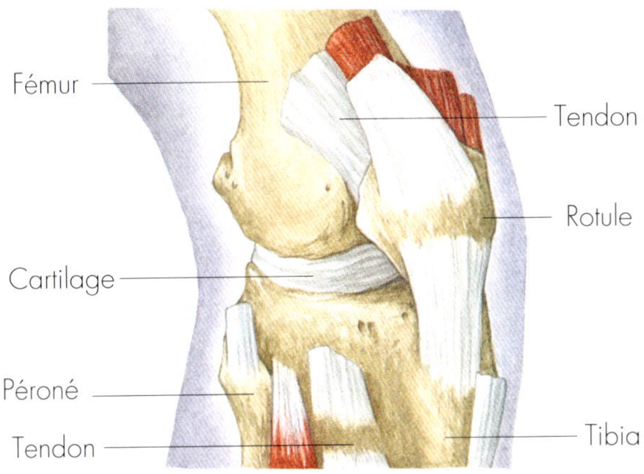

Le système nerveux

Le système nerveux se compose du système nerveux central (le cerveau et la moelle épinière) et du système nerveux périphérique (les nerfs qui se ramifient dans l'ensemble du corps). Réagissant à un stimulus, les récepteurs cutanés déclenchent une impulsion relayée par les neurones sensitifs jusqu'au système nerveux central. À leur tour, les neurones moteurs sollicités par le cerveau transmettent l'information aux muscles, entraînant ainsi le mouvement. Le système neurovégétatif concerne, quant à lui, les fonctions autonomes des organes, du système circulatoire et des glandes. Il est formé du système sympathique, qui gouverne les phénomènes que nous ne maîtrisons pas comme le rythme cardiaque, la respiration et la transpiration, et du système parasympathique, qui restreint certains processus et dont dépendent la digestion et le repos.

Le système circulatoire

Le système cardio-vasculaire comprend le cœur, les artères, qui véhiculent le sang oxygéné dans l'organisme, les veines, qui ramènent vers le cœur le sang pauvre en oxygène, et aussi les capillaires, dont les parois fines laissent passer les nutriments vers les tissus, ainsi que les déchets à évacuer. Le sang se compose de plasma, de globules rouges qui fournissent en oxygène les poumons et les tissus et évacuent le dioxyde de carbone, de globules blancs qui combattent les bactéries et sécrètent les anticorps, ainsi que de plaquettes, responsables de la coagulation.

Le cœur, qui travaille à la manière d'une pompe, est composé de quatre cavités, dont deux envoient le sang vers les poumons, et les deux autres vers le reste du corps. La pression dans les artères est supérieure à celle des veines, et la circulation dans les jambes est aidée par la contraction des muscles, les valves permettant le reflux du sang vers le cœur. Le système lymphatique, dérivé du système vasculaire, aide à l'élimination des déchets toxiques et contribue lui aussi à renvoyer le fluide en direction du cœur. Les nodules ou les glandes filtrent ce fluide, produisant des lymphocytes, qui neutralisent ensuite les bactéries. Les contractions musculaires aident à la circulation sanguine.

Préparation du massage

Le bon endroit

Selon le type de massage, celui-ci peut se pratiquer n'importe où. Cependant, qu'il soit assis par terre ou sur une chaise, il faut toujours que votre partenaire ait le dos soutenu ; veillez à ce qu'il ne s'affale pas en avant en lui retenant, si nécessaire, la poitrine ou le front avec votre main. À condition de respecter ces règles de base, vous pouvez pratiquer des massages en dehors de chez vous, au bureau ou ailleurs. Il faut aussi que vous-même vous sentiez à l'aise, que vous puissiez officier confortablement, sans avoir à trop vous pencher ni à vous contorsionner. Toutefois, pour un massage corporel intégral, il est préférable de choisir soigneusement un lieu propice et adéquat, suffisamment spacieux pour que votre partenaire puisse s'allonger et pour que vous puissiez le contourner aisément. Vous choisirez de préférence un lieu calme, confortable, où il ne fasse ni trop chaud ni trop froid et où vous ne serez pas dérangé. Une salle de séjour ou une chambre à coucher feront parfaitement l'affaire. N'oubliez pas, cependant, que la surface sur laquelle reposera votre partenaire doit être suffisamment ferme pour qu'il ne s'y enfonce pas – on déconseillera donc le lit, généralement trop mou. Si vous avez l'intention de pratiquer le massage de manière intensive, il serait opportun d'investir dans une table ad hoc. Si vous trouvez que cela manque de charme, votre dos, lui, s'en portera mieux.

Il est primordial que vous adoptiez une posture correcte pendant que vous massez. Le fait de garder le dos droit, mais détendu, vous évitera de trop solliciter vos muscles et vous permettra d'être plus efficace. Veillez également à travailler dans un endroit où vous vous sentez bien. Si vous préférez être chez vous, pour avoir votre matériel à portée de main ou pouvoir consulter l'heure à votre guise, par exemple, n'hésitez pas à demander à votre partenaire de se déplacer jusqu'à vous.

Le bon moment

Encore une fois, cela dépend du type de massage que vous dispensez. Le meilleur moment est, dans l'absolu, celui où vous vous sentez frais et dispos. Vous pouvez faire un massage du cou et des épaules n'importe quand et n'importe où, à condition, bien sûr, que cela vous agrée. Il en va de même pour un massage corporel intégral, à ceci près qu'il est préférable d'éviter d'opérer après un repas conséquent. Cela vaut plus particulièrement pour le sujet, qui pourrait s'en trouver indisposé. De même, il est recommandé de ne pas consommer d'alcool immédiatement avant ou après un massage. Le fait de boire avant atténue les effets bénéfiques et peut même rendre malade en accélérant l'absorption de l'alcool par l'organisme. De même, l'alcool pris juste après une séance se diffusera plus vite dans le corps. (En revanche, le massage peut aider à dissiper les désagréments de la « gueule de bois » en favorisant l'élimination. Cependant, le corps sera trop sensible si la consommation d'alcool a été vraiment excessive.)

Comptez environ 90 minutes par séance, voire davantage pour un massage plus complet, en prévoyant aussi une plage d'un quart d'heure avant et après pour ne pas être pris de court. Il faut également tenir compte des effets du massage : par exemple, évitez les séances de relaxation si votre partenaire doit reprendre son travail dans la foulée. Toutefois, certains apprécient de se faire masser pendant l'heure du déjeuner ou avant d'aller au travail, ou encore avant un entretien important, histoire de se mettre en forme. Cela ne pose aucun problème, à condition que la personne qui officie soit informée au préalable des activités de son partenaire et qu'elle puisse adapter son massage en conséquence (gestes plus stimulants que relaxants). Aussi, n'oubliez pas de vous ménager : en particulier, évitez de masser trop tard dans la soirée, ce qui vous empêcherait de dormir ; de même, si le massage peut vous changer les idées, il est déconseillé de le pratiquer lorsque vous êtes trop fatigué, préoccupé ou de mauvaise humeur, car il vaut mieux alors que vous conserviez au maximum votre énergie.

Le matériel

Afin que votre massage se déroule dans les meilleures conditions, veillez à préparer à l'avance tout ce dont vous aurez besoin. La surface sur laquelle s'étendra votre partenaire doit être plutôt ferme ; il vaut mieux choisir, pour commencer, un tapis de mousse ou un petit futon. Il faudra un drap pour envelopper ce support, ainsi que des serviettes pour tenir votre partenaire au chaud, des oreillers ou des coussins pour lui rehausser la tête et les pieds, et peut-être un coussin pour vous-même si vous devez vous mettre à genoux. L'huile de massage doit être à température ambiante ; prévoyez, si nécessaire, de quoi la réchauffer légèrement. La lumière sera tamisée, et vous garderez à portée de main des mouchoirs en papier pour éponger l'excès d'huile. Un endroit à proximité pour se laver les mains peut également se révéler utile. N'hésitez pas à brancher votre répondeur, pour éviter d'être dérangé. Il est également judicieux d'avoir un réveil sous les yeux et de déterminer, avant de commencer, la durée du soin. Il arrive souvent que les débutants dépassent l'horaire établi : cela est fatigant pour celui qui officie et lassant pour le sujet. N'hésitez pas à personnaliser votre salle de massage, en y mettant des fleurs, de la musique ou un brûleur à huiles essentielles. Ces petits détails font toute la différence ; vous pourrez alors vous concentrer entièrement sur votre tâche.

Avant de commencer

En premier lieu, fixez la durée de la séance en accord avec votre partenaire. Assurez-vous que celui-ci ne doive pas reprendre son travail dans la foulée et demandez-lui, par exemple, s'il souhaite ou non de l'huile sur son visage ou sur ses cheveux. Renseignez-vous sur son état de santé, les affections dont il souffre, les traitements qu'il suit ou ses éventuels problèmes de tension musculaire dans le cou ou les épaules. Demandez-lui s'il désire que vous massiez certaines parties du corps en particulier ou si, au contraire, il y a des endroits à éviter absolument. Respectez ces règles de base même si vous connaissez bien la personne que vous traitez.

Contre-indications

Certains cas particuliers exigent que l'on opère avec prudence, voire que l'on évite carrément de masser. En règle générale, toutefois, votre partenaire ne risque pas grand-chose, aussi longtemps que vous procédez avec douceur.

- GROSSESSE : le massage pendant la grossesse peut se révéler merveilleux. Cependant, il faut toujours travailler en douceur, et ce quel que soit le stade de la gestation. Évitez la région de l'abdomen pendant les quatre premiers mois ; apposez-y simplement vos mains et effectuez sur le ventre de petits gestes légers et circulaires. Vérifiez que les huiles de massage que vous employez peuvent être utilisées en l'espèce. Aussi, la position du sujet pendant le massage devra être adaptée à l'avancement de la grossesse.
- BLESSURES : ne massez jamais directement une blessure récente, une foulure ou une plaie ouverte. Elles guériront d'elles-mêmes. Cependant, un massage léger autour de la partie affectée peut être apaisant.
- MALADIES : n'intervenez jamais directement sur une tumeur ou une peau irritée, et évitez de masser un sujet souffrant de problèmes cardiaques sans avoir pris, au préalable, conseil auprès d'une personne compétente, même s'il est vrai que le massage peut se révéler bénéfique pour les gens présentant cette pathologie. Dans le doute, n'hésitez pas à faire appel à un médecin ou autre professionnel de la santé.
- VARICES : ne massez jamais directement les varices. Contentez-vous d'effleurer légèrement la jambe avec vos mains.
- DOULEURS : soyez réaliste et n'essayez pas de guérir ni de soigner. Si une personne a des problèmes musculaires ou dorsaux persistants, ou si le massage provoque chez elle des douleurs aiguës, elle doit obligatoirement consulter un médecin.

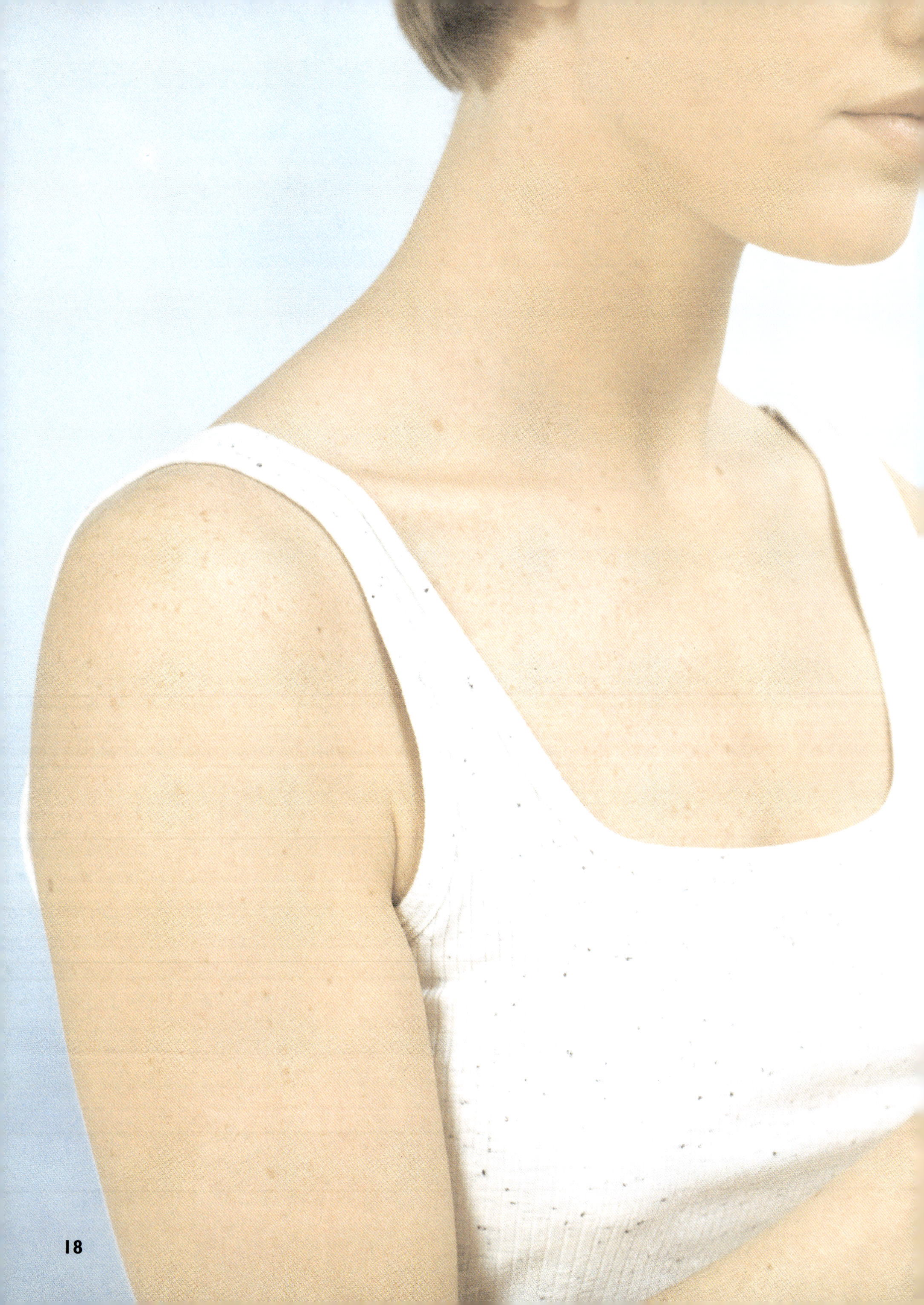

Pour commencer

Un bon massage doit être pensé et préparé, et le temps que vous consacrerez à cette phase d'organisation ne sera jamais perdu. L'utilisation d'huiles essentielles suppose une certaine connaissance des propriétés de ces produits. Familiarisez-vous donc avec les différentes essences avant de les employer. De même, il est important que vous vous exerciez sur vous-même avant de travailler sur autrui les divers mouvements. Pour réussir vos massages, apprenez à mieux vous connaître et accordez davantage d'attention aux sensations que vous percevez dans vos mains. Cela vous aidera à vous perfectionner, et votre partenaire ressentira à travers votre enthousiasme les bienfaits de vos efforts et du temps que vous lui consacrez.

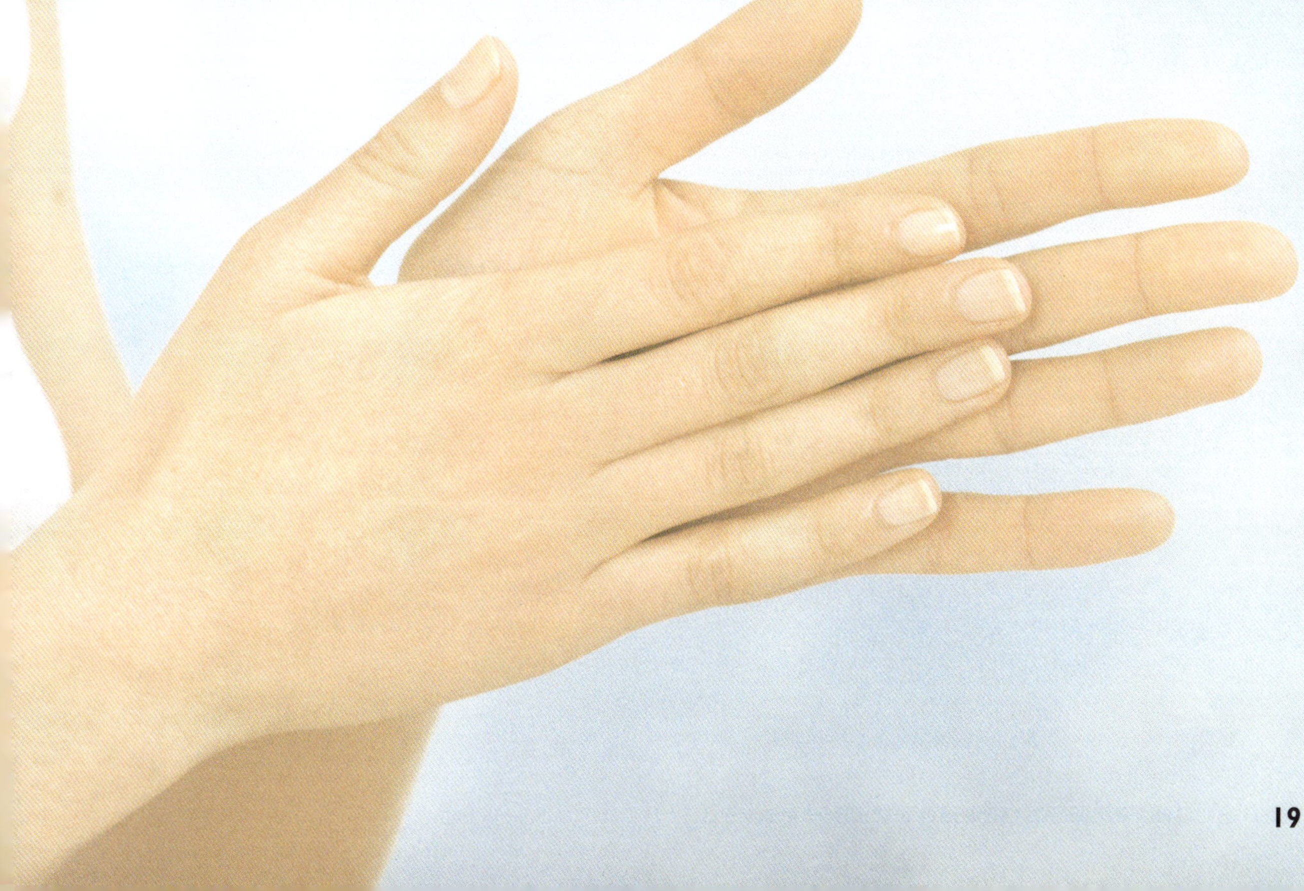

Les huiles essentielles

La préparation d'un massage comprend la sélection et l'utilisation des huiles essentielles. Ces dernières permettent à vos mains de travailler en douceur sans tirer ni tendre la peau du sujet. Si les huiles sont appréciées de la plupart des gens, d'autres produits peuvent leur être substitués, notamment le talc, et certains gestes peuvent même être effectués à travers les vêtements. Cependant, si vous choisissez de travailler avec les huiles essentielles, il est préférable d'en préparer un assortiment avant de commencer.

Les huiles de base (ou huiles porteuses) sont en principe des huiles végétales ou des huiles de noix. Les huiles minérales peuvent également être employées, mais la peau ne les absorbe pas très bien. Les huiles de base les plus prisées sont issues de pépin de raisin ou d'amande douce. Personnellement, je trouve cette dernière un peu trop lourde et préfère la première, surtout lorsqu'elle est agrémentée d'une petite proportion (15 à 20 %) de la seconde. Les huiles de carotte, de noyau d'abricot ou de pêche, d'avocat, de germe de blé ou de jojoba – plus riches – peuvent aussi être utilisées. Je les déconseille pour les surfaces étendues, mais elles sont excellentes en association avec d'autres huiles. Vos mélanges ne s'oxyderont pas si vous y ajoutez une cuillerée à café d'huile de germe de blé.

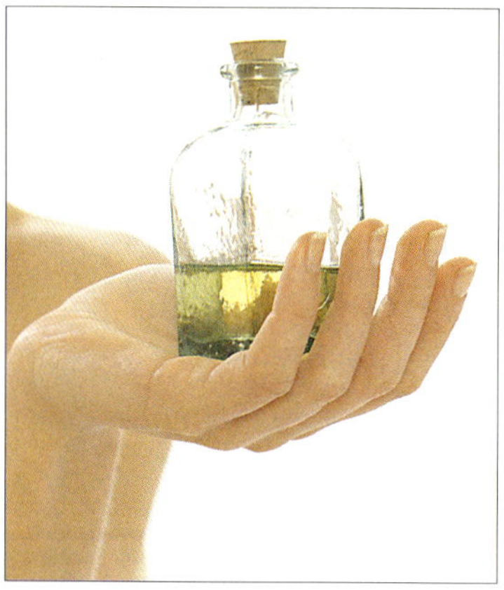

Les huiles citées plus haut sont utilisées comme base pour la dissolution d'essences, favorisant ainsi l'absorption de ces dernières par la peau (cela prend environ une demi-heure). Je le répète : il n'est pas indispensable d'employer des huiles essentielles, mais elles sont agréables et améliorent le massage. Ces essences extraites par distillation sont présentes dans les fleurs, les racines ou les feuilles : elles recèlent la force vitale de la plante dont elles sont issues et transmettent sous une forme concentrée ses propriétés et son caractère. Les huiles essentielles sont généralement puissantes et ne doivent jamais être appliquées directement sur la peau, sous peine de l'irriter. De fait, elles peuvent, lorsqu'elles sont trop concentrées, produire des effets inverses.

Les essences sont classées en trois catégories en fonction de leur volatilité. Les notes élevées sont les plus volatiles. Elles agissent directement sur le psychisme et ont souvent un effet tonifiant et revigorant. Les notes moyennes agissent sur les organes et stimulent le bon fonctionnement du corps, tandis que les notes faibles ont des propriétés sédatives et peuvent servir de fixateur aux notes hautes.

Les huiles essentielles peuvent être utilisées séparément, mais, lorsqu'elles sont mélangées, elles agissent en synergie, et l'ensemble présente des propriétés différentes de celles de ses composantes prises individuellement. Un mélange est généralement constitué de deux à quatre essences ; dans ce dernier cas, il est préférable d'inclure une note moyenne. Bien que l'aromathérapie soit un art en soi, tout un chacun peut utiliser les huiles essentielles pour créer des ambiances, pour stimuler ou pour relaxer, voire pour soulager des affections bénignes comme la sinusite, les irritations de la peau ou les douleurs musculaires. Cependant, cette méthode ne doit en aucun cas prétendre soigner ni guérir.

L'usage des huiles essentielles est affaire de sensibilité. Les essences agissent sur nous d'abord par leurs arômes, mais aussi parce qu'elles sont absorbées par notre peau. L'odorat étant l'un de nos sens les plus instinctifs, donc les plus personnels, il est important de tenir compte, en préparant les mélanges, des préférences de chacun et de ce qui, au nez, paraît le mieux convenir à la situation. Il n'est pas question d'utiliser une essence dont vous-même ou votre partenaire n'appréciez pas les senteurs.

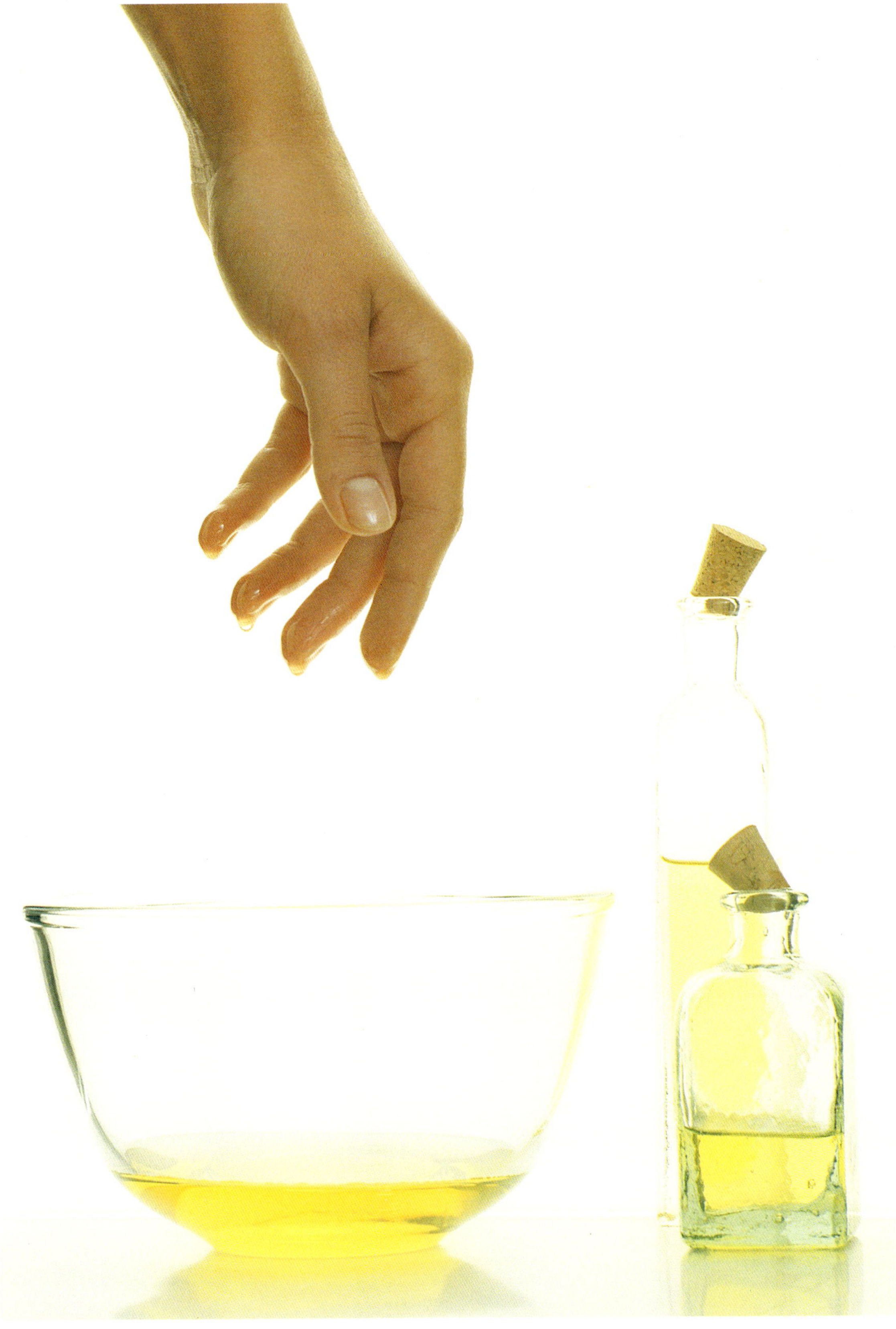

Huiles les plus couramment utilisées et leurs propriétés

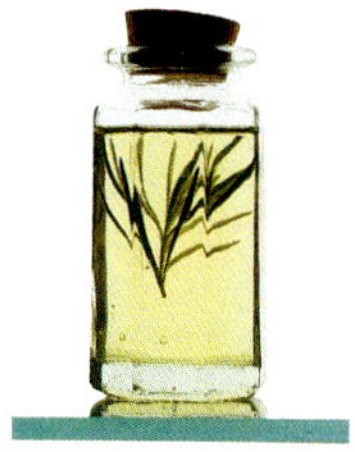

HUILES DE BASE

• AMANDE DOUCE
Voici une huile porteuse très connue et couramment utilisée. À employer seule ou comme base d'un mélange.

• AVOCAT
Cette huile riche est aisément absorbée par la peau. Du fait de son pouvoir pénétrant, elle convient bien aux peaux très sèches. À utiliser comme composante d'un mélange.

• CAROTTE
Cette huile riche en vitamine A n'est pas toujours facile à trouver. Particulièrement adaptée aux soins du visage, elle ne doit intervenir dans un mélange qu'en toutes petites proportions.

• GERME DE BLÉ
Cette huile très riche, qui fait des merveilles sur les peaux sèches, contient beaucoup de vitamine E. Elle est bénéfique pour les cicatrices et les vergetures. Peut être utilisée seule ou en mélange. À éviter si vous êtes allergique au blé...

• JOJOBA
Il s'agit d'une sorte de cire végétale, très riche et relativement chère. À utiliser de préférence sur le visage.

• NOYAU DE PÊCHE OU D'ABRICOT
Ces huiles légères conviennent particulièrement pour le soin du visage et peuvent entrer dans la composition d'un mélange.

• PÉPIN DE RAISIN
Cette huile légère et peu onéreuse convient pour un usage courant. Elle peut être employée seule ou comme base d'un mélange.

La plupart des huiles végétales, comme l'huile d'olive, peuvent également être employées. Assurez-vous cependant que leur odeur n'est pas trop entêtante.

HUILES ESSENTIELLES

• BASILIC (note élevée)
Le basilic est un antiseptique et un tonique nerveux. Il est utilisé pour soulager le rhume, la sinusite, la bronchite et l'indigestion. Il éclaircit les idées et apaise les tensions mentales. À éviter en période de grossesse.

• BERGAMOTE (note élevée)
La bergamote a des vertus antiseptiques. Elle est indiquée contre les infections vaginales, la cystite ou la bronchite ; elle soulage les maux de gorge et remédie aux problèmes de mauvaise haleine. Agissant aussi bien comme sédatif que comme tonique, elle peut être utilisée en cas de dépression et d'anxiété. (Ne pas appliquer à même la peau ou en cas d'exposition au soleil.)

• CAMOMILLE (note moyenne)
La camomille a des propriétés anti-inflammatoires. On l'utilise pour apaiser les ulcères et les brûlures, elle calme les diarrhées et les migraines, et soulage également les douleurs musculaires. Elle peut aussi être employée en cas de règles douloureuses ou abondantes, ainsi que pour hydrater les peaux sèches ou sensibles. La camomille est un sédatif et un antidépresseur, qui calme et détend l'esprit.

• ENCENS (note faible)
L'encens est un astringent qui peut être utilisé pour soulager la toux, le rhume, la cystite et les infections vaginales. Il régénère la peau et détend.

• GENIÈVRE (note moyenne)
Le genièvre est un tonique nerveux et un sédatif recommandé en cas de stress ou d'anxiété. Diurétique, il purifie aussi le sang. Tonique et légèrement astringent, il convient aux peaux grasses. On peut l'employer contre les rhumatismes, les cystites, les indigestions, les flatulences et les eczémas. À éviter en période de grossesse.

• GÉRANIUM (note faible)
Le géranium nettoie et tonifie l'épiderme. Légèrement diurétique, il calme aussi les douleurs, les brûlures, les inflammations de la peau, les diarrhées et les ulcères. Il peut également servir de régulateur hormonal pendant la ménopause. Sédatif et tonique à la fois, il convient aux anxieux.

• JASMIN (note faible)
Le jasmin est un sédatif, un antispasmodique et un antidépresseur. Il soulage les règles douloureuses, le rhume et la toux, facilite l'accouchement et convient aux peaux sèches. Il est à la fois relaxant, tonique et euphorisant. Déconseillé aux femmes enceintes.

• LAVANDE (note moyenne)
L'essence de lavande est l'une des plus utiles. Dotée de propriétés antiseptiques, elle soulage également les irritations de la peau et agit efficacement contre les brûlures (on peut l'appliquer directement sur la peau, en l'absence de plaie). Elle peut être employée pour calmer les rhumatismes, les cystites et les diarrhées, comme les nausées, les maux de tête, les vomissements et les crampes. Elle facilite aussi l'accouchement. On l'emploie pour apaiser les douleurs musculaires. C'est encore un sédatif, qui soigne la dépression et la tension nerveuses. S'il fallait ne disposer que d'une seule essence, ce serait à coup sûr celle de lavande.

• MARJOLAINE (note moyenne)
La marjolaine est un sédatif et un tonique nerveux. Cette huile chaude et réconfortante est efficace contre les insomnies. Elle aide à la digestion, soulage les contractions musculaires et fait baisser la tension. On peut l'employer lorsqu'on a pris froid, pour soulager les maux de tête, la constipation et les règles douloureuses. À éviter en période de grossesse.

• NÉROLI/FLEUR D'ORANGER (note faible)
Le néroli est un sédatif, un antidépresseur et un calmant. Il est efficace contre les insomnies, les palpitations, l'anxiété et la dépression. On l'emploie également pour calmer les diarrhées. Le néroli régénère les peaux sèches et irritées.

• PATCHOULI (note faible)
Le patchouli a des propriétés stimulantes et astringentes. Il éclaircit les idées et peut être utilisé sur les peaux irritées, gercées ou vieillissantes. On l'emploie également en cas de rétention d'eau, de diarrhée et de constipation.

• ROMARIN (note moyenne)
Le romarin est un antiseptique et un stimulant ; il agit également comme tonique nerveux. Il soulage la toux et la bronchite, les maux de tête et d'estomac, les palpitations et la diarrhée. Il contribue à éclaircir les idées et peut aider les personnes atteintes de pertes de mémoire. Il est bénéfique pour les yeux. Ce dépuratif est également connu pour ses propriétés antipelliculaires et pour son action tonifiante sur la peau. On l'emploie enfin contre les douleurs musculaires. À éviter en période de grossesse.

• ROSE (note faible)
La rose est un antiseptique. Elle a des propriétés nettoyantes et calmantes, favorise la circulation sanguine, fortifie le système digestif, soulage la constipation et régularise le cycle menstruel. On peut aussi l'employer efficacement sur les peaux sèches. C'est un antidépresseur et un réconfortant.

• SANTAL (note faible)
Le santal stimule la digestion, soulage la diarrhée, les maux de gorge, le rhume et la toux. C'est un antiseptique, particulièrement efficace contre les infections respiratoires et urinaires. Il fait des merveilles sur les peaux irritées et sèches. Du fait de ses propriétés sédatives, il peut aider ceux qui souffrent d'anxiété ou de tension nerveuse.

• SAUGE SCLARÉE (note moyenne)
La sauge est un sédatif et un tonique nerveux. Particulièrement recommandée en cas de dépression nerveuse, elle soulage les règles douloureuses et favorise les contractions pendant l'accouchement. C'est encore un euphorisant léger, qui calme aussi les irritations cutanées. À utiliser en petites quantités. Déconseillée aux femmes enceintes.

• YLANG-YLANG (note faible)
Sédatif et euphorisant à la fois, l'ylang-ylang soulage l'anxiété et la tension nerveuse. Il fait baisser la pression sanguine et convient particulièrement aux peaux grasses. (À n'utiliser qu'en toutes petites quantités.)

Utilisation des huiles essentielles

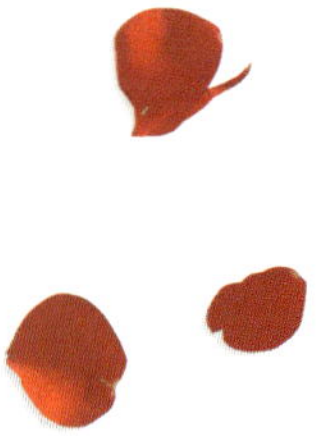

Conservez séparément les huiles de base et les essences ; ne les mélangez que lorsque vous en avez besoin. Pour préparer un flacon de mélange, il faut environ 50 ml d'huile de base, à laquelle vous ajoutez au maximum 25 gouttes d'essence. Cela suffit pour six à huit massages. Pour une quantité moindre, divisez par deux les mesures données ci-dessus. Conservez la préparation dans un endroit frais et dans une bouteille en verre opaque hermétiquement fermée. Elle devrait se garder 6 à 8 semaines. Si vous ne devez faire qu'un seul massage, versez dans un bol une petite quantité d'huile de base et ajoutez-y 1 ou 2 gouttes d'essence.

Lors d'un massage, ne versez jamais l'huile à même la peau de votre partenaire. Réchauffez-la légèrement dans vos mains, et appliquez-la ensuite sur le corps du sujet. Faites attention au contour des yeux, les huiles essentielles étant irritantes. Les essences doivent être pures, surtout si vous les utilisez à des fins thérapeutiques (notamment le jasmin et la rose). Elles sont généralement assez onéreuses, car il faut une grande quantité de plantes pour les extraire, et le procédé d'extraction est en lui-même plutôt coûteux. Cependant, elles se conservent assez longtemps.

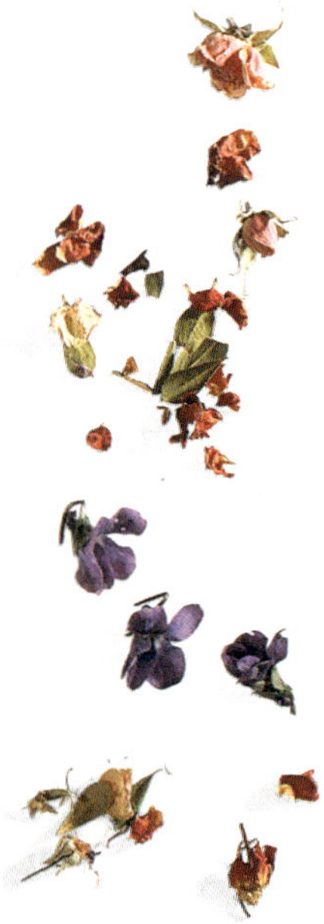

Outre le fait qu'elles sont plus agréables au nez, les huiles pures offrent l'avantage de devoir n'être utilisées qu'en quantités réduites – ce qui, au bout du compte, les rend moins chères.

Les huiles essentielles peuvent être employées de diverses manières : dans le bain, en inhalation ou brûlées pour créer une ambiance. On peut améliorer un massage en parfumant au préalable la pièce où se déroulera la séance.

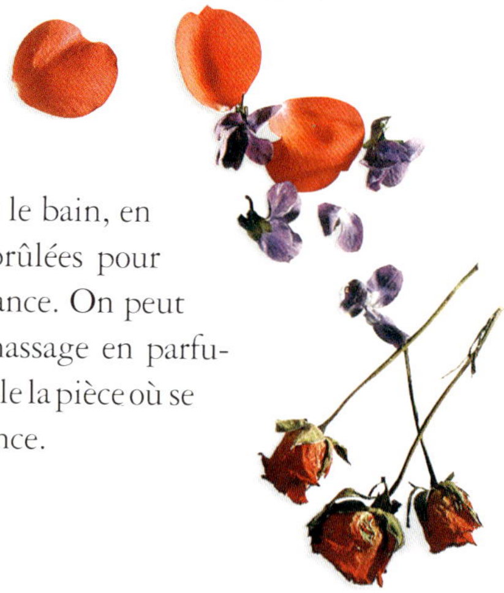

Recettes

Voici quelques recettes que vous pourrez essayer en attendant de mettre au point les vôtres.

Toutes les composantes sont aisément disponibles. N'oubliez pas que certaines huiles se mélangent plus ou moins bien et qu'il vaut mieux, lorsque vous débutez, les employer individuellement. Les recettes ci-après ne constituent qu'un guide sommaire. Si vous voulez traiter une affection particulière, il faut impérativement prendre conseil auprès d'un professionnel.

Huiles de base

HUILE DE BASE

95 % d'huile de pépin de raisin
5 % d'huile d'amande douce
1/2 cuillerée à café d'huile de germe de blé (facultatif)

HUILE DE BASE RICHE

95 % d'huile de pépin de raisin
5 % d'huile d'avocat
1/2 cuillerée à café d'huile de germe de blé (facultatif)

HUILE DE BASE DE LUXE

90 % d'huile d'amande douce
10 % d'huile de noyau de pêche ou d'abricot
1/2 cuillerée à café d'huile de germe de blé (facultatif)

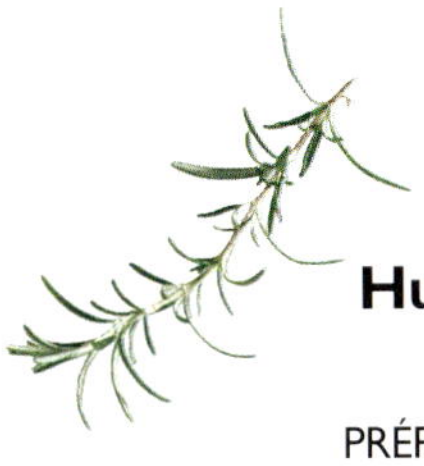

Huiles essentielles à diluer dans 50 ml d'huile de base

PRÉPARATION STIMULANTE
15 gouttes de lavande
10 gouttes de romarin
Dépurative, relaxante pour les muscles.

PRÉPARATION CALMANTE
15 gouttes de camomille
10 gouttes de lavande
Soulage la tension nerveuse et les maux de tête. Convient aux peaux sèches, fripées et irritées.

PRÉPARATION STIMULANTE ET RÉCHAUFFANTE
12 gouttes de romarin
8 gouttes de marjolaine
5 gouttes de basilic
Stimule l'organisme. Efficace contre la bronchite.

PRÉPARATION TONIQUE ET RAFRAÎCHISSANTE
12 gouttes de romarin
9 gouttes de bargamote
4 gouttes de géranium
Soulage la tension nerveuse et la fatigue mentale.

PRÉPARATION PARFUMÉE ET CALMANTE
5 gouttes d'anhydride de rose
5 gouttes de néroli
5 gouttes de géranium
Cette préparation merveilleusement odorante a des vertus calmantes et soulage le stress.

PRÉPARATION RELAXANTE
12 gouttes de lavande
8 gouttes de géranium
5 gouttes de santal
Propriétés sédatives.

PRÉARATION RELAXANTE
11 gouttes de néroli
9 gouttes de lavande
5 gouttes de camomille
Sédative, aide à bien dormir.

PRÉPARATION STIMULANTE
11 gouttes de romarin
9 gouttes de lavande
9 gouttes de genièvre
Dépurative, aide à nettoyer l'organisme. Efficace contre la cellulite.

PRÉPARATION CALMANTE
16 gouttes d'encens
9 gouttes d'anhydride de rose
Excellente pour la peau (peut être utilisée sans danger après le 4e mois de grossesse).

PRÉPARATION TONIQUE
11 gouttes de basilic
9 gouttes d'anhydride de jasmin
Ce mélange qui déroge à la règle (il n'inclut pas de note moyenne) sent délicieusement bon.

PRÉPARATION CALMANTE ET ENIVRANTE
14 gouttes de lavande
7 gouttes d'encens
4 gouttes de santal
Antiseptique, excellente pour la peau et contre le rhume.

PRÉPARATION RICHE ET CALMANTE
9 gouttes de lavande
6 gouttes d'encens
6 gouttes d'anhydride de rose
4 gouttes de patchouli
Très riche et relaxante, bonne pour les peaux sèches.

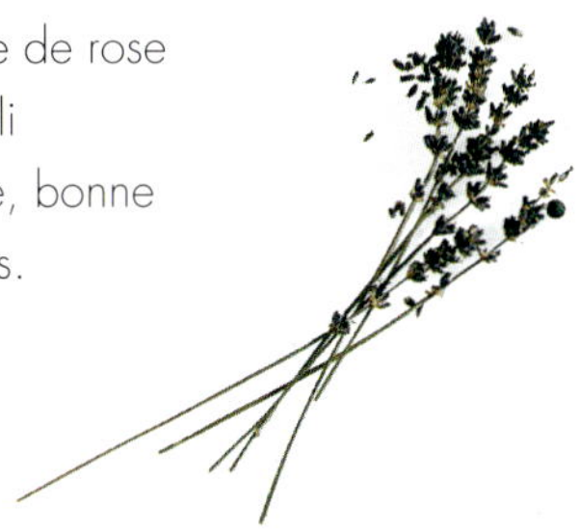

Échauffements

Je le répète : avant de transposer sur autrui les gestes que vous venez d'apprendre, il est préférable de vous exercer sur vous-même. D'une part, vous pourrez ainsi mieux maîtriser les diférentes techniques et la pression à appliquer selon les circonstances ; d'autre part, vous n'aurez pas à redouter de commettre d'éventuelles maladresses ! Les pages qui suivent décrivent quelques exercices simples vous permettant de mieux comprendre la mobilisation du corps et les sensations qu'elle entraîne, ainsi que des mouvements d'échauffement pour les mains. Les gestes expliqués ci-après servent précisément à stimuler votre énergie. Il est important que votre toucher soit assuré pour que votre partenaire ait confiance en vous.

RESPIRATION ET DÉTENTE

Photo principale : allongé sur le dos, les genoux repliés et le bas du dos plaqué au sol. Posez les deux mains sur le ventre et respirez normalement. Faites le vide dans votre esprit et concentrez-vous simplement sur le mouvement de votre ventre, qui monte et descend.

ROTATION DE LA TÊTE

Ci-contre, en haut, à gauche : asseyez-vous confortablement, le dos bien droit. En gardant les épaules immobiles, tournez lentement la tête vers la droite aussi loin que possible, puis revenez vers la gauche. Remarquez jusqu'où vous pouvez tourner la tête, et notez ce que vous ressentez après avoir effectué cet exercice.

MOUVEMENT DE LA TÊTE EN AVANT

Ci-contre, en haut, au centre : penchez doucement la tête vers l'avant, en gardant le dos droit, le menton pointant en direction de la poitrine. Concentrez-vous sur vos muscles. Remarquez leur flexibilité et notez le moment où vous ressentez une tension. Relevez doucement la tête en la maintenant au milieu.

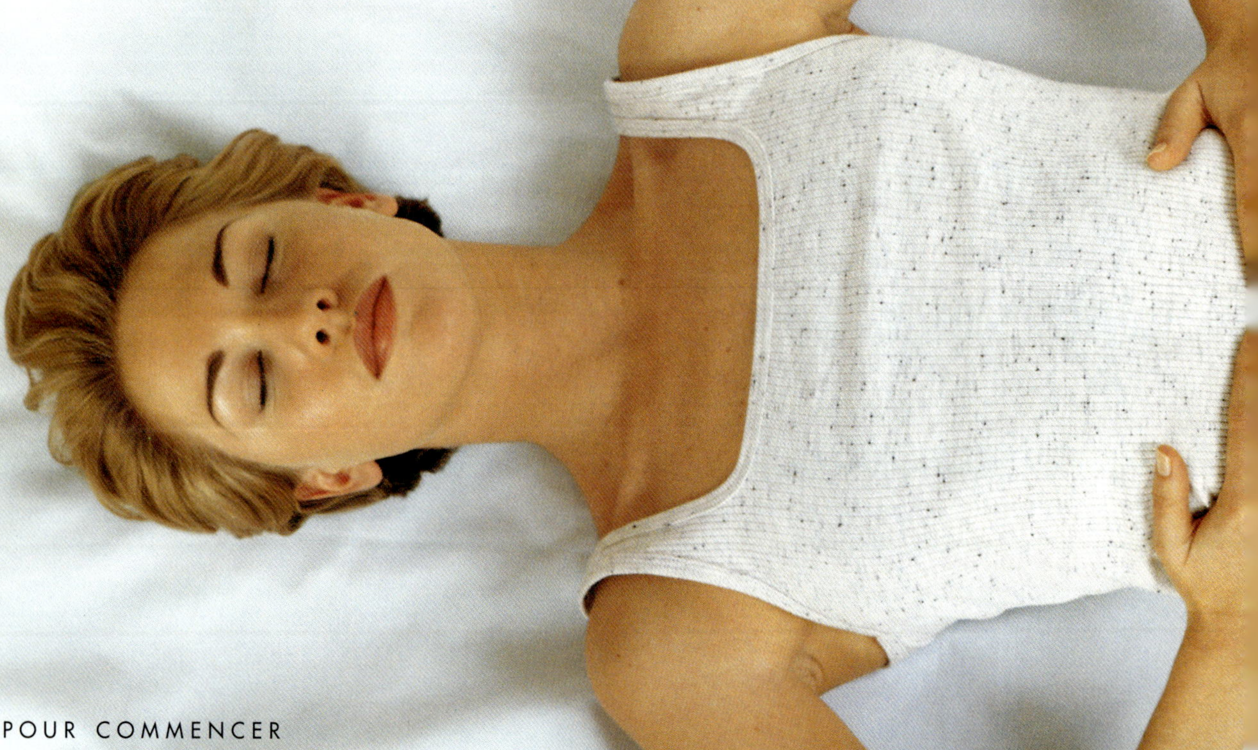

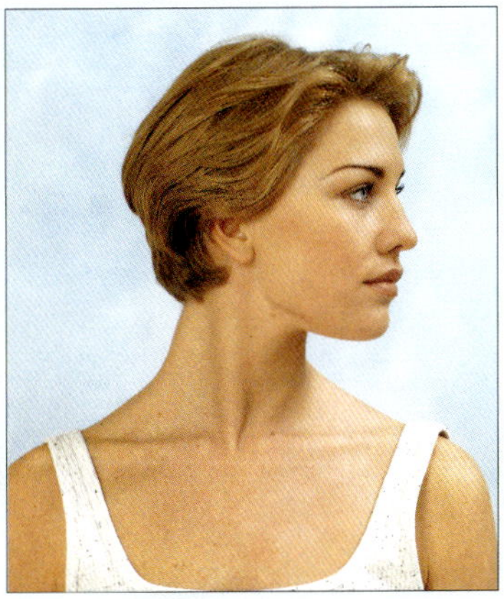

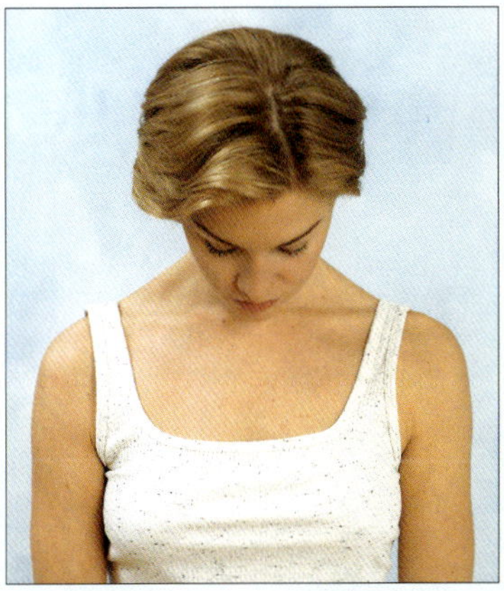

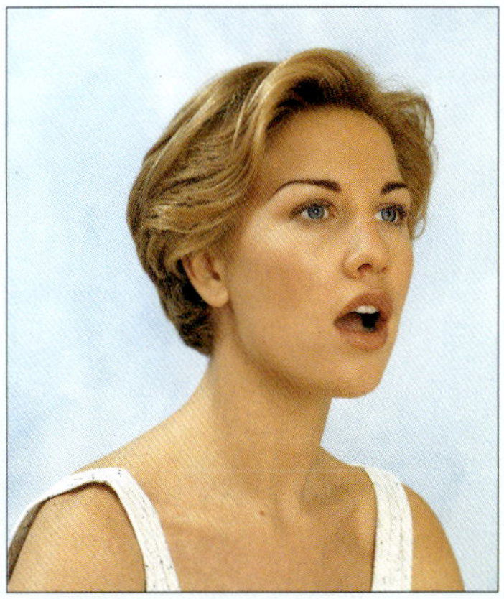

MOUVEMENT DE LA TÊTE EN ARRIÈRE

À droite : penchez doucement la tête en arrière, aussi loin que possible. Gardez la bouche et la mâchoire détendues, de manière à libérer votre gorge. Concentrez-vous sur ce que vous ressentez, et remarquez le moment où vous commencez à vous contracter.

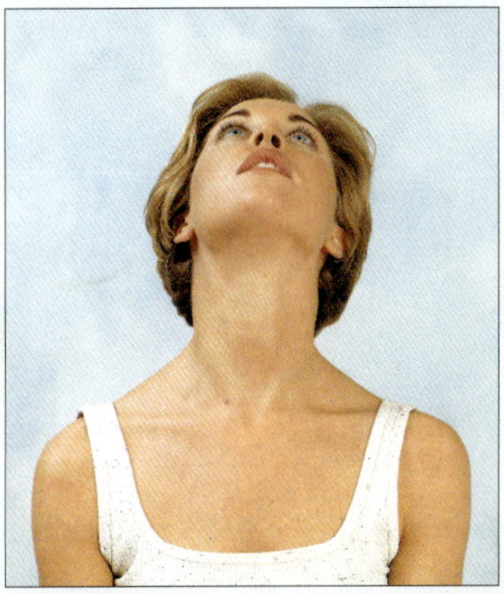

RELÂCHEMENT DE LA MÂCHOIRE

Ci-dessus : notez la position de votre mâchoire lorsque vous avez la bouche fermée. Remarquez vos muscles (sont-ils détendus ou contractés ?). Ouvrez la bouche, relâchez doucement la mâchoire, ainsi que tous vos muscles faciaux. Gardez la bouche détendue et notez la différence de sensation.

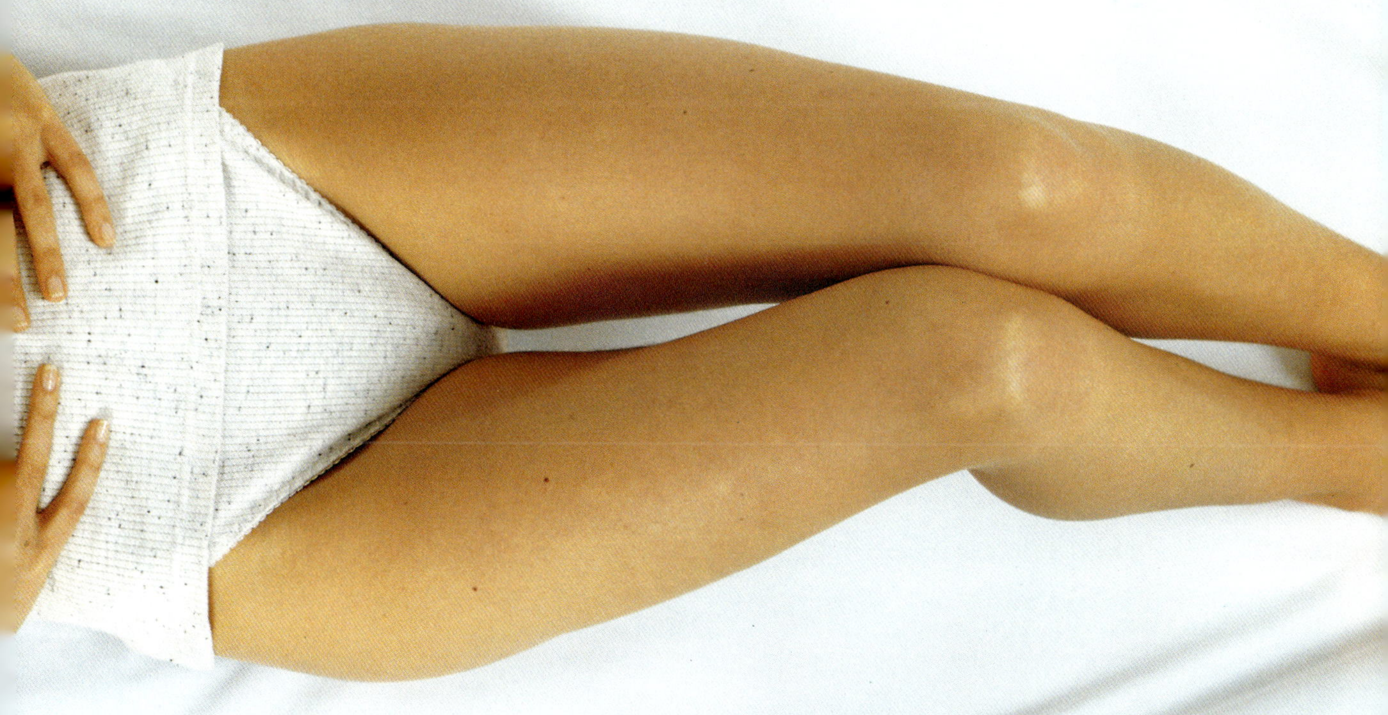

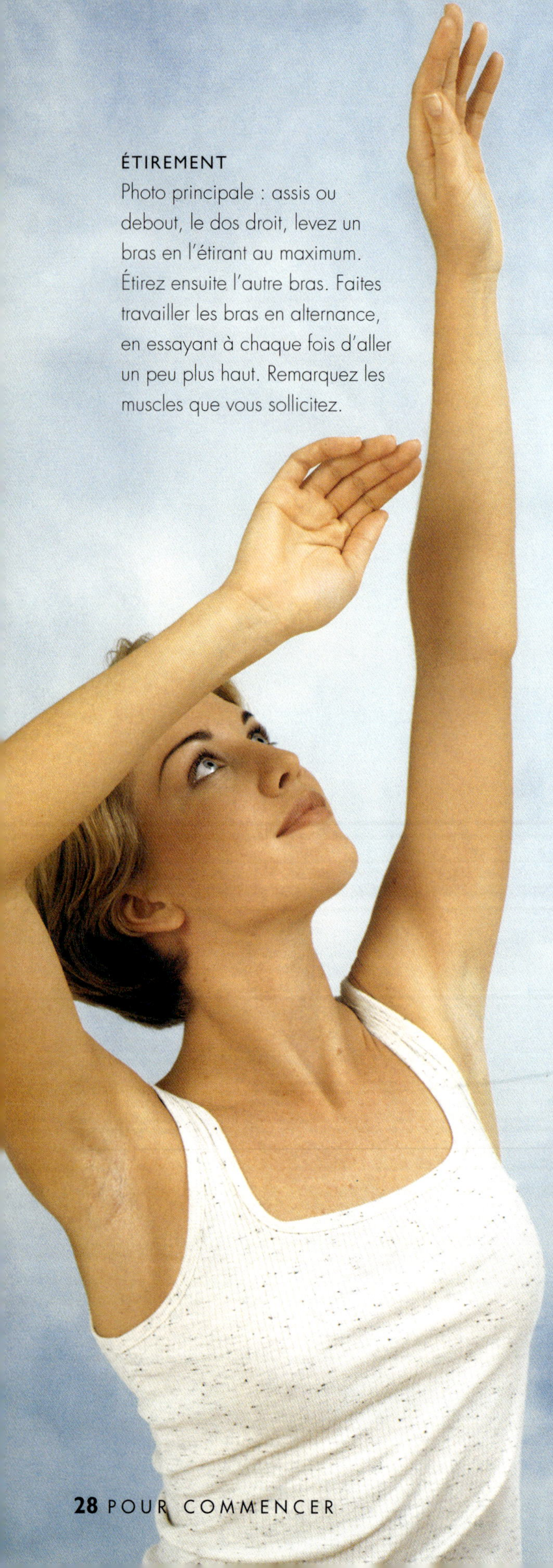

ÉTIREMENT

Photo principale : assis ou debout, le dos droit, levez un bras en l'étirant au maximum. Étirez ensuite l'autre bras. Faites travailler les bras en alternance, en essayant à chaque fois d'aller un peu plus haut. Remarquez les muscles que vous sollicitez.

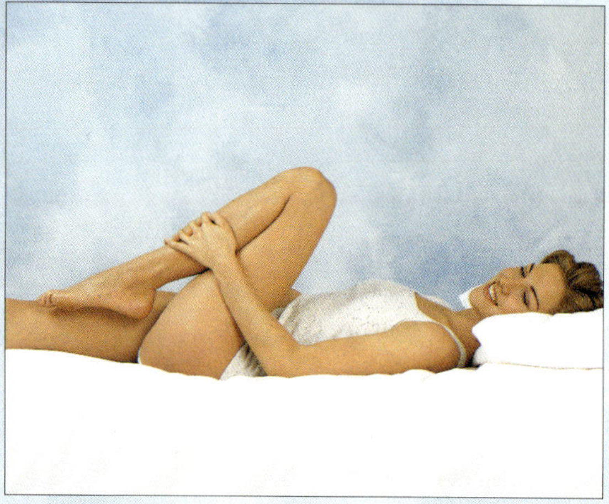

FLEXION DES HANCHES

Ci-dessus : confortablement allongé sur le dos, ramenez doucement un genou vers la poitrine, en vous tenant la jambe pour faciliter l'étirement. Remarquez les muscles que vous faites travailler pour ce mouvement, expirez à fond, détendez-vous et tirez davantage sur votre jambe. Répétez le geste avec l'autre jambe, en notant les différences de souplesse.

FLEXION DES PIEDS

Ci-dessous : étendez une jambe droit devant et fléchissez le pied en ramenant les orteils vers vous. Remarquez les muscles qui travaillent et notez la sensation d'étirement à l'arrière de la jambe. Expirez, détendez-vous et fléchissez davantage le pied, toujours dans votre direction. Notez les sensations nouvelles que vous éprouvez, notamment dans les muscles.

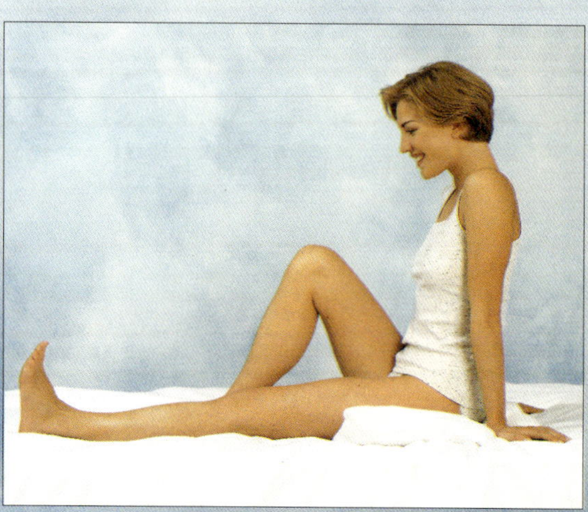

CONTRACTION DES AVANT-BRAS

Levez les avant-bras devant vous, à hauteur de la poitrine, en tenant les coudes écartés. Serrez les poings et contractez vos muscles au maximum. Guettez les réactions de votre corps et remarquez la tension qui gagne vos membres. Expirez et relâchez. Constatez la sensation nouvelle dans les muscles. Contractez et relâchez plusieurs fois de suite.

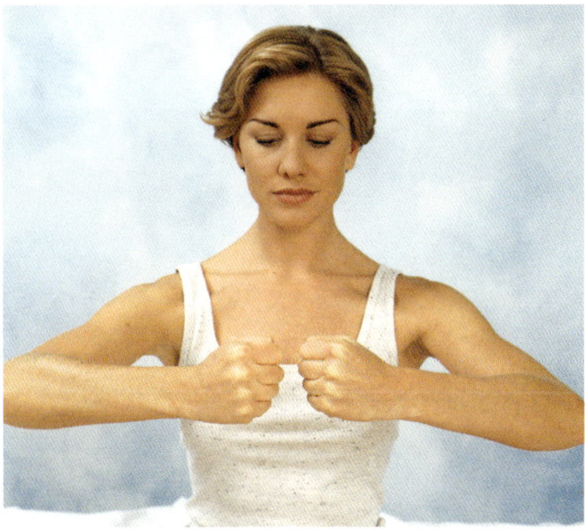

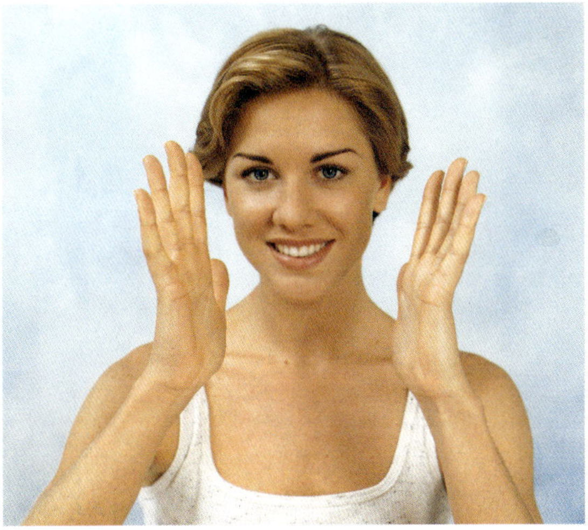

OUVERTURE DES MAINS

Fermez les poings sans trop les serrer et maintenez cette position quelques instants. Ensuite, ouvrez vos mains brusquement en étirant vos doigts au maximum. Répétez ce geste plusieurs fois de suite. Remarquez les sensations nouvelles dans vos mains. Ce mouvement favorise leur souplesse.

MOUVEMENT ONDULATOIRE DES DOIGTS

Tenez vos mains devant vous en position relâchée. En commençant par l'auriculaire, ramenez vos doigts vers la paume les uns après les autres. Une fois les cinq doigts pliés, dépliez-les à l'inverse, de manière à effectuer un mouvement ondulatoire. Cet exercice aide à entretenir la légèreté et la souplesse des doigts.

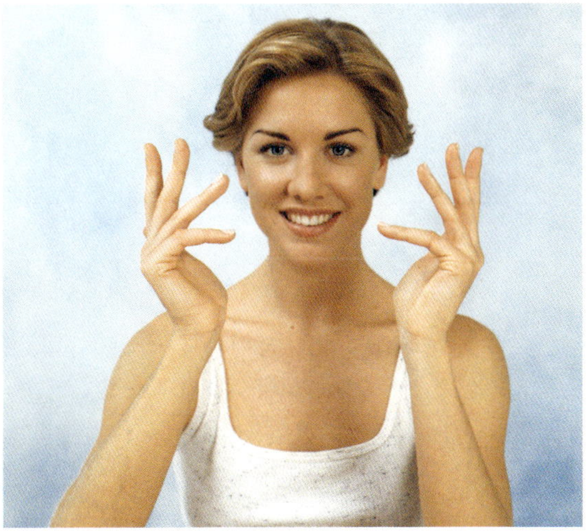

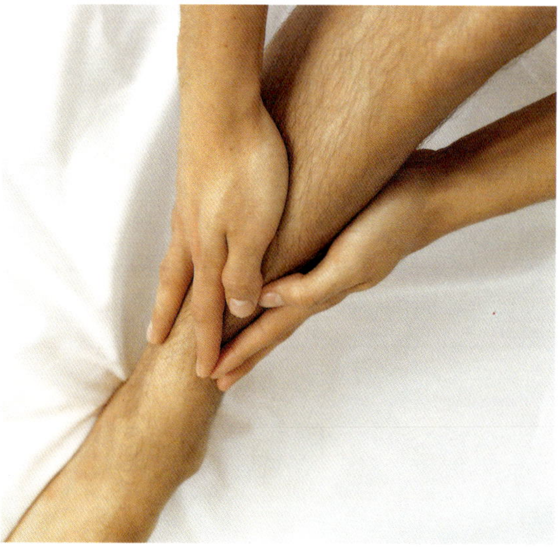

EFFLEURAGE DES JAMBES

Assis confortablement, penchez-vous vers l'avant en faisant glisser vos mains le long de votre jambe jusqu'à la cheville. Ramenez-les vers l'arrière de la jambe, puis sur le mollet, et ensuite jusqu'à l'arrière du genou. Vous pouvez appuyer plus fortement lors du mouvement retour. Il s'agit d'un effleurage classique.

TORSION DES DOIGTS

Les mains détendues, prenez tour à tour chaque doigt d'une main que vous tiendrez sur les côtés entre le pouce et l'index de l'autre. Opérez un léger mouvement de rotation pour tirer sur la peau dans le sens opposé à vous. Procédez ainsi depuis la base jusqu'à l'extrémité du doigt, en variant la pression et la rapidité du mouvement.

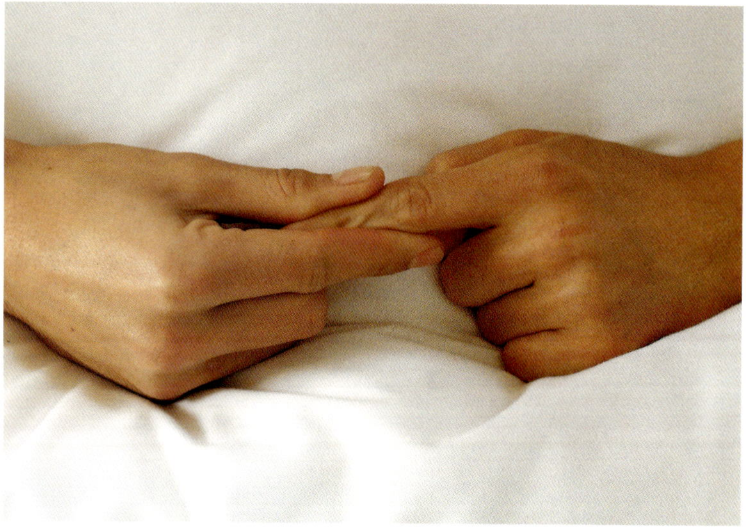

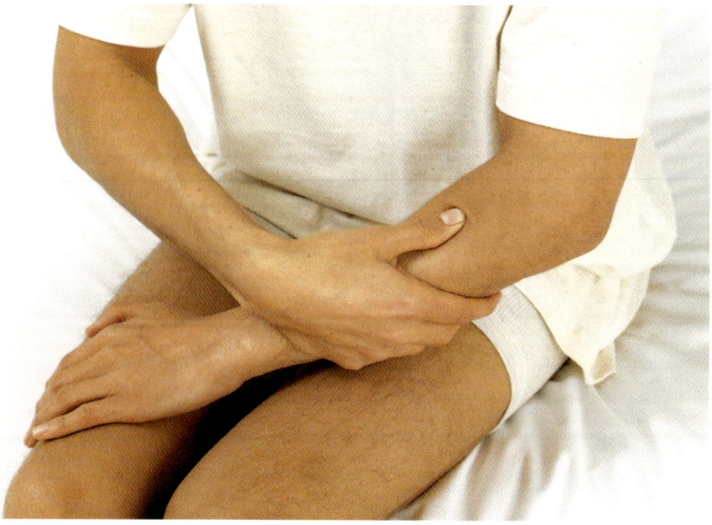

MOUVEMENTS CIRCULAIRES SUR L'AVANT-BRAS

Relâchez l'avant-bras. Posez le pouce de l'autre main au centre, entre le radius et le cubitus. Avec le coussinet, effectuez sur place de petits mouvements circulaires. Répétez la séquence en glissant progressivement vers le poignet, en variant la pression exercée.

PRESSION SUR LA MAIN

Posez une main à plat, la paume tournée vers vous. L'autre main la soutient, les quatre doigts dessous et le pouce dessus, au milieu de la paume. Effectuez avec ce pouce de légers mouvements de pression, puis relâchez. Couvrez ainsi toute la surface de la main, en variant la pression et la vitesse.
Pour changer, appuyez tour à tour avec l'extrémité, le coussinet et toute la longueur du pouce.

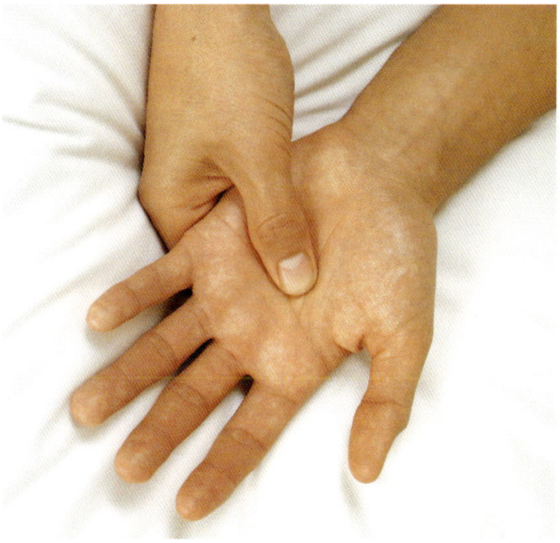

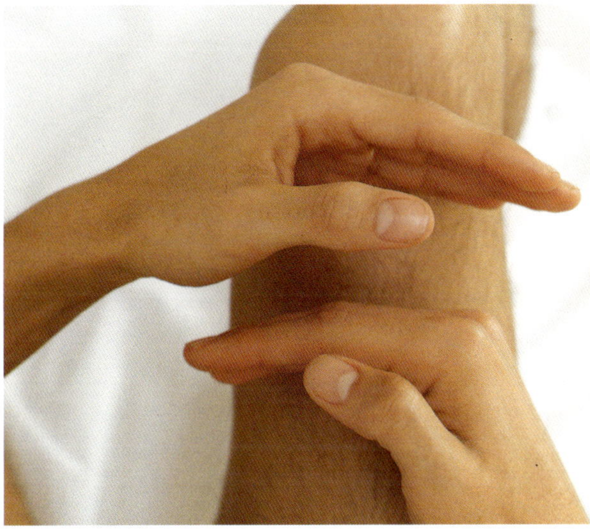

PERCUSSION DE LA CUISSE

Relevez légèrement la jambe en pliant le genou. En tenant votre main perpendiculairement à la cuisse, frappez-la légèrement avec le tranchant et relevez. Répétez le mouvement en faisant travailler les mains alternativement. Maintenez les doigts détendus et ouverts.
Ce geste doit être vif et tonique. Procédez avec rapidité sur toute la surface de la cuisse.

PÉTRISSAGE DE LA CUISSE

Assis dans une position telle que vous pouvez aisément atteindre votre cuisse, attrapez, avec une main, un faisceau de muscles. Appuyez avec votre pouce pour éloigner la masse de vous et ramenez-la avec vos autres doigts. Pétrissez votre cuisse avec les deux mains alternativement, en vous attardant sur les points où le geste vous paraît le plus efficace.

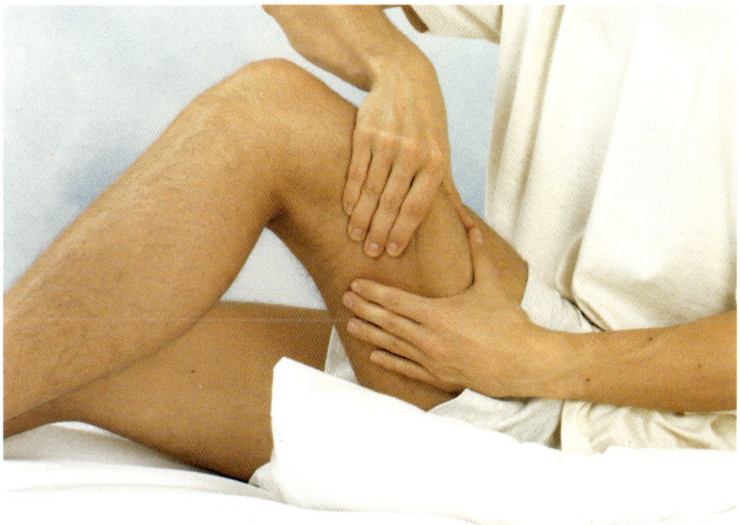

STIMULATION DE L'ÉNERGIE

1re étape

Avant une séance, il est bon de sensibiliser vos mains et de stimuler votre énergie. Pour ce faire, asseyez-vous confortablement et frottez vigoureusement vos mains l'une contre l'autre. Remarquez la chaleur qui s'en dégage, en particulier de la paume. Continuez ce mouvement quelques instants.

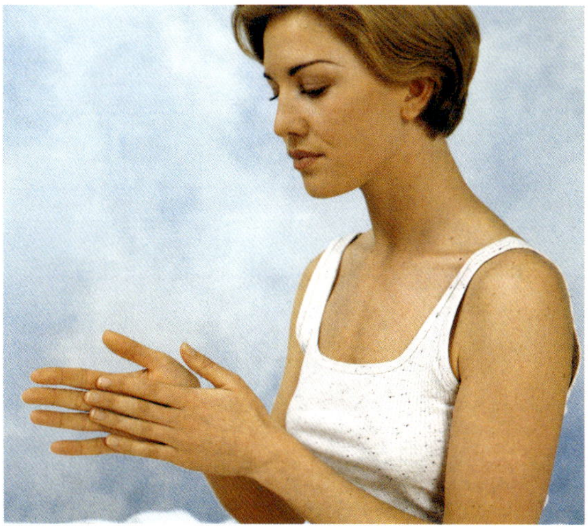

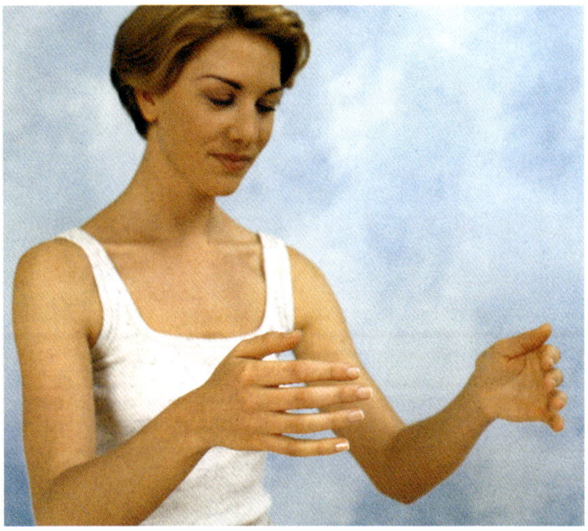

STIMULATION DE L'ÉNERGIE

2e étape

Tenez vos mains devant vous, à hauteur de la poitrine. Écartez-les latéralement. Lorsque vous aurez conscience de la sensation nouvelle qui habite vos mains, arrêtez-vous un instant, comme si vous teniez une balle invisible. Essayez de mieux appréhender ce que vous ressentez en répétant le mouvement aller-retour plusieurs fois de suite.

STIMULATION DE L'ÉNERGIE

3e étape

Pendant une séance, vous devez ressentir, ou imaginer, l'énergie affluant du centre de votre corps vers vos mains. Détendez-vous et respirez naturellement. Pendant que vous expirez, remarquez l'énergie qui monte de votre abdomen à travers votre corps et jusque dans la paume de vos mains.

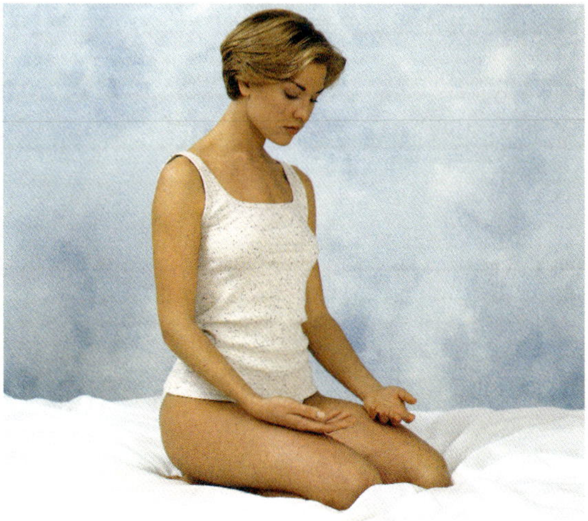

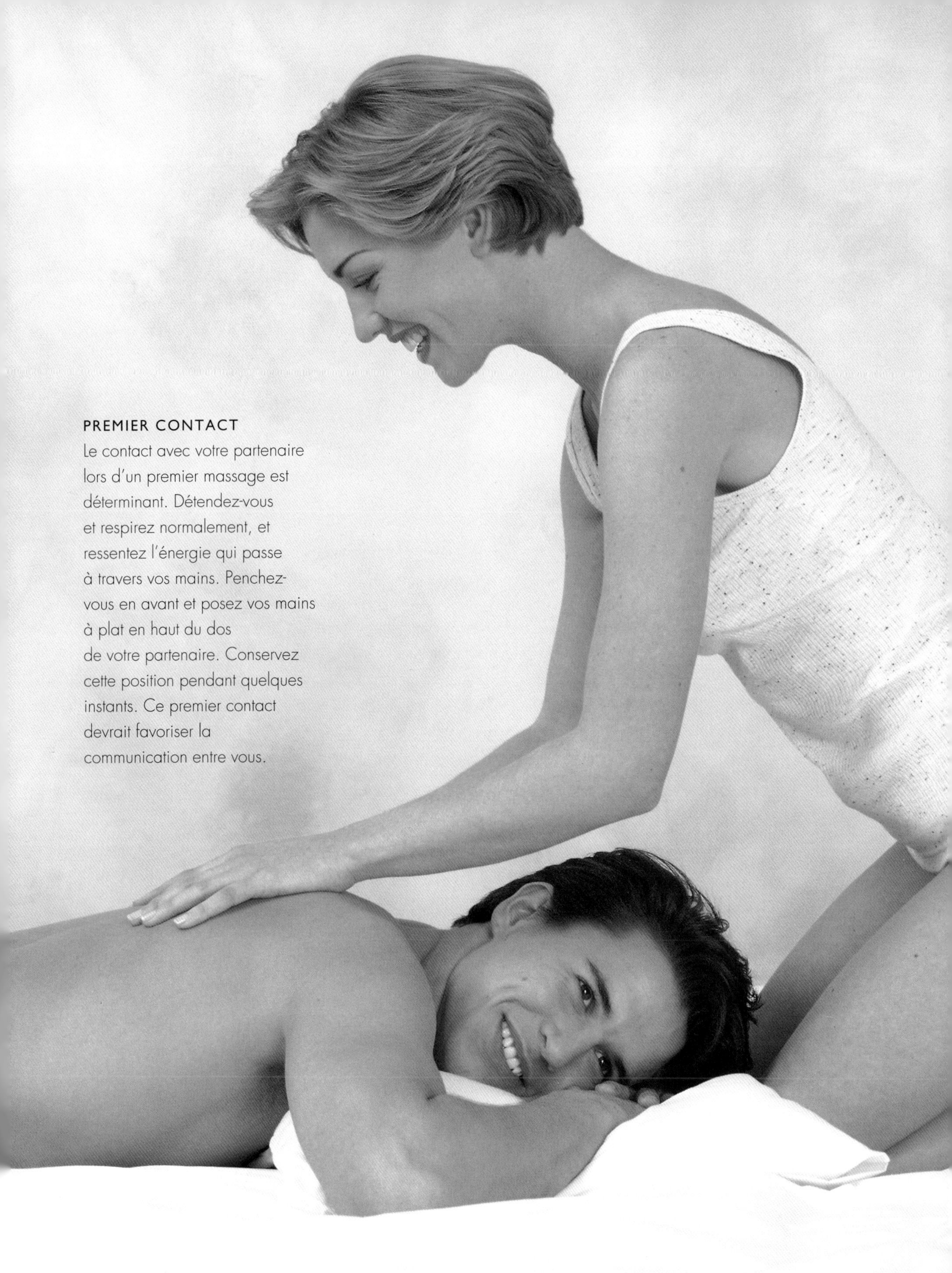

PREMIER CONTACT

Le contact avec votre partenaire lors d'un premier massage est déterminant. Détendez-vous et respirez normalement, et ressentez l'énergie qui passe à travers vos mains. Penchez-vous en avant et posez vos mains à plat en haut du dos de votre partenaire. Conservez cette position pendant quelques instants. Ce premier contact devrait favoriser la communication entre vous.

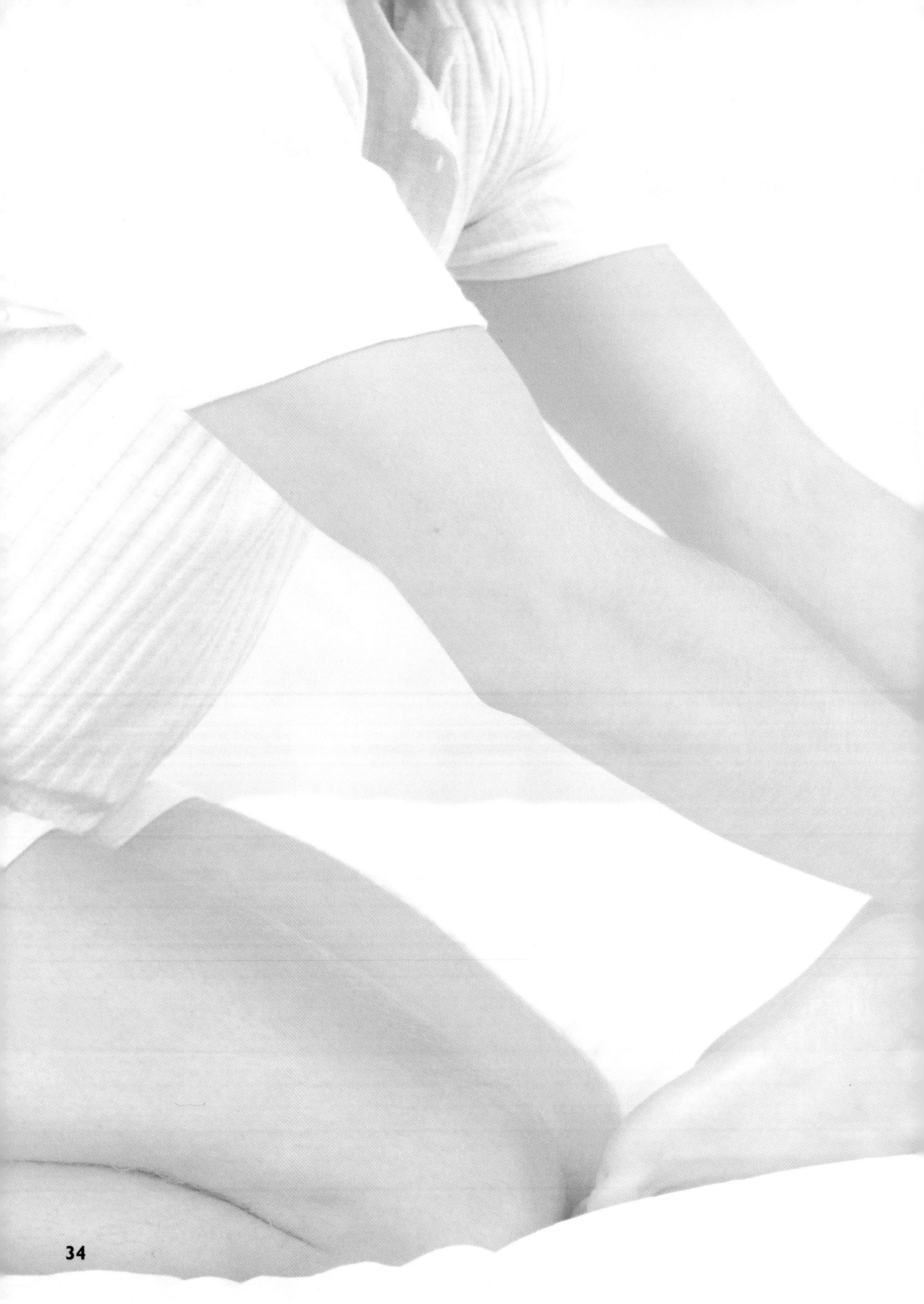

Techniques simples

Voici maintenant la description des mouvements de base de vos premiers massages, notamment l'effleurage, le pétrissage et la pression. Vous emploierez toujours ces gestes, dans toutes les séances, en association avec d'autres mouvements plus doux. Pour bien vous préparer, travaillez d'abord les techniques exposées, familiarisez-vous ensuite avec les parties du corps sur lesquelles vous les exécuterez, et choisissez le moment opportun pour le faire. Au fur et à mesure de vos progrès, vous aurez une meilleure idée de la pression à appliquer, qui varie selon les individus et les régions du corps. Veillez à adopter une position confortable pendant les séances. Vous avez maintenant tout ce qu'il faut au bout des doigts pour exécuter un bon massage.

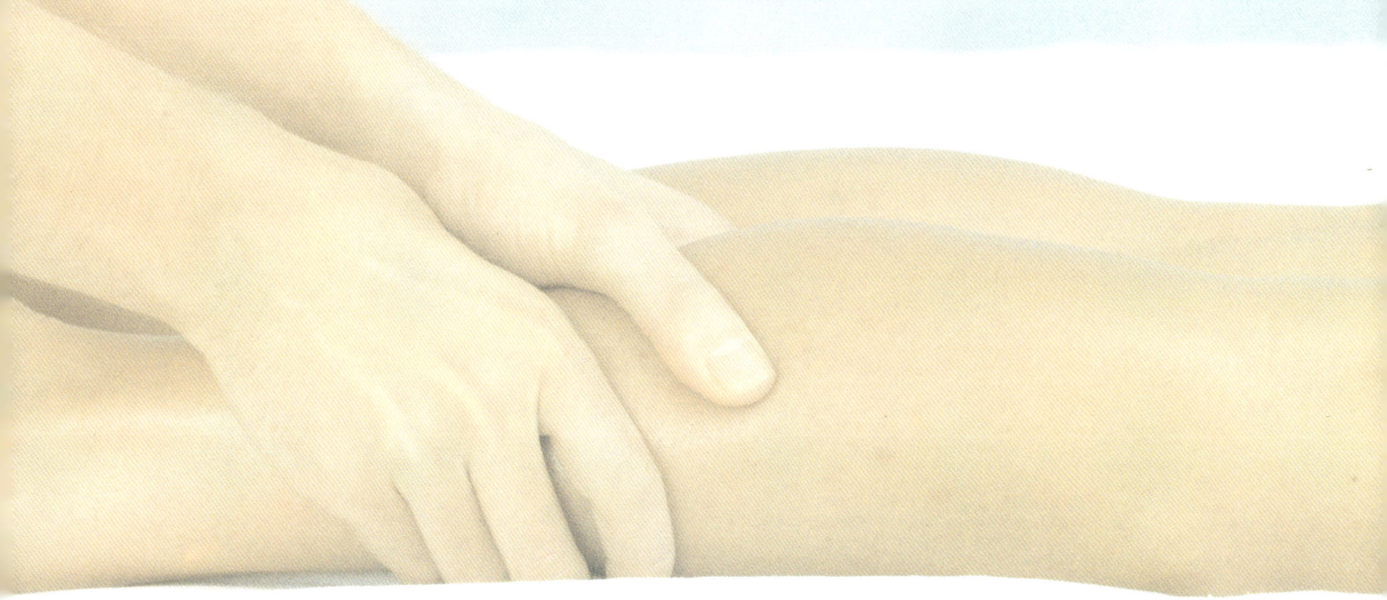

Effleurage

L'effleurage, qui marque en principe le début de la séance, sert à répartir l'huile sur le corps, détend les muscles en surface et permet aussi de détecter les zones de tension musculaire. L'effleurage est un geste doux, relaxant et rassurant, que vous effectuerez sur toutes les parties du corps, avec des mains chaudes et légèrement huilées. Procédez par gestes amples, légers et glissants, en accentuant la pression lorsque vous travaillez en direction du cœur et en la diminuant lorsque vous vous en éloignez. Gardez les mains détendues, afin qu'elles puissent bien épouser la forme des muscles de votre partenaire. L'effleurage est un mouvement relaxant, que vous pouvez toujours inclure dans une séquence lorsque vous n'êtes pas très sûr de certains gestes.

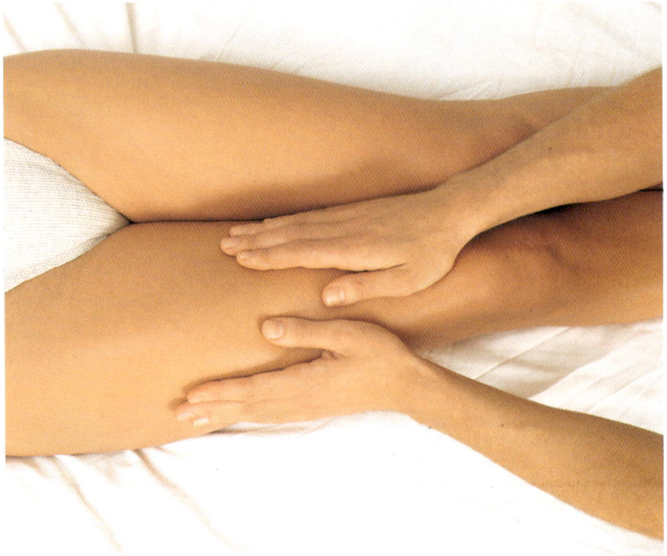

LES JAMBES

Enduisez vos mains d'huile. Posez-les sur la cheville en les faisant glisser vers le mollet, autour du genou et jusque sur le devant de la cuisse. Séparez-les en haut de la cuisse, en faisant glisser celle qui est à l'extérieur vers la hanche, puis sur le côté de la jambe, et en diminuant la pression sur le retour.

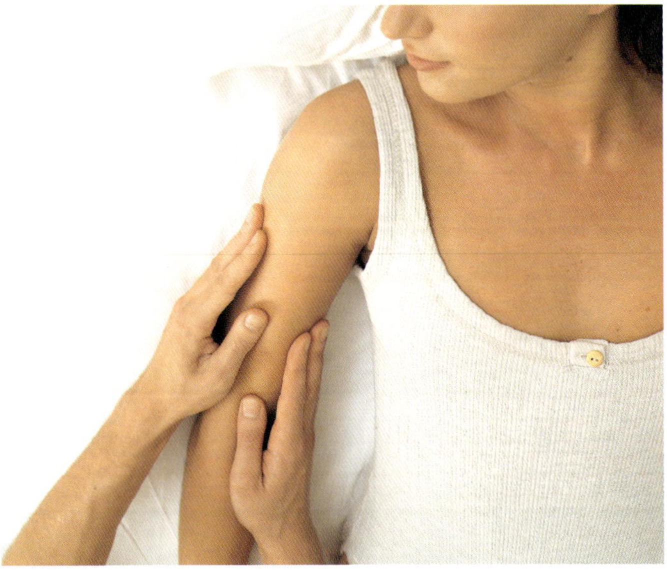

LES BRAS

Huilez légèrement vos mains. Posez-les sur le poignet de votre partenaire. Travaillez du bout des doigts, que vous ferez progressivement glisser vers le milieu du bras et jusqu'à l'épaule. Séparez ensuite les mains et ramenez-les, par un mouvement plus léger, vers le poignet, en les faisant glisser sur les côtés du bras. Vos mains doivent épouser la forme des muscles et des articulations.

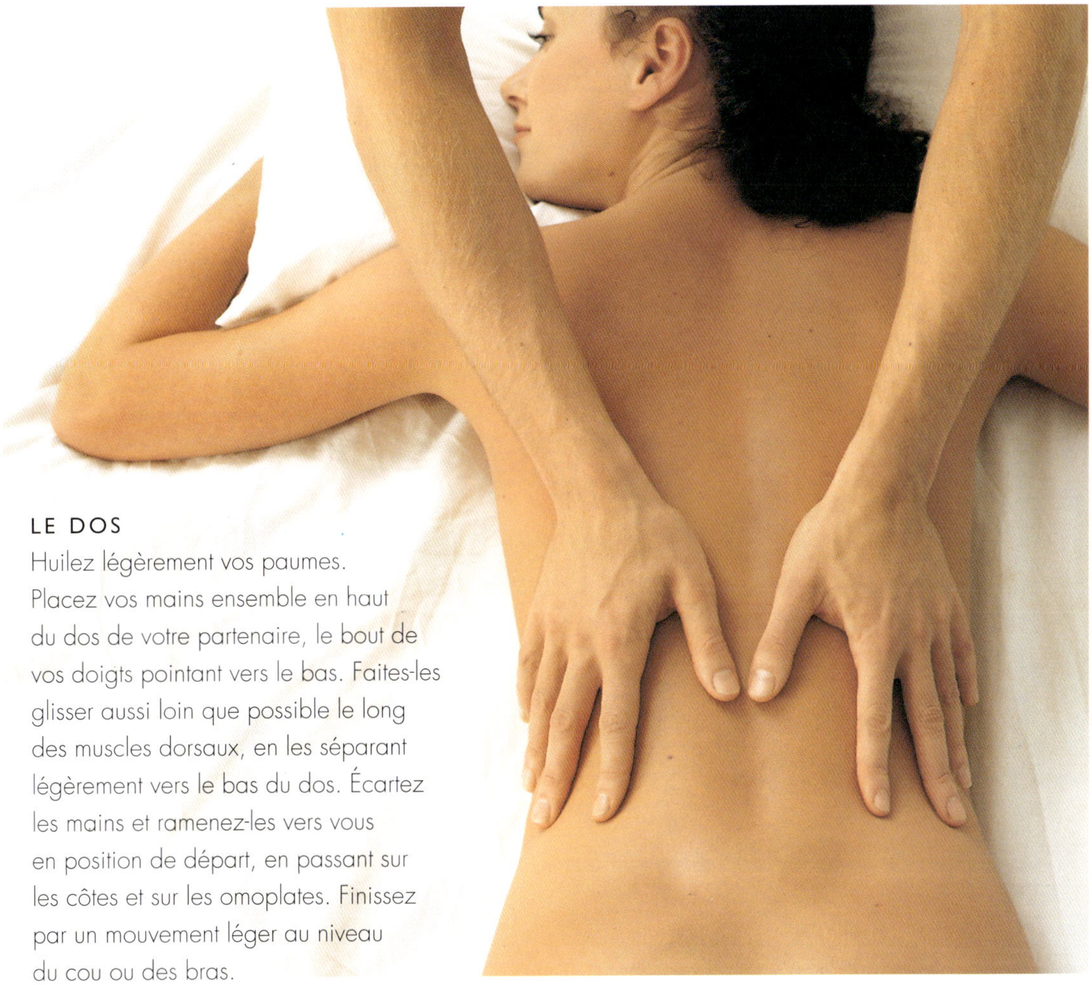

LE DOS

Huilez légèrement vos paumes. Placez vos mains ensemble en haut du dos de votre partenaire, le bout de vos doigts pointant vers le bas. Faites-les glisser aussi loin que possible le long des muscles dorsaux, en les séparant légèrement vers le bas du dos. Écartez les mains et ramenez-les vers vous en position de départ, en passant sur les côtes et sur les omoplates. Finissez par un mouvement léger au niveau du cou ou des bras.

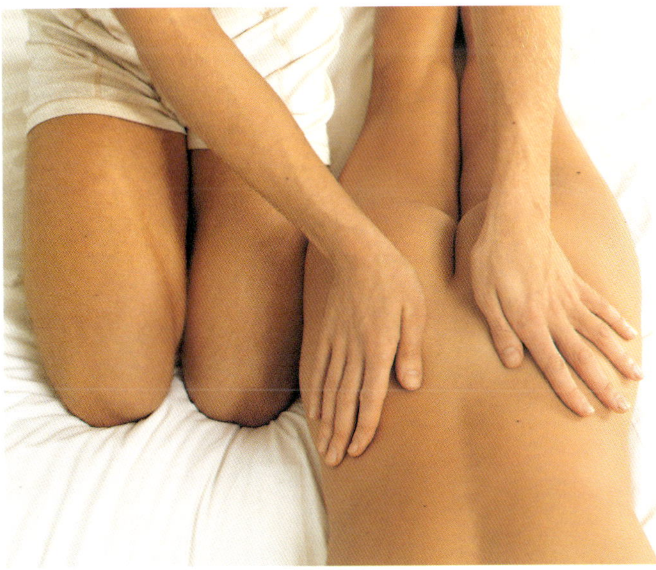

LE BAS DU DOS
ET LES HANCHES

Placez vos mains légèrement huilées au bas du dos de votre partenaire, bien au centre, les doigts serrés. Effectuez des gestes circulaires vers le haut ; écartez ensuite les mains et faites-les glisser sur les hanches, puis autour, et prolongez le mouvement en remontant sur les fesses. Revenez à la position de départ, en serrant à nouveau les doigts.

Pétrissage

Ce mouvement, qui évoque le pétrissage d'une pâte à pain, fait travailler les mains en alternance, pour presser et étirer les muscles. Particulièrement adapté aux parties souples et charnues, comme les fesses et les cuisses, il peut aussi être pratiqué sur des surfaces plus étroites, comme les épaules et les pectoraux. Le geste doit être ferme, et il faut utiliser les pouces pour accentuer la pression. Évitez cependant de masser directement au-dessus d'un os. Un excès d'huile ferait glisser vos doigts ; inversement, vous irriterez la peau si elle n'est pas assez huilée. N'hésitez pas à appuyer les mouvements de pétrissage de votre poids, afin que la pression ne vienne pas seulement de vos mains. Ce mouvement profond et relaxant, que l'on enchaîne à la suite des effleurages, aide au relâchement de la tension musculaire.

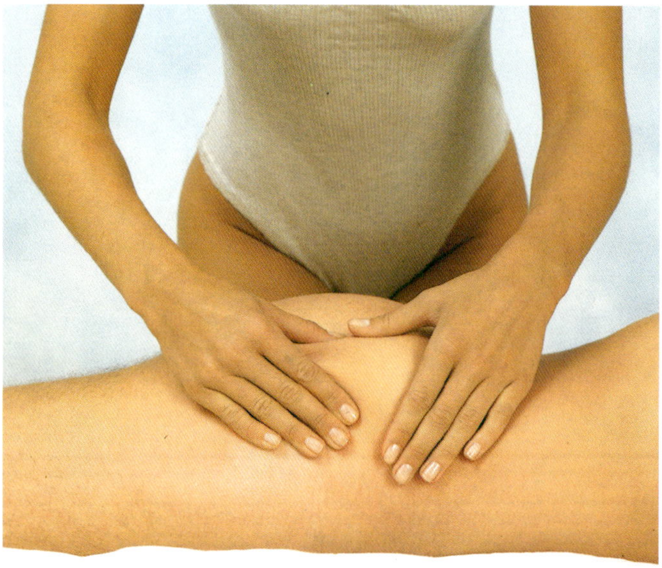

LES FESSES
Vous pouvez malaxer assez fermement cette partie du corps souple et musclée. Penchez-vous au-dessus de votre partenaire. Appuyez sur les muscles avec votre pouce pour les faire rouler vers l'extérieur, puis ramenez la masse vers vous avec vos autres doigts. Répétez le mouvement avec l'autre main et enchaînez en travaillant de façon rythmée.

LES CUISSES
Posez vos mains sur le muscle de l'arrière de la cuisse. En appuyant avec le pouce, faites rouler le muscle vers l'extérieur, puis ramenez la masse vers vous avec les autres doigts. Enchaînez en faisant travailler chaque main alternativement. Massez uniquement les parties musclées, évitant l'intérieur de la cuisse, la hanche et le genou.

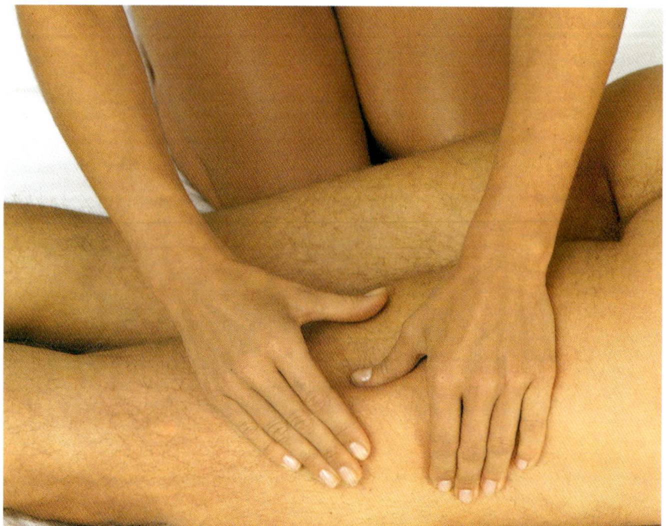

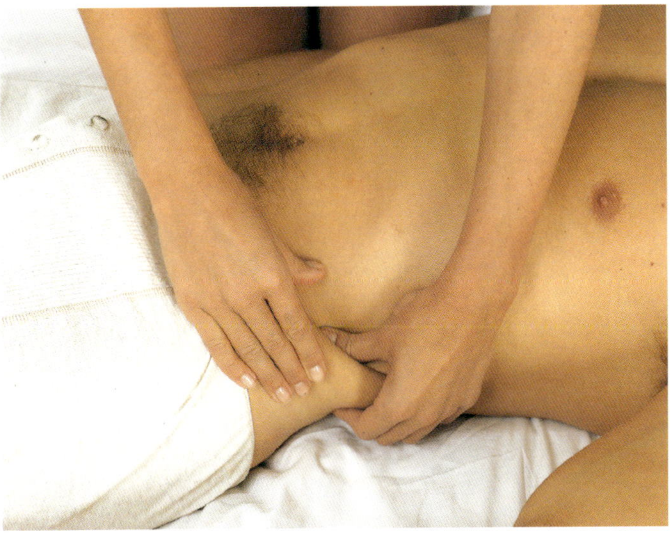

L'ABDOMEN

Penchez-vous au-dessus de votre partenaire. Attrapez un rouleau de chair sur le côté de l'abdomen, entre la cage thoracique et la hanche. Étirez vers l'extérieur avec le pouce et faites rouler en direction opposée avec vos autres doigts, en faisant intervenir chaque main alternativement. Procédez par petits mouvements, et veillez à ne pas travailler trop en profondeur ni directement sur l'abdomen.

LES ÉPAULES

Attrapez le muscle qui court le long du haut de l'épaule. Étirez avec votre pouce et ramenez la masse vers vous avec le bout des autres doigts. Massez sur toute la longueur de l'épaule jusqu'au cou et en sens inverse. Vos mouvements doivent être assurés. Pressez et étirez les muscles fermement de manière à relâcher les éventuelles tensions.

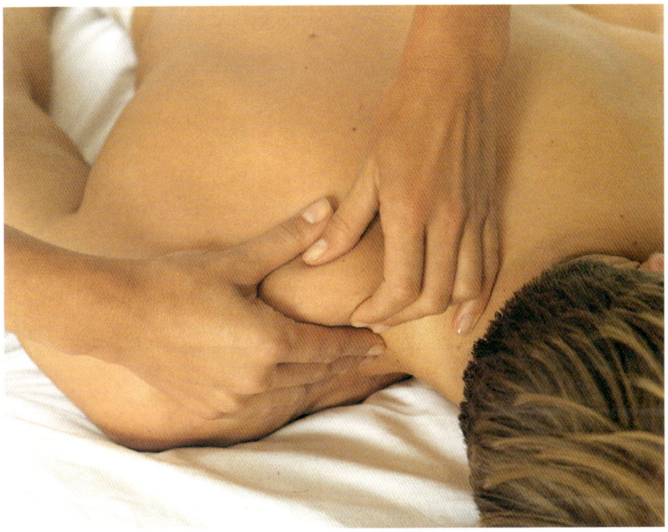

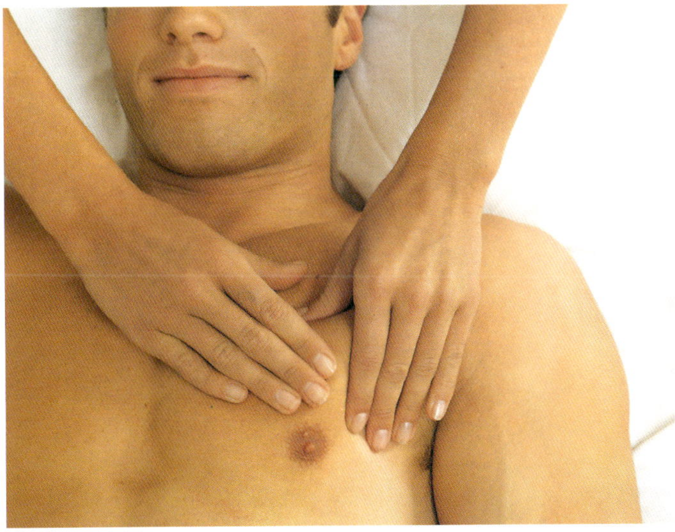

LA POITRINE

Placez vos mains sur les muscles pectoraux. Étirez vers l'extérieur avec votre pouce et ramenez la masse vers vous en la faisant rouler avec le bout de vos autres doigts. Faites travailler les mains en alternance, en effectuant des gestes précis. Ne massez pas les tétons ; pour les femmes, il est préférable d'éviter la région des seins. En appuyant, soulevez légèrement les muscles pour mieux les détendre.

Torsion

Dans la torsion, qui associe la pression à l'étirement, les mains travaillent dans des directions opposées, pressant les muscles entre elles lorsqu'elles glissent l'une vers l'autre. Ce mouvement, que l'on enchaîne à la suite du pétrissage et de la pression, permet de ramener les mains d'une partie du corps à une autre. La torsion est aussi agréable pour celui qui le pratique que pour celui qui le reçoit. On peut sentir, au mouvement de la chair, les muscles se défaire de la tension qui les habite. Cette technique se pratique généralement en mouvements continus sur les parties charnues du corps, où sont concentrés de nombreux muscles. Cependant, la torsion peut également être effectuée sur les bras, si l'on relâche la pression.

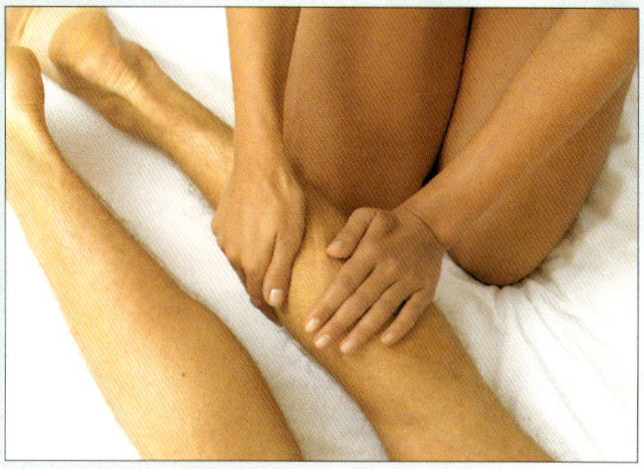

LES MOLLETS

Posez une main de chaque côté du mollet. Appuyez et faites glisser en poussant vers l'extérieur votre main la plus proche de vous, et, dans le même temps, ramenez l'autre vers vous, en effectuant un geste contraire. Tordez légèrement le muscle au moment où vos mains se croisent. Répétez le mouvement sur toute la longueur du mollet.

LES CUISSES

Posez une main de chaque côté de la cuisse de votre partenaire, les doigts pointant droit devant vous. Appuyez et poussez vers l'extérieur avec la main la plus proche de vous, tirez en direction opposée avec l'autre, et prolongez le mouvement après que vos mains se sont croisées pour les amener de part de d'autre de la cuisse.

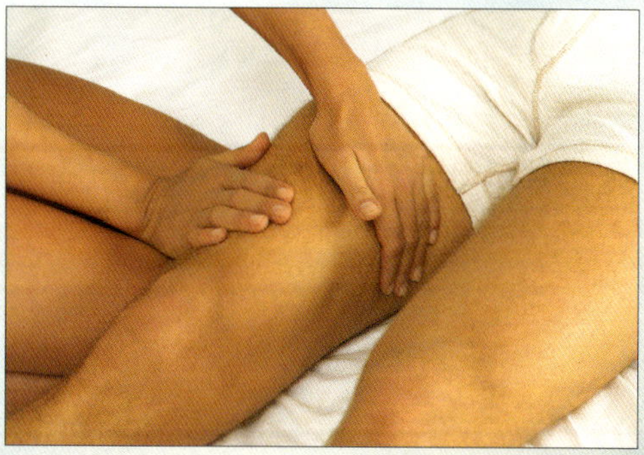

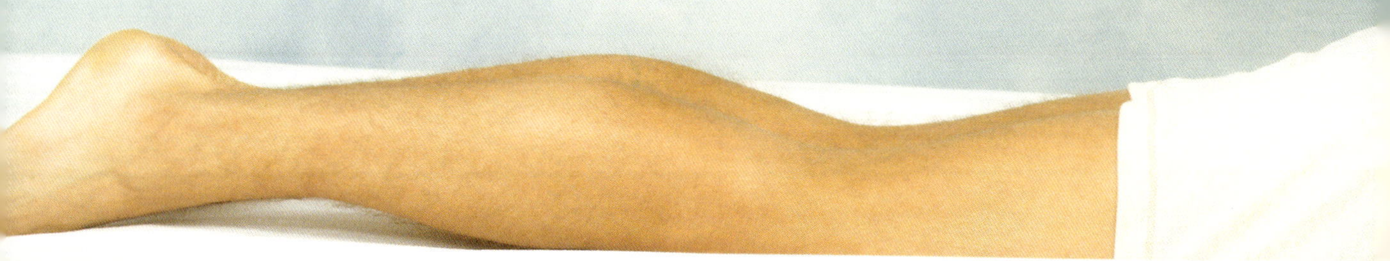

LES BRAS

Placez vos mains de part et d'autre du bras de votre partenaire. Appuyez et poussez vers l'extérieur avec la main la plus proche de vous, et effectuez le mouvement contraire avec l'autre. Répétez cette manœuvre de torsion jusqu'au poignet, en enchaînant les mouvements. Les gestes devront couvrir toute la largeur du bras.

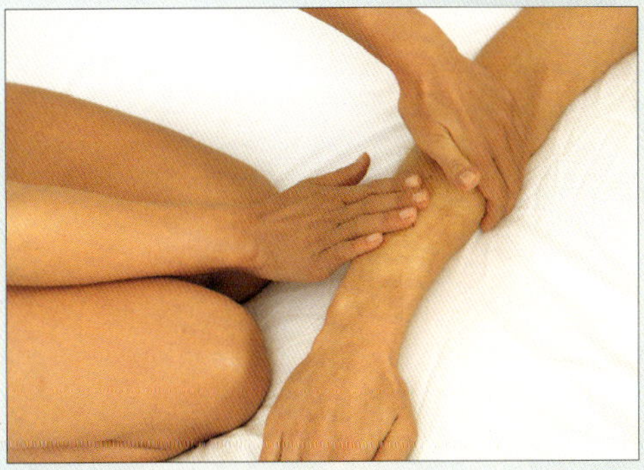

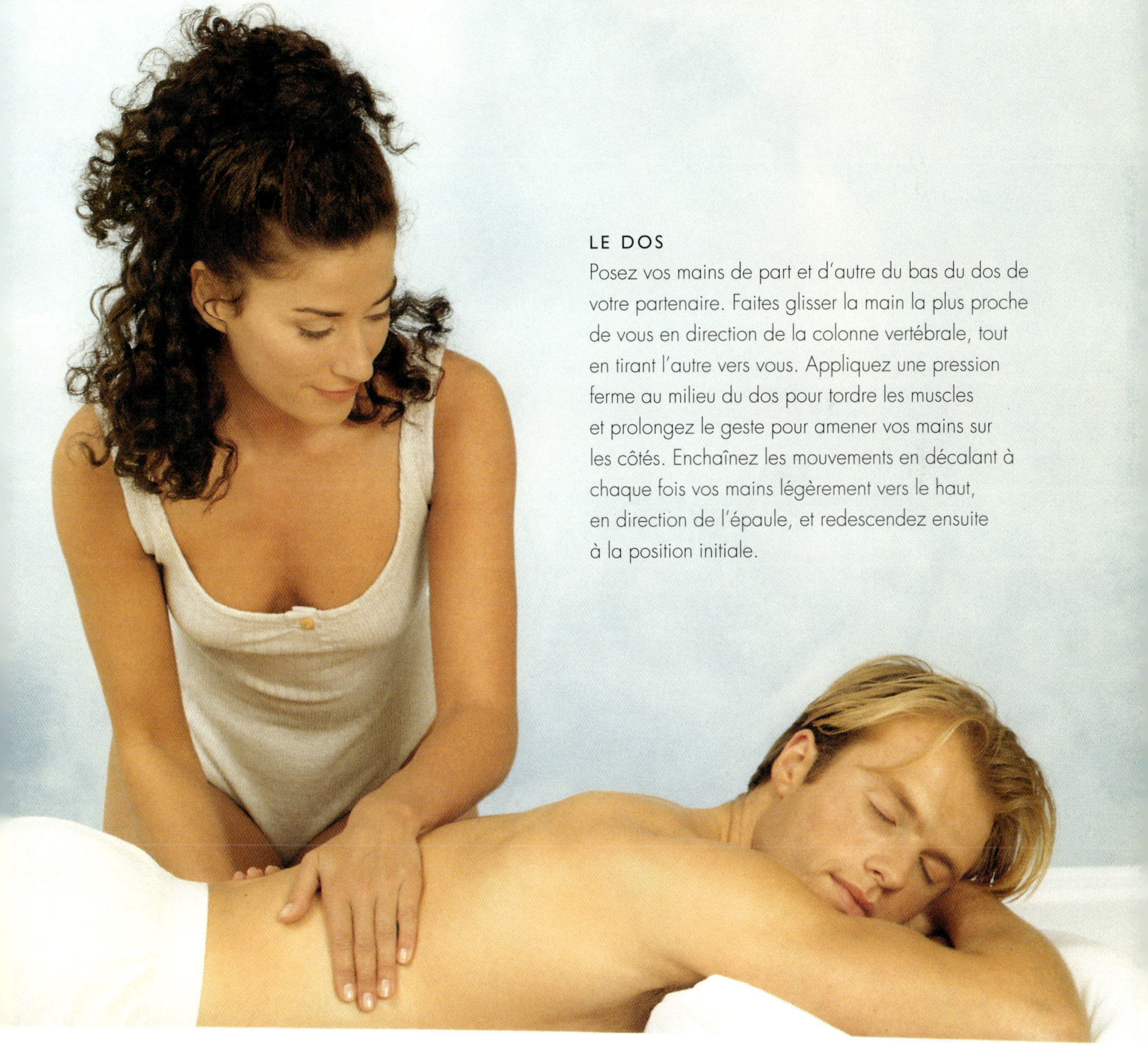

LE DOS

Posez vos mains de part et d'autre du bas du dos de votre partenaire. Faites glisser la main la plus proche de vous en direction de la colonne vertébrale, tout en tirant l'autre vers vous. Appliquez une pression ferme au milieu du dos pour tordre les muscles et prolongez le geste pour amener vos mains sur les côtés. Enchaînez les mouvements en décalant à chaque fois vos mains légèrement vers le haut, en direction de l'épaule, et redescendez ensuite à la position initiale.

Étirement longitudinal

L'étirement longitudinal (ou classique), que l'on effectue généralement à la suite du pétrissage, détend une région assez large plutôt qu'un groupe de muscles spécifiques. Il faut travailler avec le poids de votre partenaire, en soulevant légèrement son corps, lequel doit bouger au rythme du massage. Gardez les mains souples et détendues ; glissez-les de chaque côté, juste sous le corps de votre partenaire. Ramenez-les ensuite l'une vers l'autre en passant sur le milieu du dos, pour détendre les muscles. Ce mouvement se fait toujours à partir des côtés et vers le haut, en faisant rouler les muscles. Vous pouvez, par exemple, effectuer ce geste sur l'abdomen en faisant glisser vos mains l'une après l'autre, ou sur la longueur du corps en les faisant se croiser.

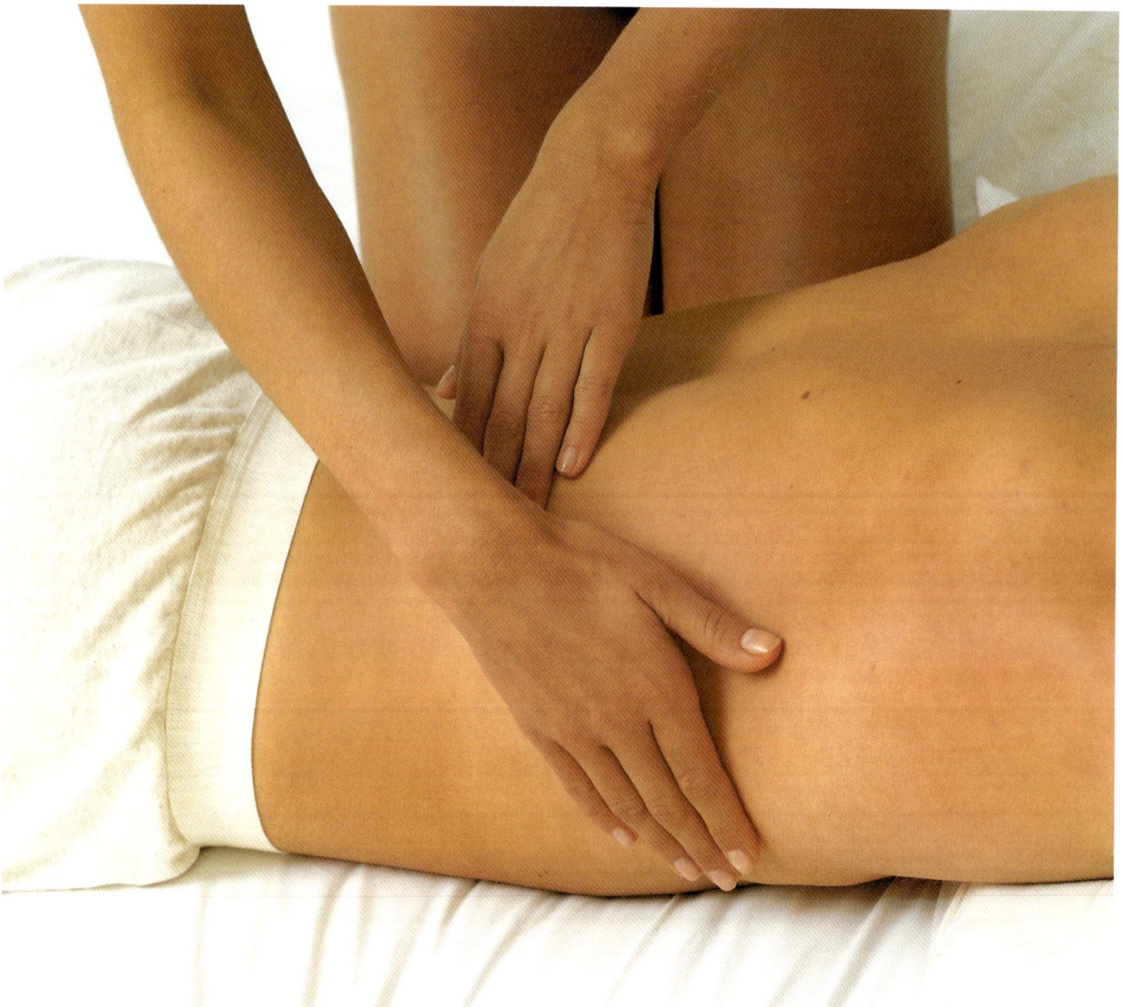

LE DOS

Tenez-vous près de votre partenaire et penchez-vous légèrement au-dessus de lui. Glissez une main sous son corps, juste au-dessus de la hanche, ramenez la main à la fois vers vous et vers le haut, en la décollant légèrement du corps sur la fin du mouvement. Enchaînez avec l'autre main, en répétant le même geste et en remontant à chaque fois un peu plus haut en direction de l'épaule. Vos mains doivent se croiser au milieu du dos.

LES CÔTES

Installez-vous derrière la tête de votre partenaire et penchez-vous vers l'avant. Placez l'une de vos mains légèrement plus bas que les côtes et tirez-la vers le haut, sur la région costale et jusqu'au milieu de la poitrine. Suivez le geste de près avec l'autre main, en répétant les mouvements plusieurs fois de suite. Terminez en ramenant les deux mains en haut de la poitrine et en les redescendant le long de l'épaule.

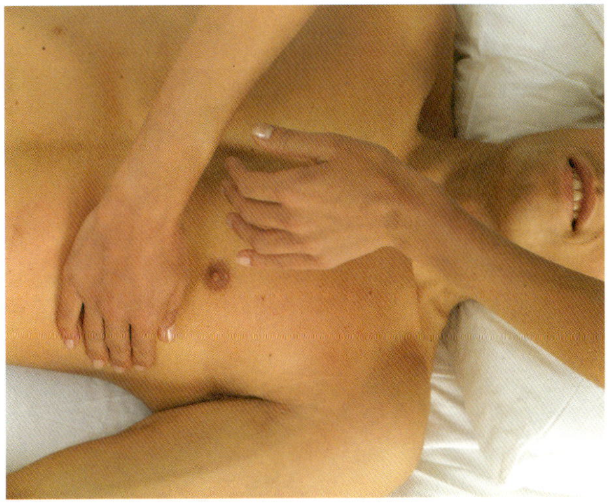

LES HANCHES

Penchez-vous au-dessus de votre partenaire. Glissez une main sous sa hanche et tirez-la à la fois vers vous et vers le haut, en passant sur la fesse. Enchaînez avec l'autre main, en changeant légèrement la position de vos mains, afin de travailler toute la surface de la hanche. Le corps de votre partenaire doit bouger au rythme du massage. Terminez en décollant vos mains du corps avec légèreté.

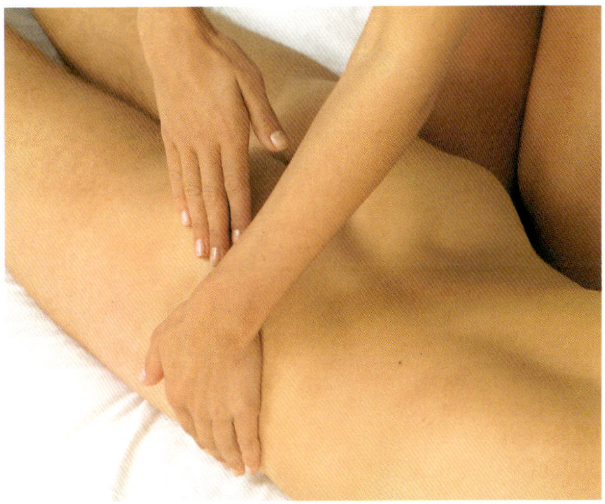

L'ABDOMEN

Penchez-vous au-dessus de votre partenaire. Glissez une main sous son corps (du côté le plus éloigné de vous), entre la cage thoracique et les côtes, et ramenez-la vers vous en la faisant glisser sur l'abdomen. Enchaînez avec l'autre main et répétez la séquence plusieurs fois. Plus loin vous glisserez la main sous le dos de votre partenaire, plus le mouvement lui sera agréable.

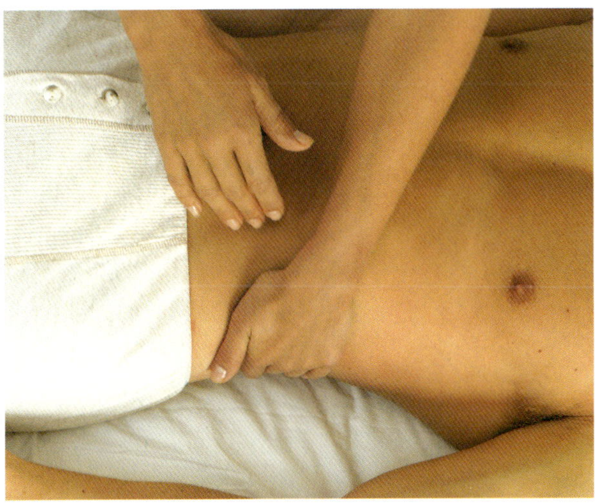

Pression manuelle

Ce geste se pratique sur les bras et les jambes avec les deux mains, ou avec une seule si la surface à traiter n'est pas trop étendue. Les mouvements de pression peuvent aussi être effectués sur les épaules, sur le dos ou sur la poitrine, et doivent parfois être adaptés selon la forme de la partie du corps que l'on travaille. Ils permettent de presser le muscle avec fermeté, à la fois pour le détendre et pour le préparer en vue d'autres gestes destinés, eux aussi, à le relâcher. Les mouvements de pression s'effectuent toujours en remontant en direction du cœur. Pour de meilleurs résultats, il faut travailler le muscle sur toute sa longueur, en diminuant la pression aux abords des articulations.

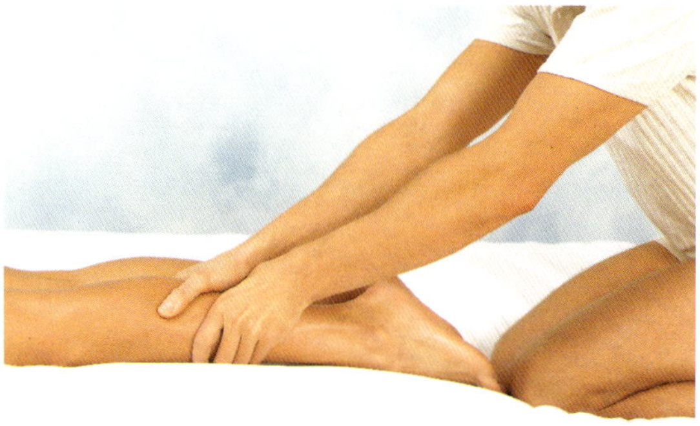

LES MOLLETS

Placez vos mains sur la jambe, juste au-dessous du mollet, le pouce étant d'un côté et les autres doigts de l'autre. Pressez les muscles de manière à former un « V » entre votre pouce et votre index. Appuyez tout en remontant le long du mollet, en relâchant la pression aux abords du genou.

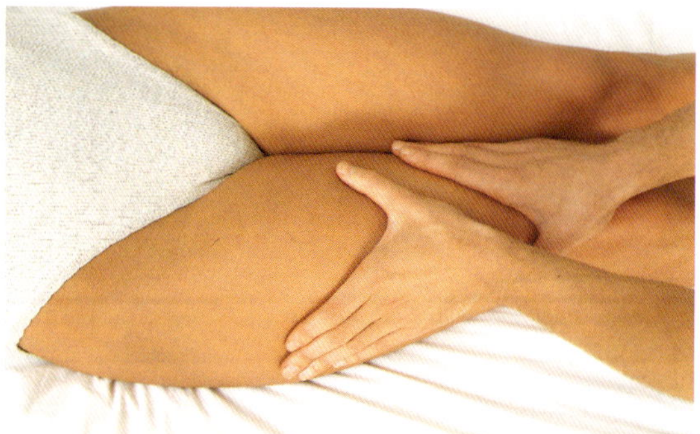

LES CUISSES

Posez vos mains juste au-dessus du genou, votre pouce étant d'un côté des muscles de la cuisse et vos autres doigts de l'autre. Appuyez avec le pouce et l'index en remontant jusqu'en haut de la cuisse, en ouvrant le plus largement possible la palmature de ces deux doigts.

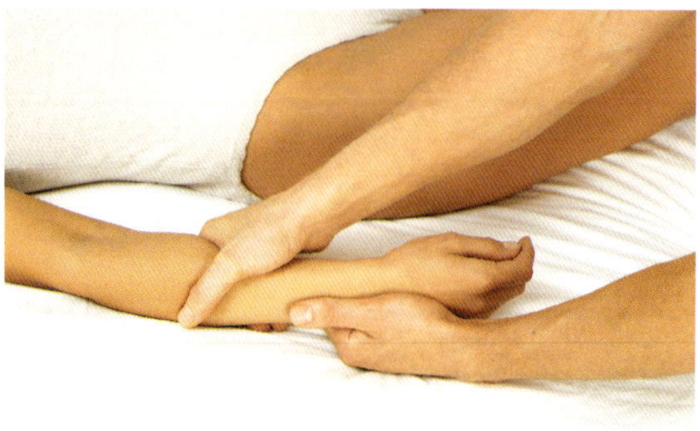

LES AVANT-BRAS

D'une main, soutenez le bras au niveau du poignet. Placez l'autre main sur l'avant-bras, votre pouce à l'extérieur et les autres doigts du côté opposé. Pressez les muscles entre le pouce et l'index, et remontez en direction du coude. Répétez le mouvement, en relâchant la pression au niveau de l'articulation.

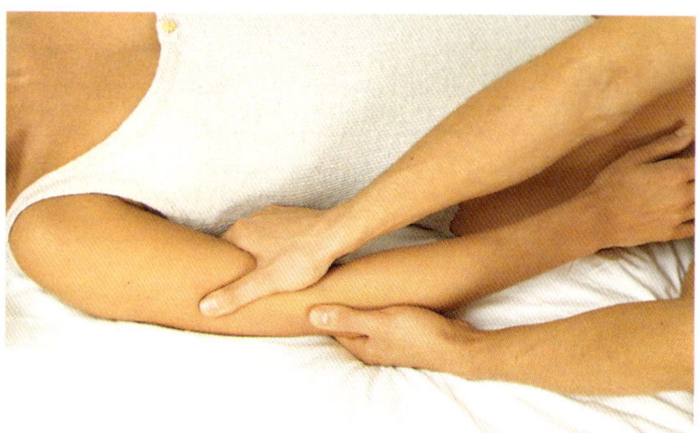

LES BRAS

Avec une main, soutenez l'avant-bras et le poignet de votre partenaire. Placez l'autre main sur le devant du bras de manière que votre pouce et vos autres doigts soient de part et d'autre du muscle situé au-dessus du coude. Appuyez avec le pouce en remontant, en faisant rouler le muscle entre le pouce et l'index.

Étirement transversal

L'étirement transversal s'effectue avec les pouces qui tirent sur le muscle en glissant dans des directions opposées, ou en pressant avec les paumes lorsque la surface à traiter est plus étendue. Ce mouvement, que l'on effectue après les gestes travaillés en profondeur et destinés à dissiper la tension musculaire, se pratique sur la largeur plutôt que sur la longueur du corps ; cependant, il peut arriver que vous soyez amené à l'effectuer de haut en bas lors d'un enchaînement. L'étirement transversal permet de replacer les mains dans une position donnée et peut remplacer la torsion. Vous enchaînerez alors avec des gestes plus doux et plus souples.

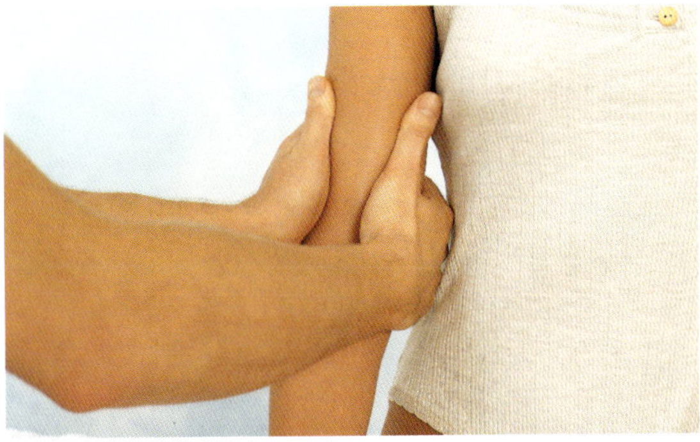

LES BRAS

Entourez le bras de vos mains en plaçant les pouces ensemble au centre, en face de vous et pointant vers le haut. Appuyez et faites glisser les pouces vers l'extérieur jusque sur les côtés du bras. Répétez le mouvement en décalant progressivement les mains vers le bas et continuez ainsi jusqu'au poignet.

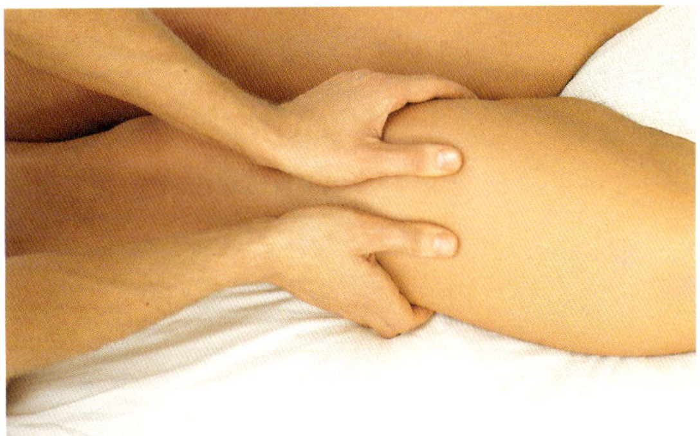

LES CUISSES

Placez les mains sur le devant de la cuisse, les pouces étant ensemble au centre, les autres doigts entourant les muscles sur le côté. Appuyez et tirez vers l'extérieur, en pressant fermement avec la partie charnue des paumes. Répétez le geste en montant et en descendant, et relâchez la pression aux abords du genou.

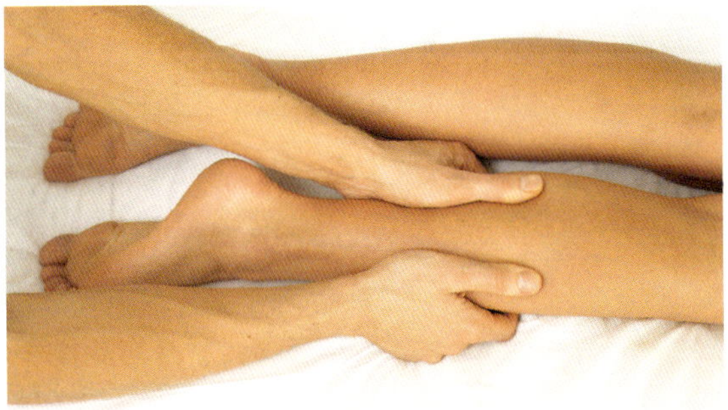

LES MOLLETS

Entourez de vos mains le haut du mollet, vos pouces étant placés au milieu dans le sens de la longueur. Faites glisser les pouces en directions opposées sur toute la largeur du muscle pour qu'ils rejoignent les autres doigts. Travaillez toute la surface du mollet. Relâchez la pression vers le bas de la jambe.

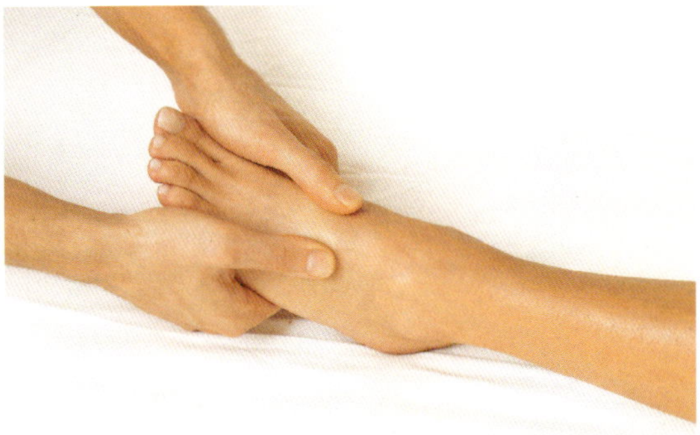

LES PIEDS

Tenez le pied entre vos mains de sorte que vos pouces soient ensemble au-dessus et vos autres doigts en dessous. En sollicitant les coussinets, faites glisser les pouces sur le côté du pied, en stimulant et en pressant les muscles. Répétez le mouvement en décalant progressivement vos mains vers les orteils.

Manœuvres circulaires

Les mouvements circulaires doivent être doux et souples. Ils détendent en profondeur lorsqu'ils sont effectués sur le sacrum et sont plutôt calmants lorsqu'on les pratique sur l'abdomen. Ces gestes peuvent être faits soit avec une seule main, soit avec les deux mains travaillant en directions opposées, soit encore les mains posées l'une sur l'autre. Le mouvement en cercle peut être employé pour détendre un muscle ou pour dissiper doucement les effets du pétrissage. Il peut aussi remplacer l'étirement, permettre de ramener les mains à un endroit déterminé ou faire porter l'attention sur un endroit du corps en particulier. Il procure une sensation d'ampleur lorsqu'il est effectué sur les côtes. Plus généralement, tant le sujet que le masseur l'apprécieront pour l'impression de souplesse et de douceur qu'il laisse à l'un comme à l'autre.

LE BAS DU DOS

Posez une main sur l'autre au-dessus du sacrum. Effectuez des mouvements circulaires dans le sens contraire des aiguilles d'une montre, à la fois sur le sacrum et sur tout le bas du dos, en conservant les doigts bien à plat sur le corps. Procédez avec précision et ne débordez pas vers le milieu du dos.

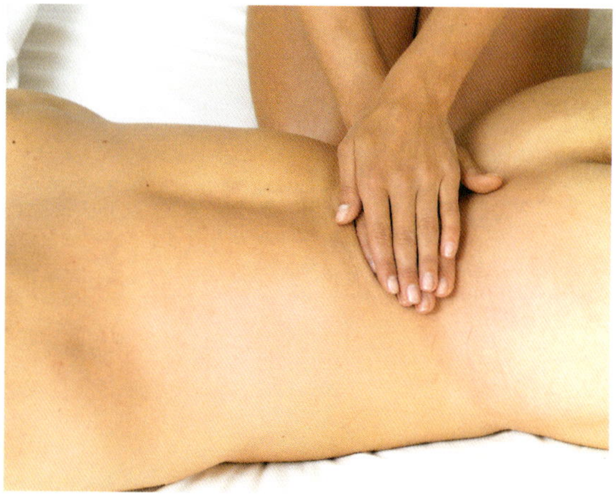

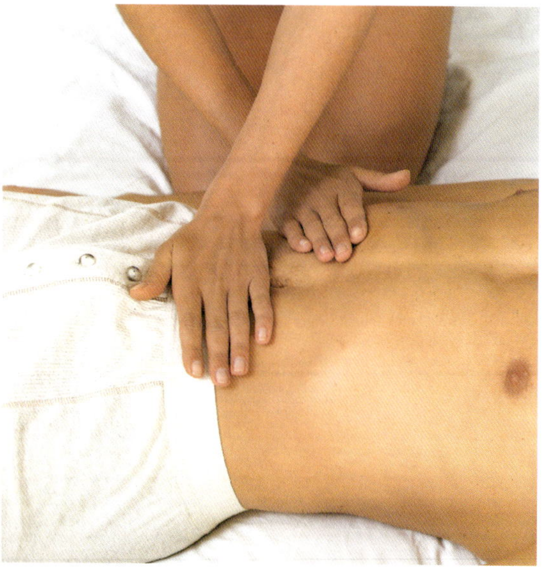

L'ABDOMEN

Placez les mains comme indiqué sur la photo ci-contre, de part et d'autre du nombril. Effectuez lentement des mouvements circulaires dans le sens des aiguilles d'une montre, en gardant les mains à plat sur le corps. Ce faisant, décollez une main pour lui faire croiser l'autre, de manière à ne pas rompre le contact. Procédez avec douceur.

LES FESSES

Posez une main sur sa hanche et effectuez de petits mouvements circulaires dans le sens contraire des aiguilles d'une montre, puis faites de même avec l'autre main dans le sens opposé. Utilisez chaque main en alternance pour que le mouvement soit continu. Gardez-les toujours à plat et procédez avec fermeté. Travaillez en cercles larges au-dessus des hanches et des fesses.

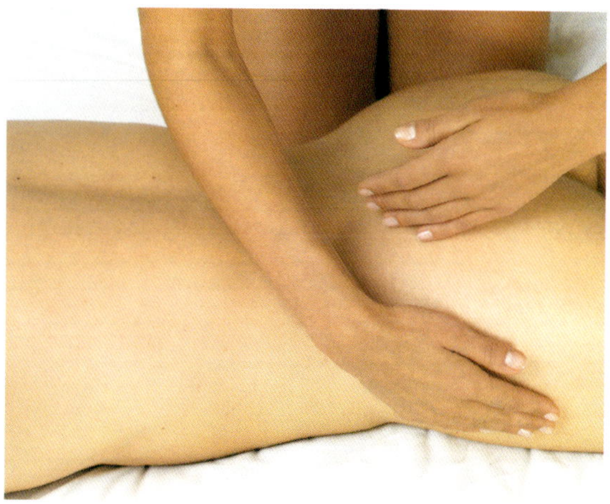

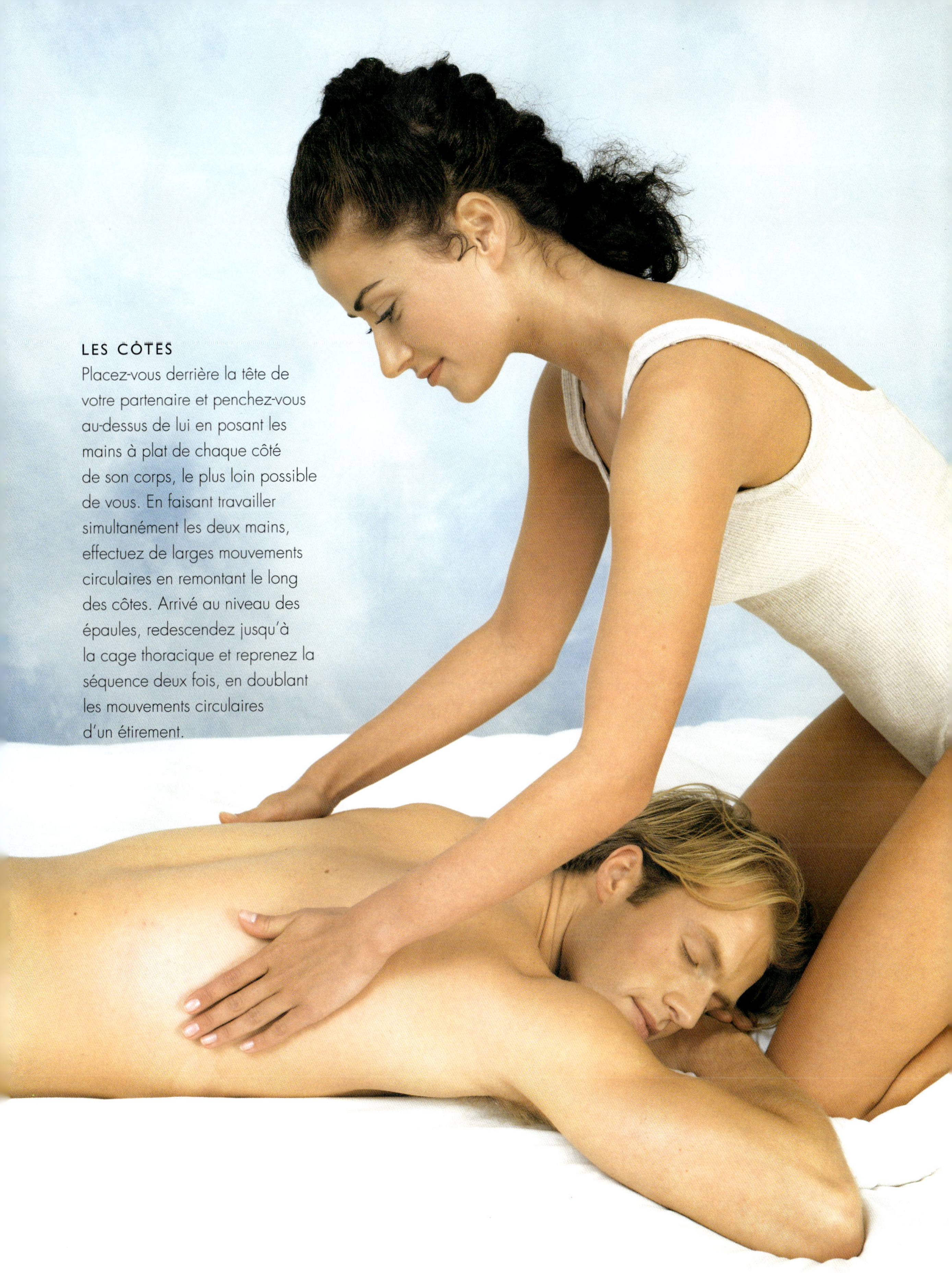

LES CÔTES

Placez-vous derrière la tête de votre partenaire et penchez-vous au-dessus de lui en posant les mains à plat de chaque côté de son corps, le plus loin possible de vous. En faisant travailler simultanément les deux mains, effectuez de larges mouvements circulaires en remontant le long des côtes. Arrivé au niveau des épaules, redescendez jusqu'à la cage thoracique et reprenez la séquence deux fois, en doublant les mouvements circulaires d'un étirement.

Effleurage du bout des doigts

L'effleurage du bout des doigts est un geste souple que l'on pratique sur la longueur du corps, en utilisant chaque main en alternance, de manière à produire un effet ondulatoire continu. C'est l'un des mouvements du massage les plus légers et les plus doux. L'effleurage peut clore le massage d'une partie spécifique du corps ou marquer la fin de la séance. Il faut toujours l'effectuer de haut en bas, en décollant légèrement les doigts du corps pour terminer le geste en douceur. L'effleurage a aussi pour objet de relier les sens et le mental au physique, de reconnecter les différentes parties du corps, comme il peut encore aider à évacuer la tension par les orteils et les doigts. Ce mouvement a son importance ; ne soyez pas tenté de le négliger.

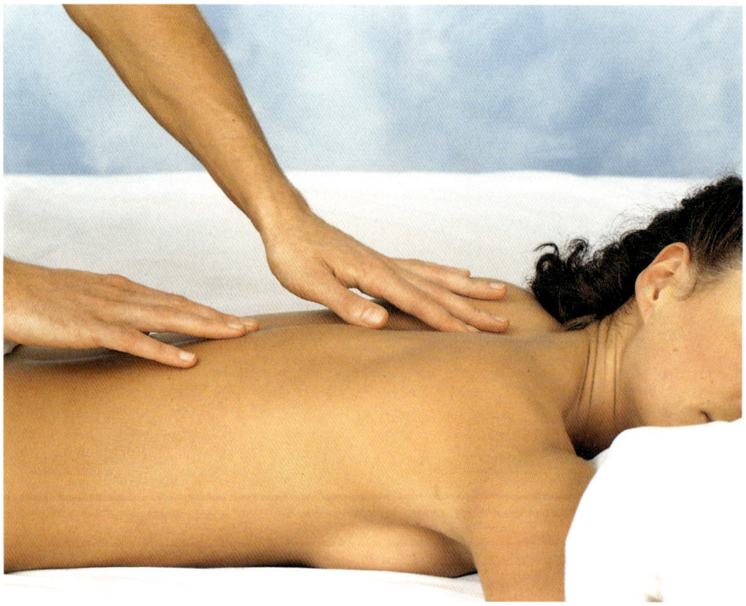

LE DOS

Commencez en haut du dos. Effleurez doucement la peau du bout des doigts en descendant, et décollez légèrement votre main avant d'enchaîner le mouvement suivant avec l'autre. Faites onduler vos doigts le long de la colonne vertébrale jusqu'en bas du dos, puis reprenez depuis le haut en répétant la séquence deux fois de suite. Utilisez vos mains alternativement, de sorte que l'une soit toujours en contact avec le corps.

LES BRAS

Avec vos doigts, effleurez l'épaule de votre partenaire, puis descendez avec douceur le long du bras jusqu'au poignet. Faites intervenir vos mains en alternance, en enchaînant les mouvements et en les décalant à chaque fois un peu plus vers le bas. À la fin de chaque geste, décollez légèrement vos doigts du bras du sujet, comme si vous caressiez un chat. Terminez par l'effleurage de l'extrémité de ses doigts.

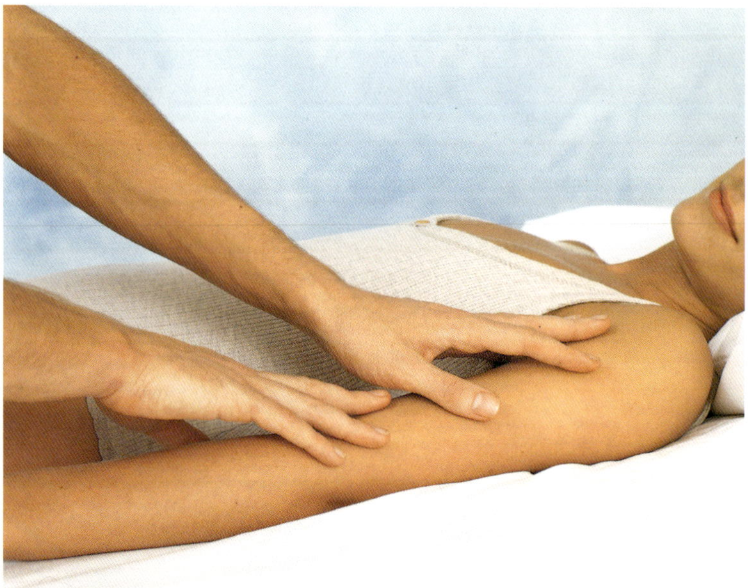

LES JAMBES

Commencez par le haut de la cuisse. Effleurez légèrement le long de la jambe, par-dessus le genou et jusqu'au mollet. Effectuez ce geste du bout des doigts, en faisant travailler vos mains alternativement, à un rythme régulier et continu. Passez sur le devant de la cheville, puis terminez doucement au niveau des orteils. Ce mouvement donne l'impression de relier entre elles les différentes parties de la jambe.

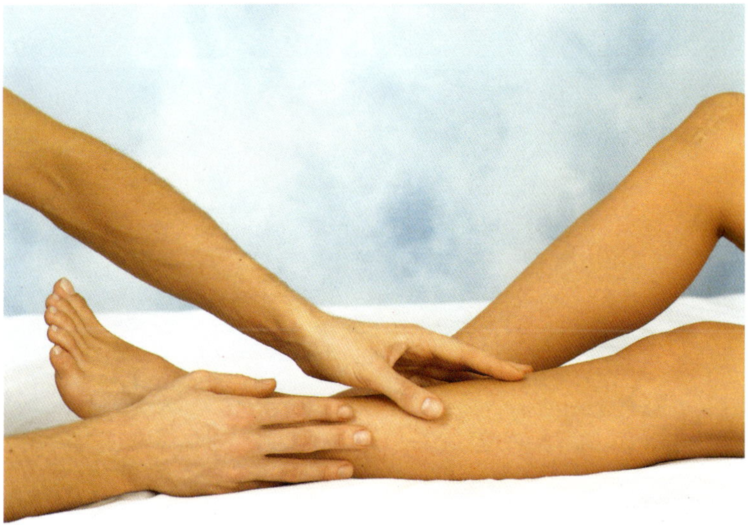

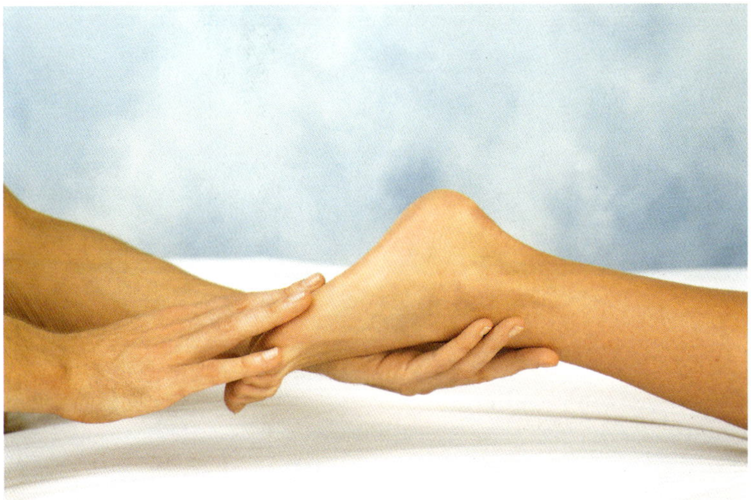

LES PIEDS

Soutenez le pied d'une main ; de l'autre, effleurez la plante légèrement, en un seul mouvement, depuis le talon jusqu'aux orteils. Répétez ce geste plusieurs fois et en douceur. N'oubliez pas les extrémités des orteils et dépassez-les légèrement sur votre lancée. Appuyez un peu plus fermement pour ne pas chatouiller le sujet.

LES MAINS

D'une main, soutenez celle du sujet, la paume tournée vers le haut. De l'autre, effleurez légèrement sa main depuis le poignet jusqu'aux extrémités des doigts. Décollez légèrement votre main en terminant le mouvement et imaginez, ce faisant, que vous délivrez le corps de la tension qui l'habite. Enchaînez les gestes en douceur pour produire un effet de vague.

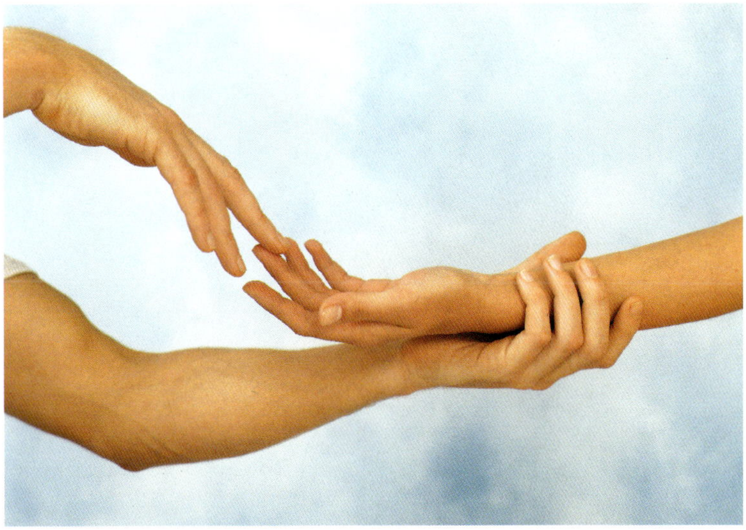

Pression du pouce

Cette forme de pression se pratique avec le coussinet du pouce, soit en utilisant les deux pouces alternativement pour appuyer sur une surface donnée (comme la paume), soit en les utilisant concomitamment, posés l'un sur l'autre, pour travailler une partie du corps qui n'a pas besoin d'être soutenue. Ce geste est employé sur des parties spécifiques, généralement assez restreintes, pour relâcher la tension musculaire. Il convient plus particulièrement aux endroits souples et sensibles où l'on ne peut pratiquer ni le pétrissage ni la pression manuelle, mais qui ne sont pas trop musclés cependant, de manière à pouvoir appuyer sur les os. Ce mouvement est destiné à détendre tout le corps. On peut l'employer sur des points de pression, bien que ce ne soit pas sa seule finalité.

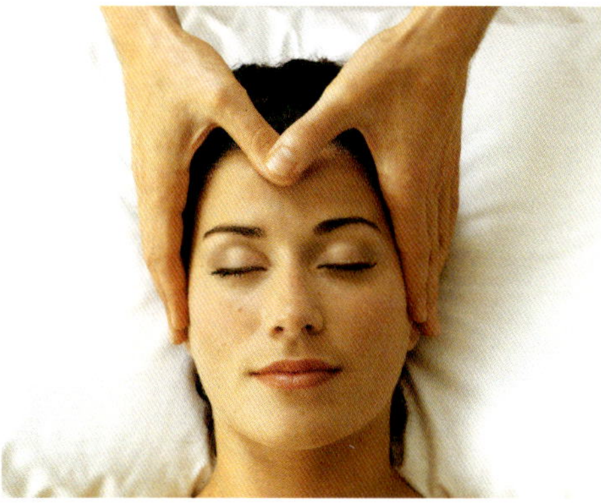

LE FRONT

Posez vos pouces l'un sur l'autre au milieu du front, vos autres doigts reposant sur les côtés de la tête. Pressez légèrement juste au-dessus des sourcils. Relâchez. Appuyez à nouveau en remontant progressivement et en ligne droite jusqu'à l'implantation des cheveux, puis redescendez. Répétez la séquence plusieurs fois.

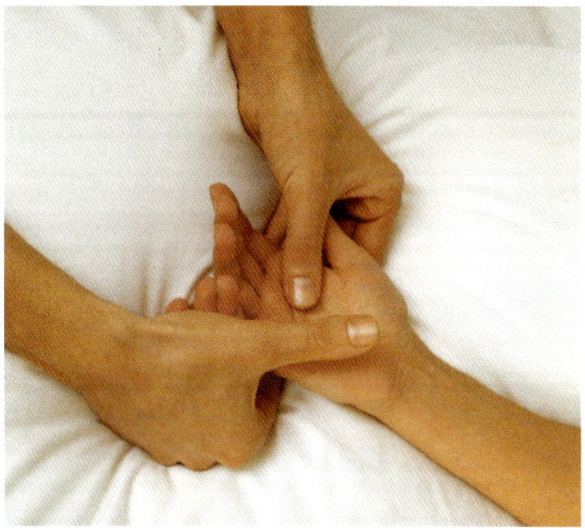

LES PAUMES

Tenez la main de votre partenaire , comme indiqué sur la photo, vos pouces étant posés sur sa paume et vos autres doigts soutenant sa main par le dessous. Appuyez avec un pouce sur toute sa longueur, relâchez et répétez ce mouvement avec l'autre main. Faites travailler les deux mains en alternance, en pressant fermement et en couvrant toute la surface de la paume.

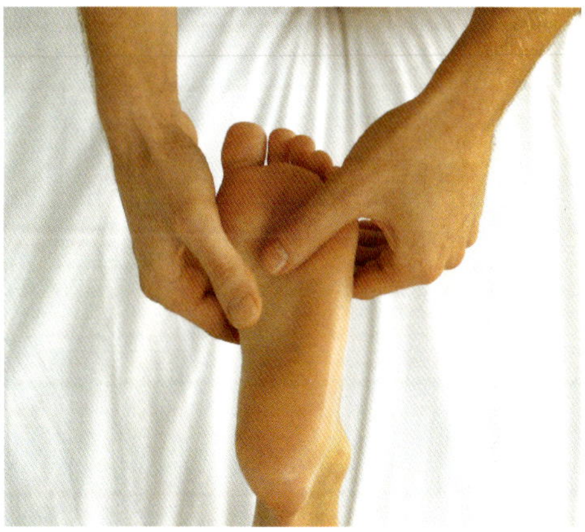

LA PLANTE DES PIEDS

Soutenez le pied de votre partenaire, vos pouces reposant sur la plante. Appuyez avec un pouce sur toute la longueur, relâchez, puis enchaînez en répétant le mouvement avec l'autre pouce. Faites ainsi travailler les pouces en alternance, en couvrant autant que possible toute la surface de la plante. N'oubliez pas le talon et travaillez en douceur la voûte plantaire. Appuyez avec fermeté pour éviter de chatouiller votre partenaire.

Peignage

Le peignage est un mouvement extrêmement agréable. Il faut replier les doigts en forme de griffes et arrondir le dos de la main, que l'on fait ensuite glisser le long ou en travers du corps du sujet, cette position permettant d'appuyer fermement du bout des doigts sur la surface à traiter. Le peignage suit généralement un mouvement pratiqué sur la colonne vertébrale (pour terminer une manœuvre circulaire, par exemple) et permet de relâcher la tension du dos tout en ramenant les mains vers le bas de la colonne. Sur les fesses, on peut associer le peignage à l'étirement, après avoir travaillé en profondeur d'autres mouvements de relaxation. Faites attention à ne pas trop appuyer en effectuant cette manœuvre, et complétez-la d'un effleurage léger pour contraster.

LE HAUT DU DOS

Soulevez le poignet et repliez vos doigts en forme de griffes. Placez votre main sur le haut du dos de votre partenaire, avec les doigts de part et d'autre de sa colonne vertébrale. Entrelacez vos deux mains comme indiqué sur la photo, de manière que les doigts de la deuxième soient eux aussi en contact avec le dos. Pressez en appuyant du bout des doigts et glissez vos mains vers le bas le long des muscles.

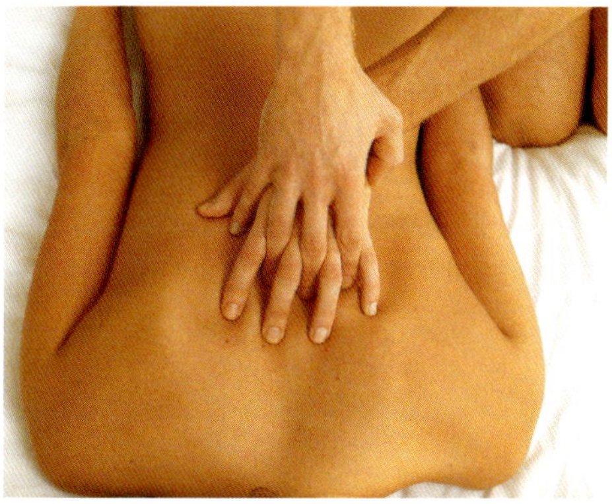

LE BAS DU DOS

Posez une main au milieu du dos de votre partenaire, vos doigts étant placés de part et d'autre de sa colonne vertébrale. Soulevez le poignet et appuyez du bout des doigts, que vous aurez repliés en forme de griffes. Placez l'autre main légèrement plus bas et, en commençant par cette dernière, faites-les toutes deux glisser simultanément jusqu'au niveau des hanches. Pour terminer le mouvement, décollez légèrement vos mains.

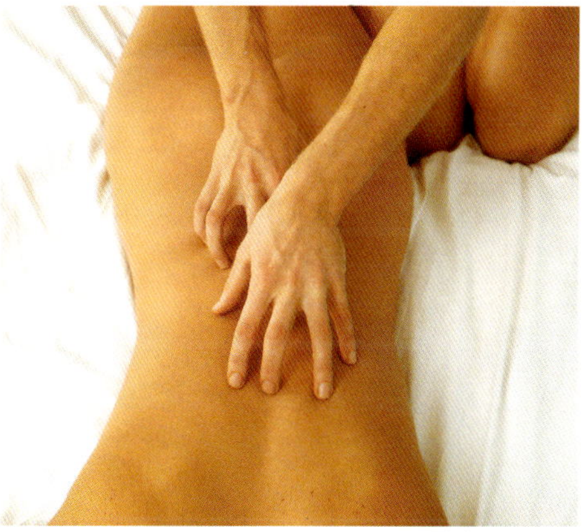

LES HANCHES

Penchez-vous au-dessus de votre partenaire, en plaçant une main juste au-dessous de sa hanche. Soulevez le poignet, repliez les doigts et effectuez un peignage vers vous en passant sur les fesses. Reprenez le mouvement, en alternant les mains, que vous décalerez à chaque fois de manière à couvrir toute la surface des fesses et des hanches, et aussi le haut des cuisses.

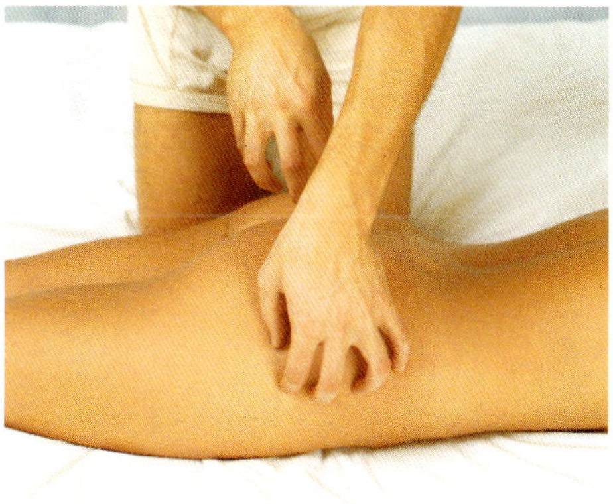

Étirement longitudinal

L'étirement est un mouvement agréable qui complète heureusement n'importe quel type de massage corporel. Si le travail sur les muscles eux-mêmes détend incontestablement, il peut laisser subsister une sensation de compression générale. L'étirement longitudinal, qui fait travailler les tissus fibreux situés aux articulations, réduit la tension musculaire. Il procure une sensation d'amplitude et permet au corps de dépasser ses limites fonctionnelles, tout en lui redonnant une réelle aisance dans le mouvement du fait de la détente des muscles. En effectuant des étirements, veillez à adopter une position confortable. Procédez par gestes souples, en travaillant sur des muscles aussi relâchés que possible. Ne forcez pas lorsque vous sentez une résistance et reprenez le mouvement.

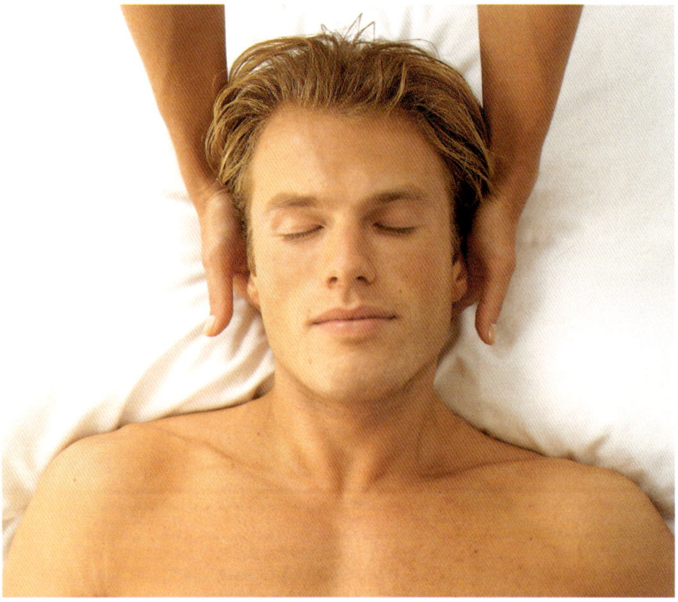

LE COU

Posez vos mains sur la poitrine de votre partenaire, les doigts pointant vers le bas. En un mouvement, faites-les glisser sur les épaules et sous le cou, en arrondissant vos mains à la base du crâne. Tenez ainsi la tête fermement, mais sans serrer ; tirez droit vers vous, puis relâchez pour détendre la colonne vertébrale.

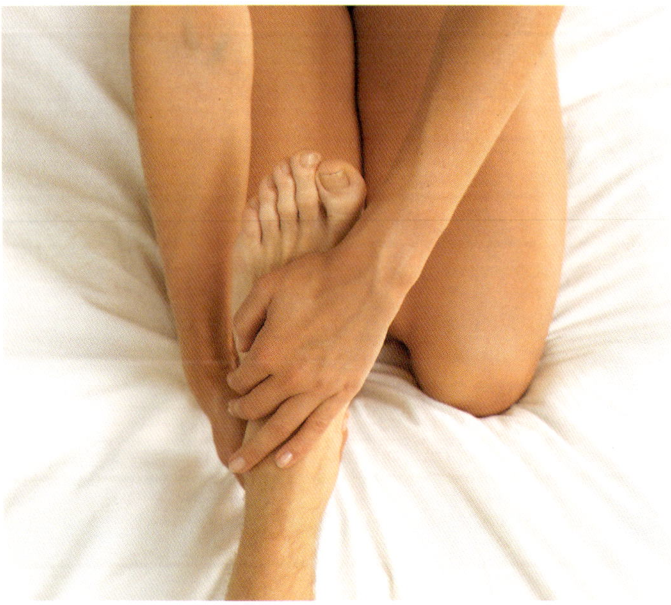

LES JAMBES

Arrondissez votre paume autour du talon de votre partenaire et soulevez ainsi sa jambe tout en posant votre autre main sur son pied. Tirez tout doucement vers vous, en sollicitant davantage la main qui soutient le talon. Essayez d'induire un mouvement depuis la hanche. Si vous ressentez une quelconque résistance, lâchez, reposez doucement la jambe, puis recommencez.

LES BRAS

D'une main, tenez le poignet de votre partenaire. Soulevez-lui le bras en maintenant son coude de votre autre main. Tirez tout doucement le bras vers le haut en sollicitant davantage votre main la plus proche du coude. Prolongez le mouvement autant que possible. Lorsque vous ressentez une certaine résistance, relâchez en pliant le coude, puis recommencez. Cet étirement doit se ressentir dans le dos.

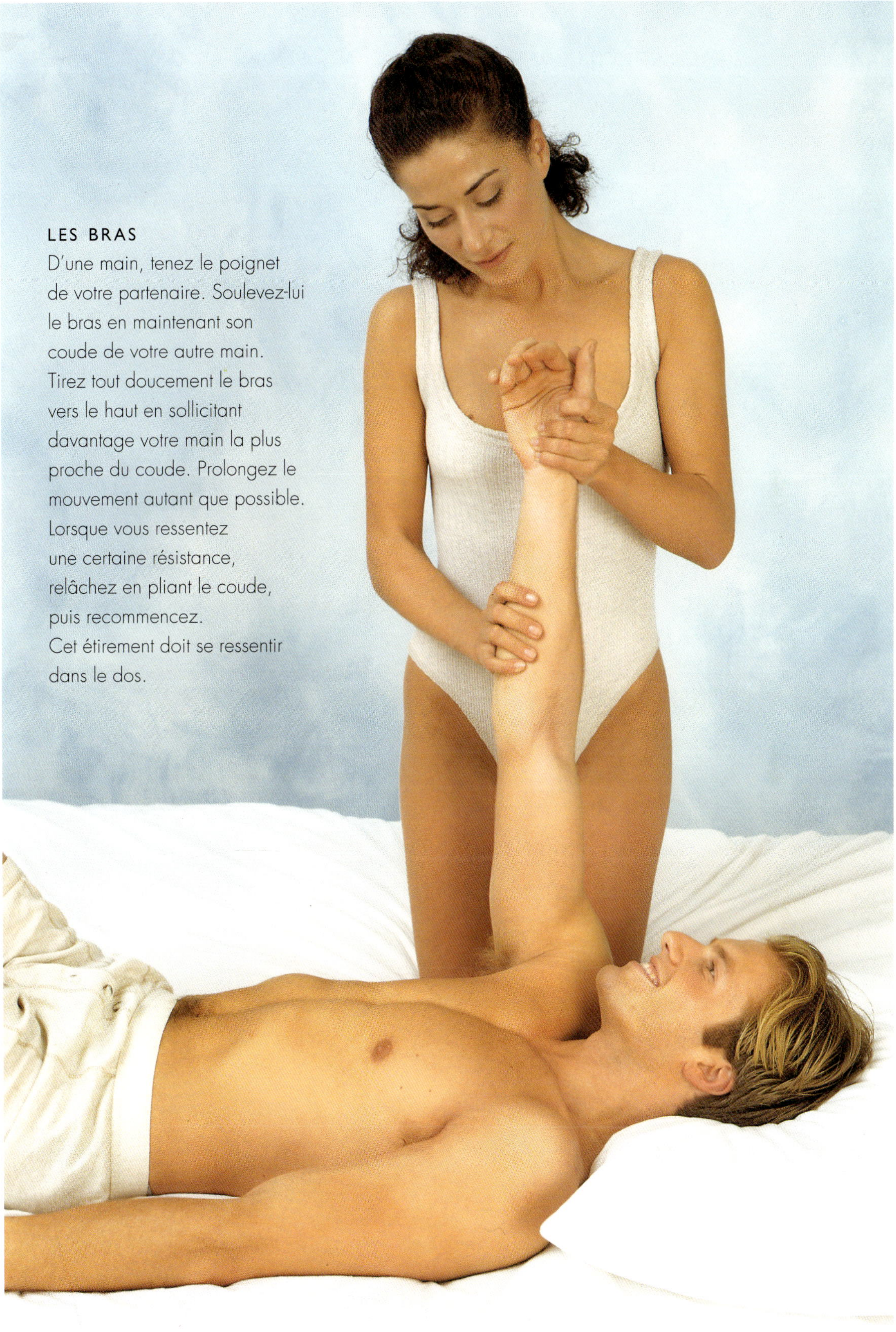

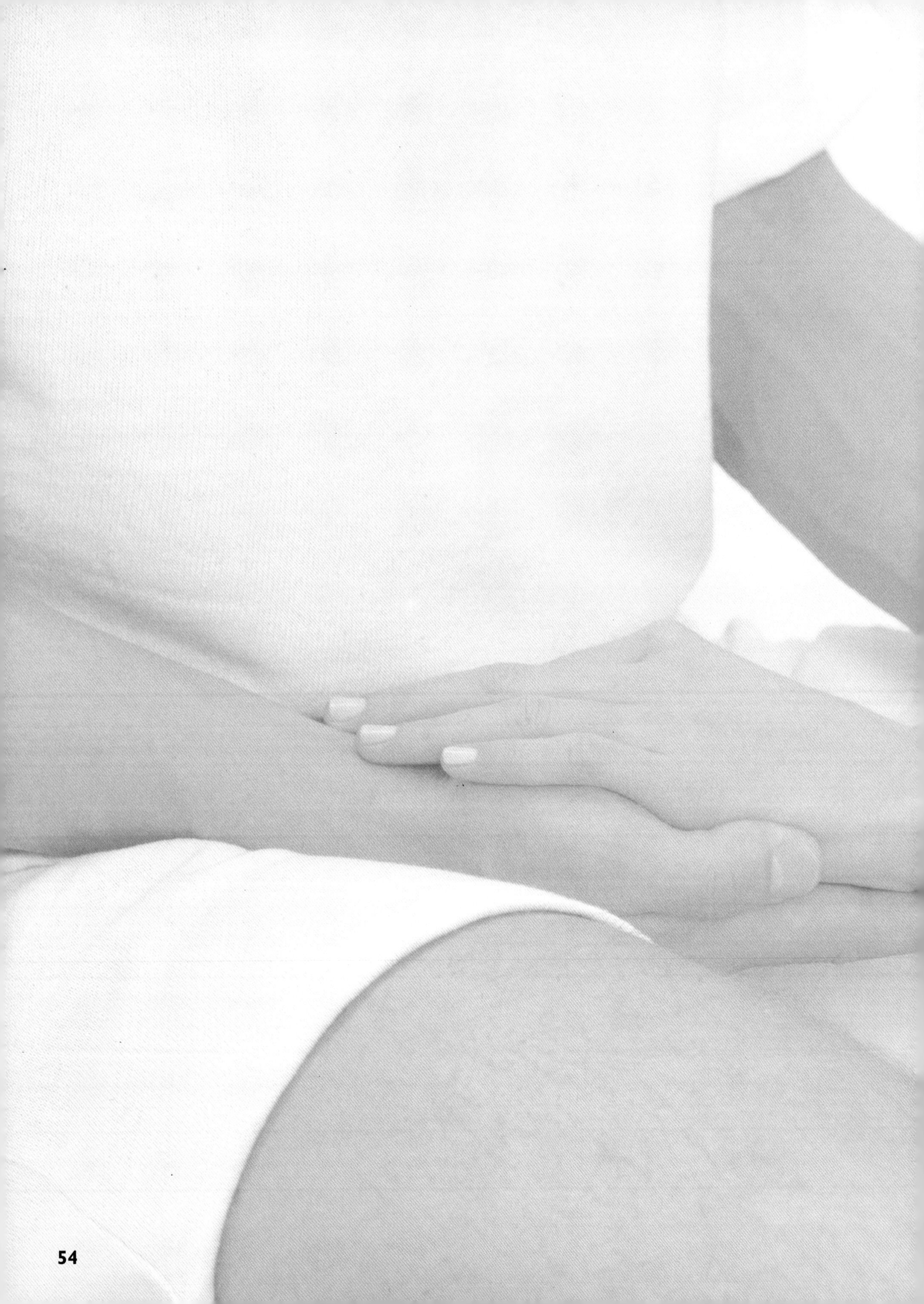

Massage classique

Le massage décrit ci-après constitue un point de départ ; il fait appel aux mouvements expliqués précédemment, que l'on enchaîne en une séquence de 30 minutes. Commencez par maîtriser ces gestes simples, et vous pourrez par la suite mettre au point votre massage personnel et développer un style bien à vous. Veillez à travailler dans une position confortable, en gardant le dos aussi droit que possible et en appuyant vos mouvements du poids de votre corps. Bien que la plupart des gens affirment ne pas craindre la fermeté du geste, procédez toujours avec douceur de prime abord (vous pourrez appuyer davantage par la suite) et n'hésitez pas à vérifier plusieurs fois auprès de votre partenaire si le massage est à sa convenance. Aussi longtemps que vous vous soucierez de son bien-être et de sa santé, vous pouvez être certain qu'il appréciera tout ce que vous ferez. Le massage classique commence par le dos et fait le plus grand bien dès les premiers gestes.

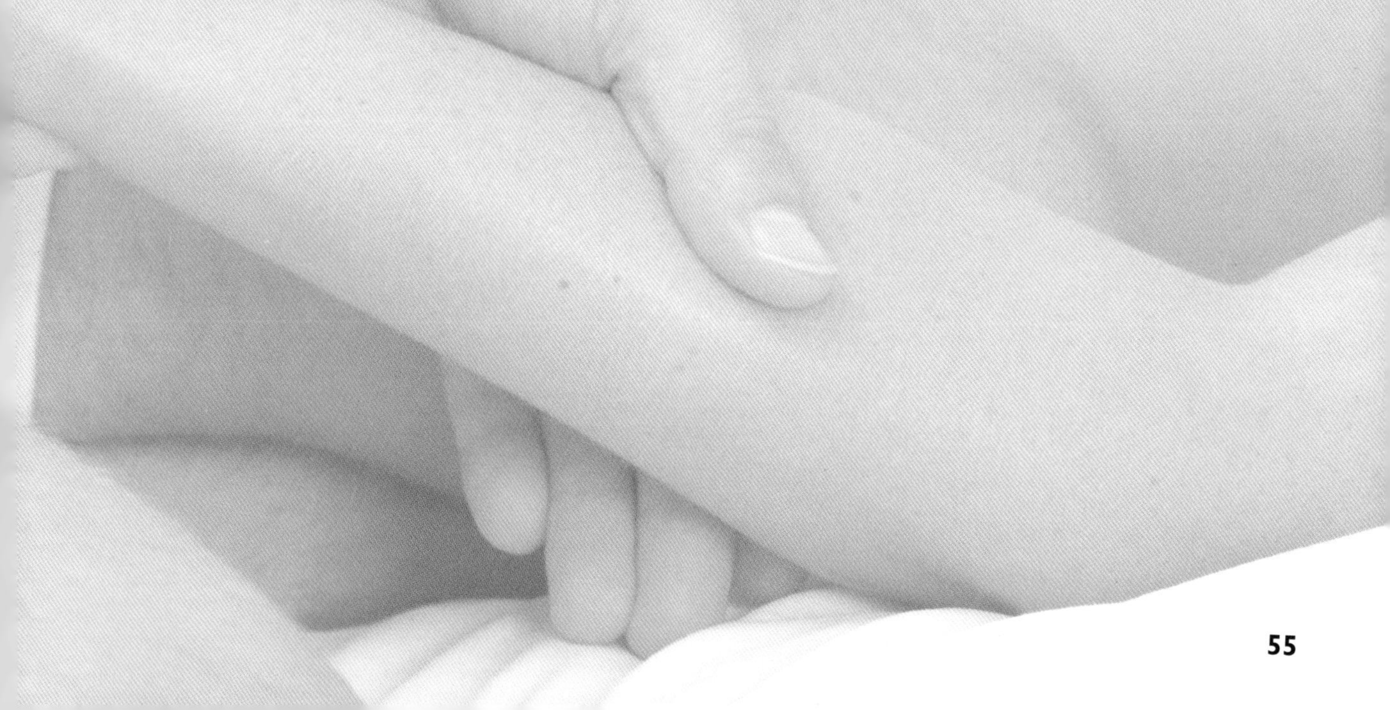

Le dos

Le massage du dos a été divisé en plusieurs étapes – épaules, bas du dos et colonne vertébrale –, car il s'agit de la partie du corps la plus étendue et la plus importante ; c'est, en outre, celle que vous devez travailler en premier. Cette région vous permettra de bien appréhender le massage, d'essayer des techniques différentes et de pratiquer des mouvements amples balayant une surface importante. Si le massage du dos est apprécié de la plupart des gens, il est aussi très gratifiant pour la personne qui officie, dans la mesure où celle-ci peut constater le changement qui s'opère dans les muscles de cette région. Les massages du dos ont des répercussions sur tout le corps, étant donné que cette zone présente un grand nombre de terminaisons nerveuses.

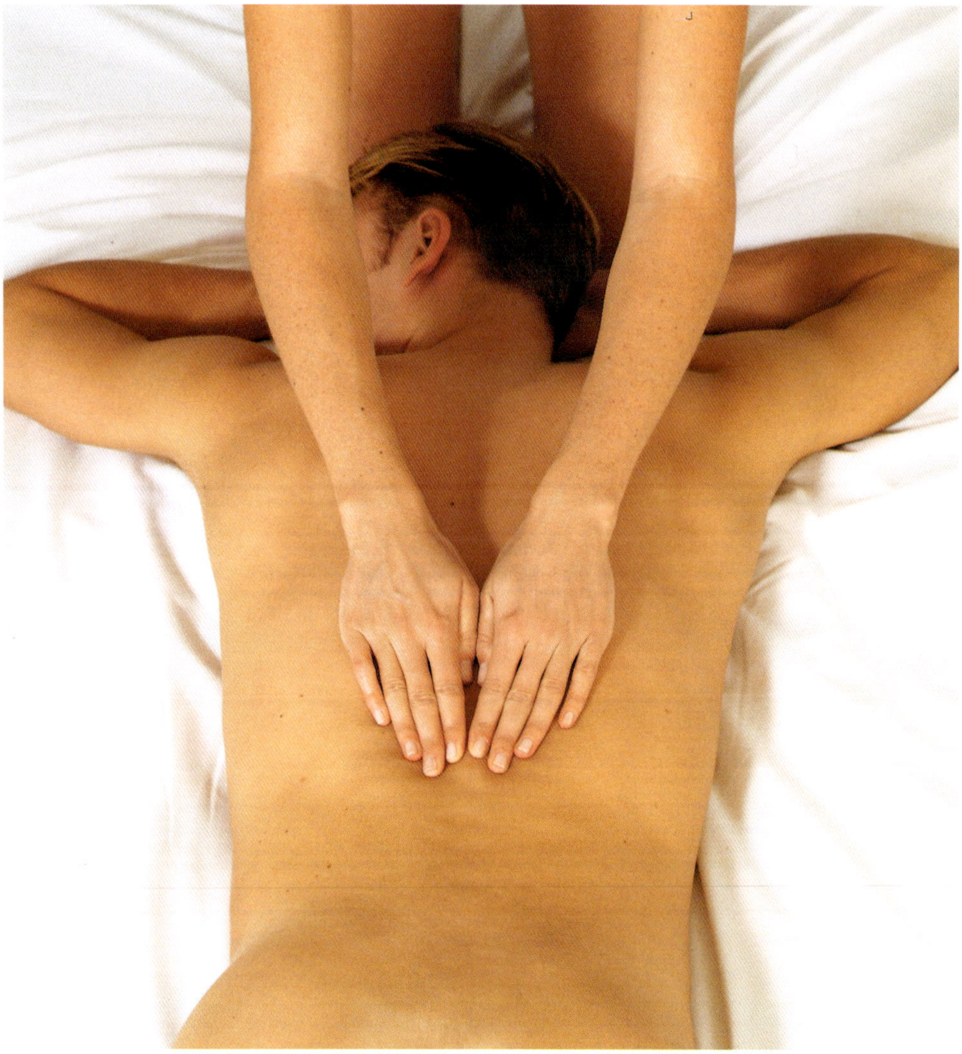

EFFLEURAGE 1re étape
Tenez-vous derrière la tête de votre partenaire. Enduisez vos mains d'huile, posez-les côte à côte en haut de son dos et faites-les glisser vers le bas devant vous. Gardez les mains détendues, en les tenant à plat sur le dos. Cela vous permet de bien répartir l'huile sur toute la surface et de sentir les muscles sous-jacents.

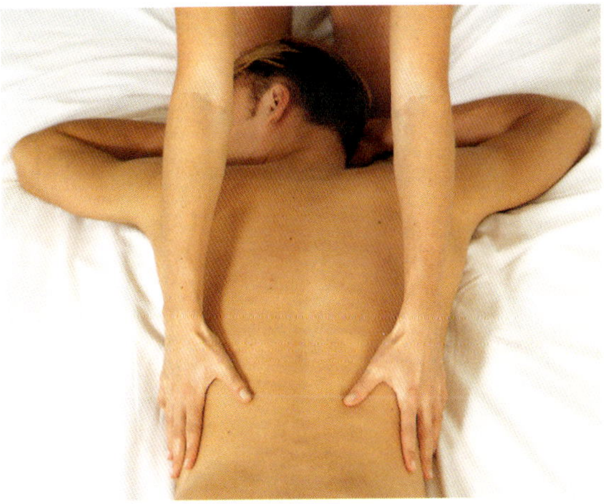

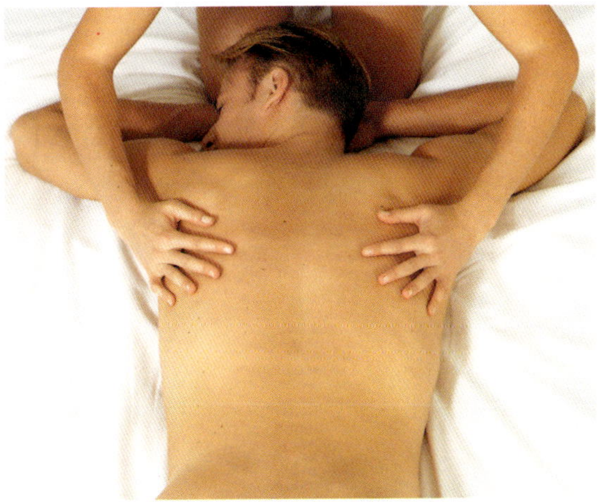

EFFLEURAGE 2e étape

Faites glisser vos mains le long de la colonne vertébrale. Séparez-les en bas du dos, balayez la région des hanches et remontez sur les côtés. Soulevez légèrement les poignets pour augmenter les points de contact entre vos doigts et le corps du sujet. Relâchez légèrement la pression sur le retour.

EFFLEURAGE 3e étape

Remontez le long du dos, balayez le contour des épaules, ramenez vos mains ensemble au niveau du cou et décollez-les légèrement du corps pour terminer le geste. Répétez cette séquence au moins deux fois de suite, pour détendre les muscles de votre partenaire en prévision des mouvements à suivre.

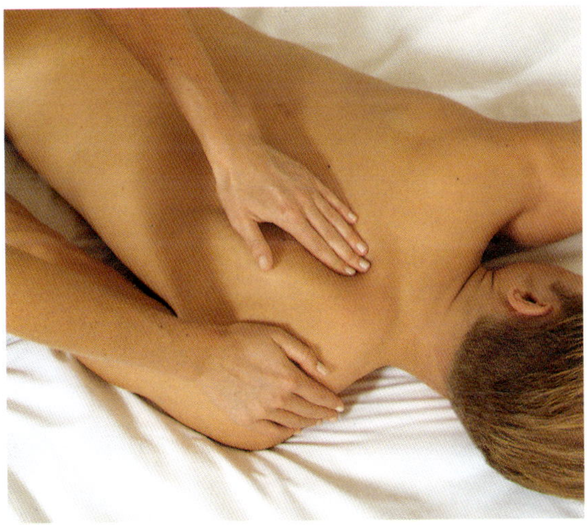

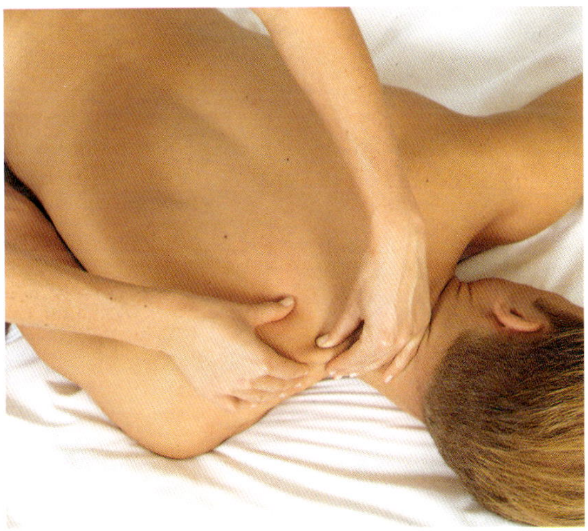

ASSOUPLISSEMENT DE L'ÉPAULE

Mettez-vous à côté de votre partenaire. Soutenez son épaule d'une main. De l'autre, effectuez des mouvements circulaires, des pressions et des frictions autour de l'omoplate en utilisant le bout des doigts ou le plat de la main. Ce geste est relaxant ; il détend et assouplit les muscles.

PÉTRISSAGE DE L'ÉPAULE

En conservant la même position que précédemment, commencez à pétrir les muscles de l'épaule en pressant avec le pouce et en ramenant la masse vers vous avec vos autres doigts. Travaillez depuis l'épaule en direction du cou. Procédez par gestes mesurés, étant donné que la surface à travailler est relativement peu étendue.

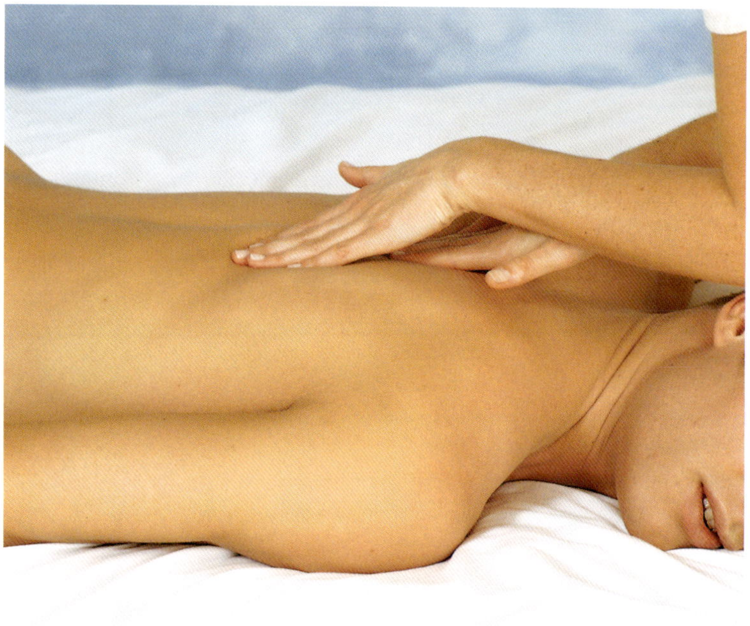

PRESSION SUR L'ÉPAULE

Ci-dessus : reprenez position derrière la tête de votre partenaire. Placez vos mains l'une derrière l'autre, en appuyant du bout des doigts à l'intérieur de l'omoplate. Pressez tout doucement en faisant glisser vos mains vers le bas et en appuyant fermement sur les contours de l'omoplate pour relâcher les tensions.

ÉTIREMENT DE L'ÉPAULE

Ci-dessous : prolongez le mouvement autour de l'extrémité de l'omoplate, puis séparez vos mains. Faites-les remonter vers l'épaule, en suivant l'extérieur de l'omoplate et en longeant les aisselles. Cet étirement vers le haut doit faire bouger l'épaule. C'est un excellent exercice d'assouplissement. Répétez la séquence.

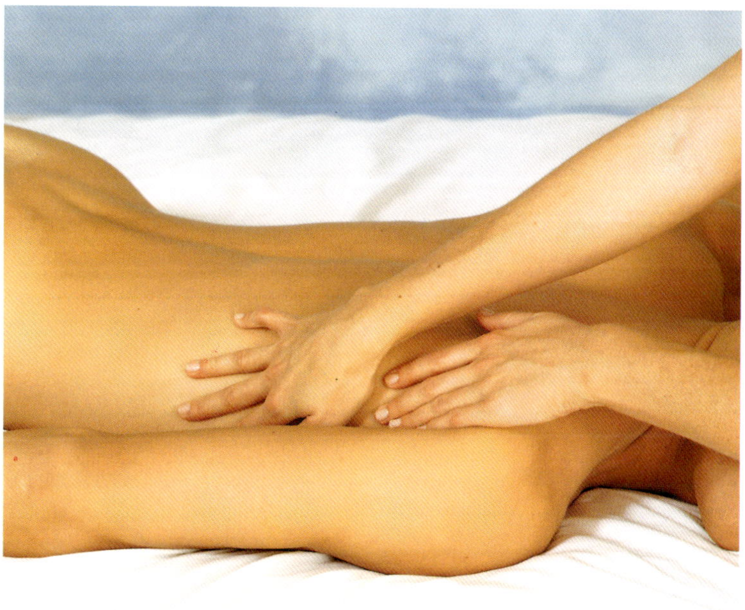

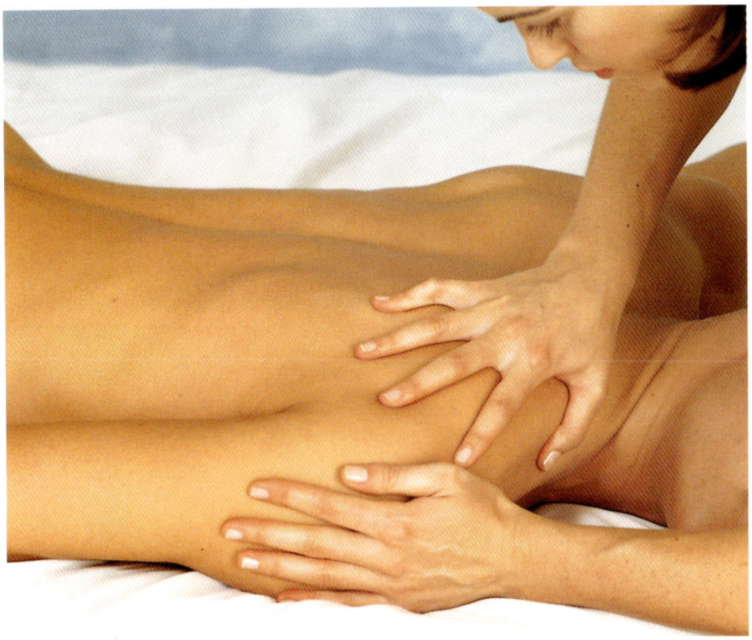

PRESSION DE L'ÉPAULE VERS LE BAS

Ci-dessus : après avoir reproduit le mouvement précédent, terminez la séquence en plaçant vos deux mains sur l'épaule de votre partenaire et en pressant vers le bas, mais sans forcer. L'amplitude du mouvement doit être assez importante, et votre partenaire ressentira une grande détente. N'effectuez ce geste qu'une seule fois.

EFFLEURAGE DU BRAS

Ci-dessous : effleurez légèrement le bras de votre partenaire de haut en bas avec le bout des doigts. Faites travailler vos mains en alternance dans un mouvement ondulatoire et continu. Prolongez le geste le plus loin possible en direction du poignet, de manière à relâcher la tension dans le bras. Vous pouvez répéter la séquence sur l'autre épaule.

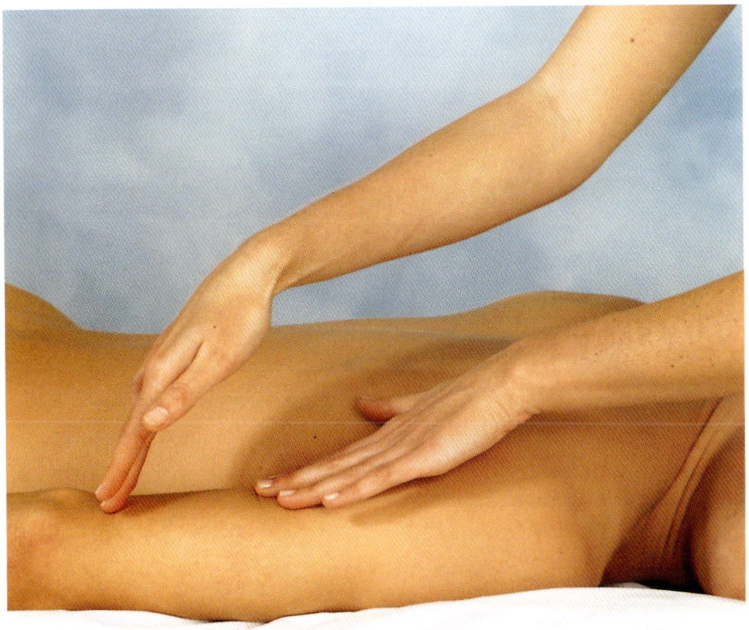

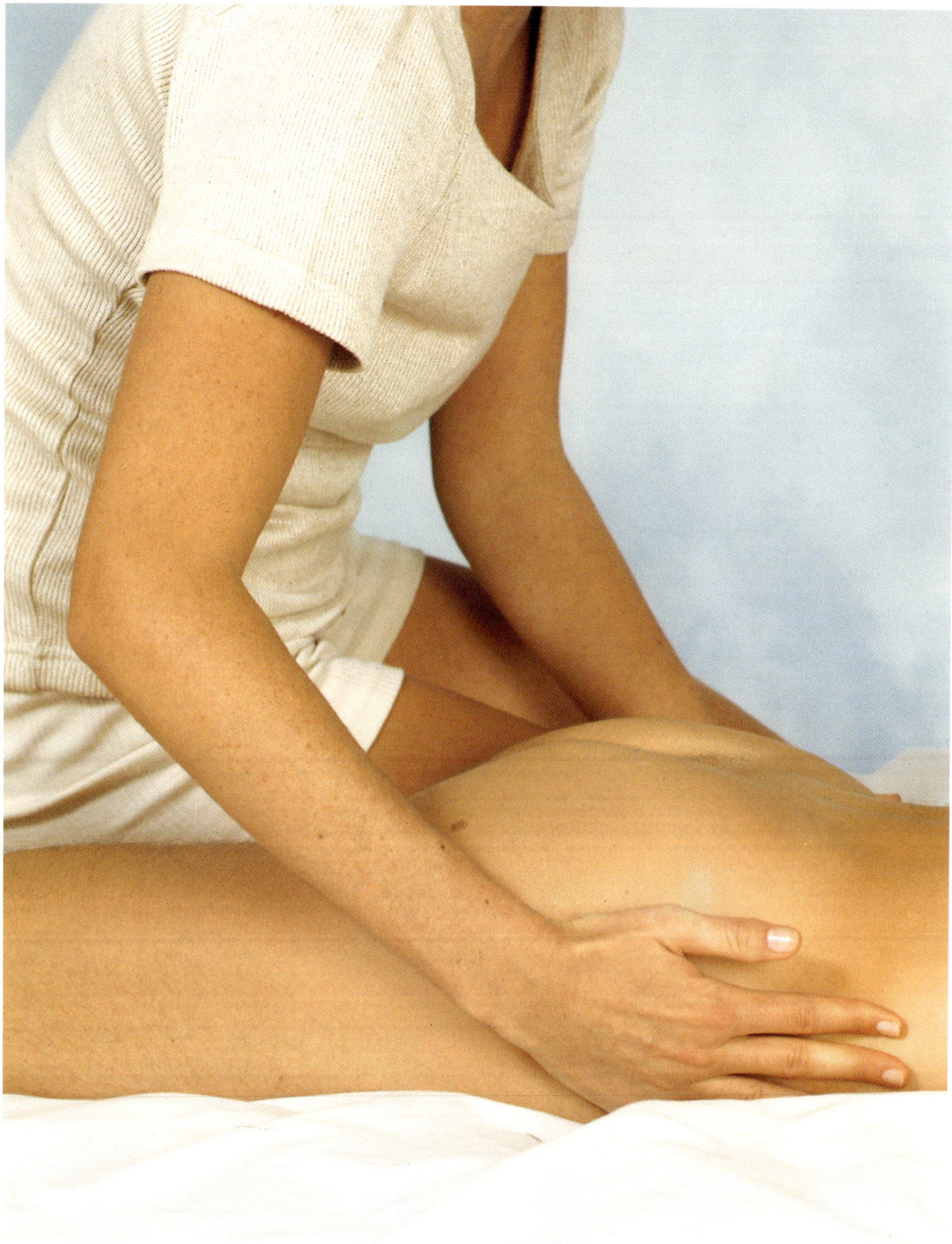

EFFLEURAGE DU BAS DU DOS

Enduisez vos mains d'huile, puis effleurez légèrement le bas du dos, les hanches et les fesses, pour bien la répartir sur toute cette surface. En commençant par le bas du dos, faites glisser vos mains vers les hanches, que vous contournez, et revenez à la position initiale en passant sous les fesses, de manière à exécuter un mouvement en cercle.

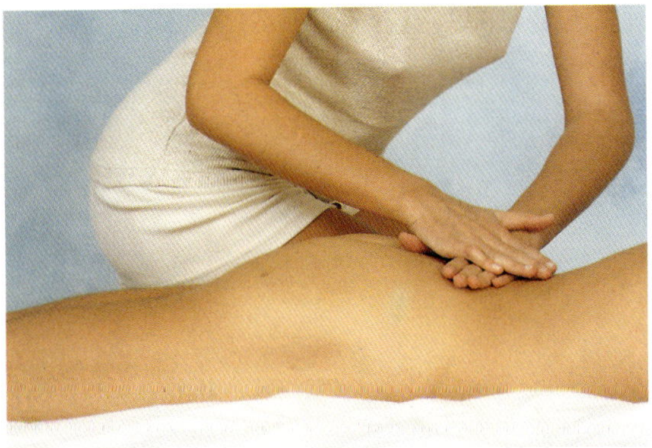

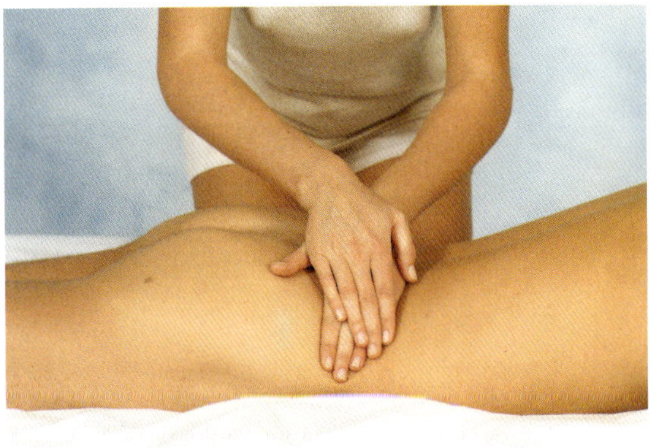

PRESSION CIRCULAIRE SUR LE SACRUM

Ci-dessus : posez une main sur l'autre sur le sacrum de votre partenaire, vos doigts étant bien à plat. Exercez plusieurs fois et assez lentement des pressions circulaires dans le sens contraire des aiguilles d'une montre. La pression s'effectue en appuyant avec la main qui est au-dessus. Ce geste est très efficace pour relâcher la tension, mais vérifiez au préalable que votre partenaire ne le trouve pas incommodant.

PRESSION SUR LA HANCHE

Ci-dessus : posez vos mains l'une sur l'autre au milieu du dos de votre partenaire, à l'extrémité de la colonne vertébrale, juste au-dessus du niveau de la hanche.
Appuyez pour faire glisser vos mains devant vous, dans le sens de la largeur de la fesse, sans descendre au-dessous du niveau de la hanche.

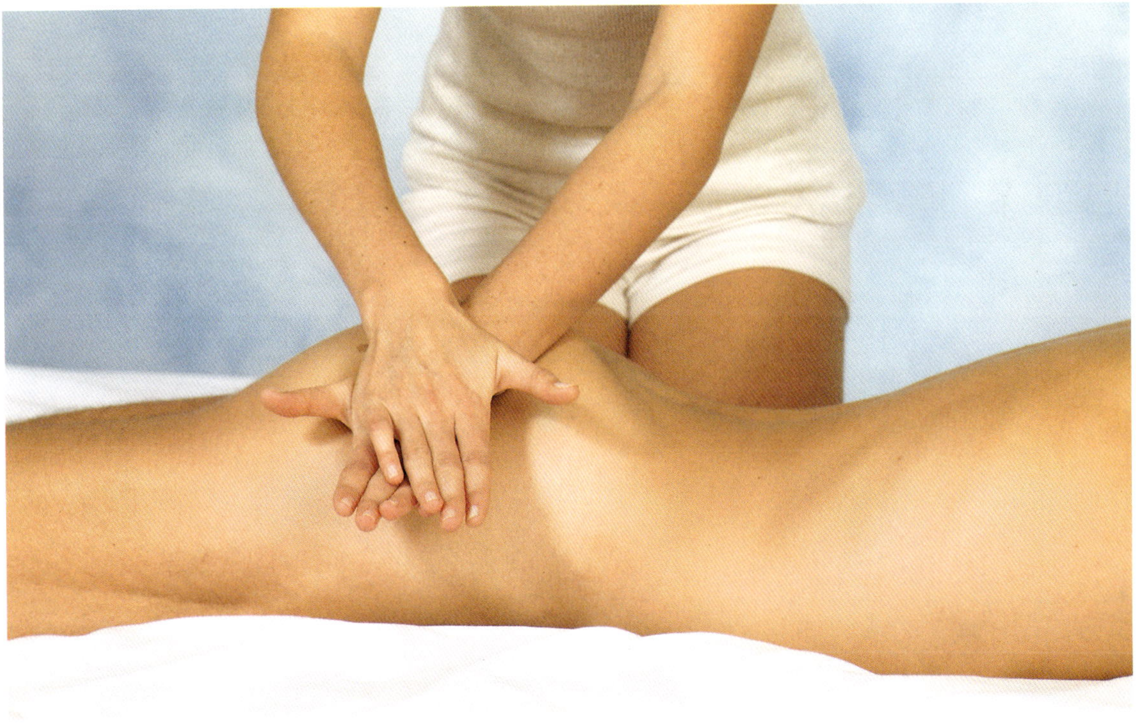

ÉTIREMENT DE LA HANCHE

Vos mains posées l'une sur l'autre, effectuez des mouvements circulaires sur la hanche. Tirez-les ensuite vers le haut et ramenez-les sur la fesse. Pendant cet étirement, veillez à décoller les doigts du corps de votre partenaire, de manière à reporter la pression sur la paume de votre main qui est en contact avec sa peau.

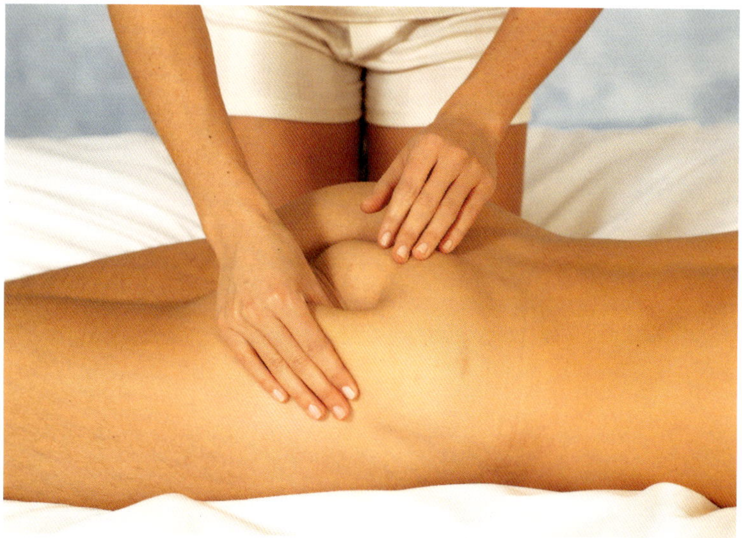

PÉTRISSAGE

Légèrement penché au-dessus de votre partenaire, effectuez des mouvements de pétrissage de la fesse en pressant dans la chair et vers l'extérieur avec le pouce, puis en ramenant les muscles vers vous avec vos autres doigts. Faites intervenir chaque main en alternance et travaillez seulement les muscles, en évitant les os.

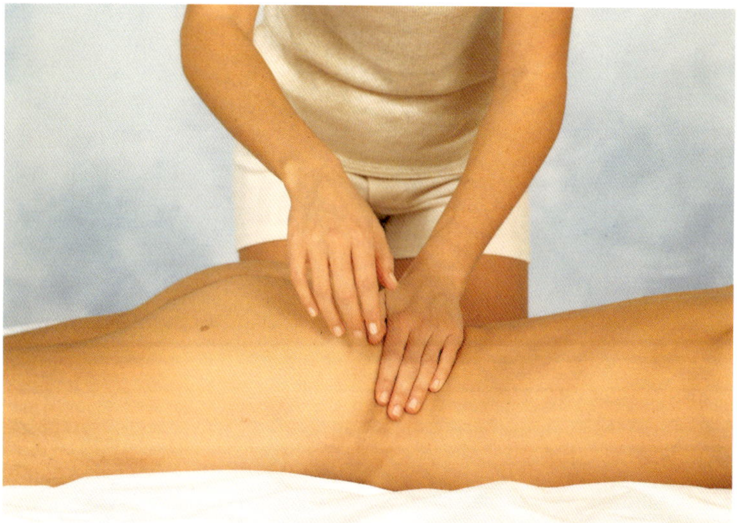

ÉTIREMENT

Enchaînez ce mouvement avec le précédent. Ramenez vos mains au-dessus de la hanche de votre partenaire. Faites doucement glisser une main sous son corps, puis ramenez celle-ci vers vous tout en le soulevant légèrement sur le côté. Répétez le geste, en faisant travailler vos mains en alternance et en les décalant à chaque fois, de manière à remonter progressivement sur le côté jusqu'au niveau de la poitrine.

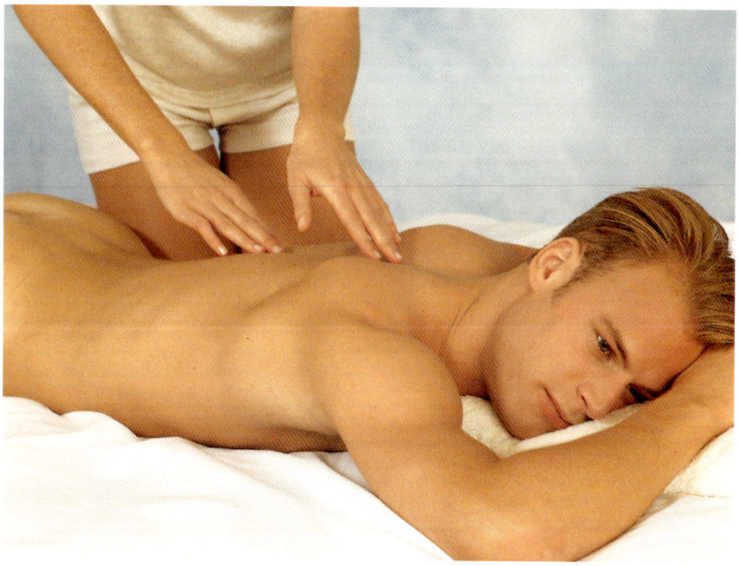

EFFLEURAGE

Une fois que vous avez atteint l'épaule, effleurez les muscles du dos sur toute leur longueur, du bout de vos doigts et avec légèreté, en faisant intervenir vos mains en alternance. Travaillez sur les muscles situés du côté du dos le plus éloigné de vous. Décollez doucement vos mains du corps pour marquer la fin de chaque mouvement. Répétez plusieurs fois la séquence sur la longueur de la colonne vertébrale et terminez en bas du dos.

ÉTIREMENT AVEC LES AVANT-BRAS

1re étape

Installez-vous à côté de votre partenaire. Légèrement penché au-dessus de lui, appuyez au milieu de son dos, du côté le plus éloigné de vous, avec vos avant-bras joints et face à face. Gardez les poignets détendus et serrez légèrement les poings. Pressez doucement avec vos avant-bras en appuyant de votre poids.

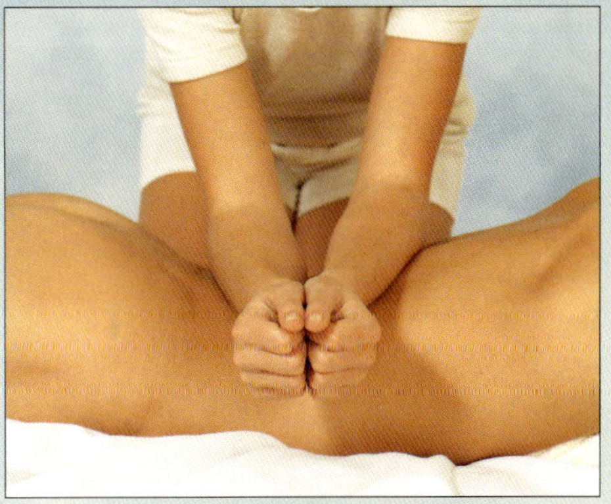

ÉTIREMENT AVEC LES AVANT-BRAS

2e étape

Retournez vos avant-bras et, tout en maintenant la pression, faites-les glisser de part et d'autre sur la longueur du dos. Appuyez ce mouvement de votre poids, et prolongez-le jusqu'à atteindre d'un côté la hanche et de l'autre l'épaule de votre partenaire. Outre le fait qu'il est agréable, ce geste est parfait pour l'étirement des muscles situés de part et d'autre de la colonne vertébrale. Répétez le mouvement plusieurs fois, changez de position en passant du côté opposé pour pouvoir travailler l'autre moitié du dos.

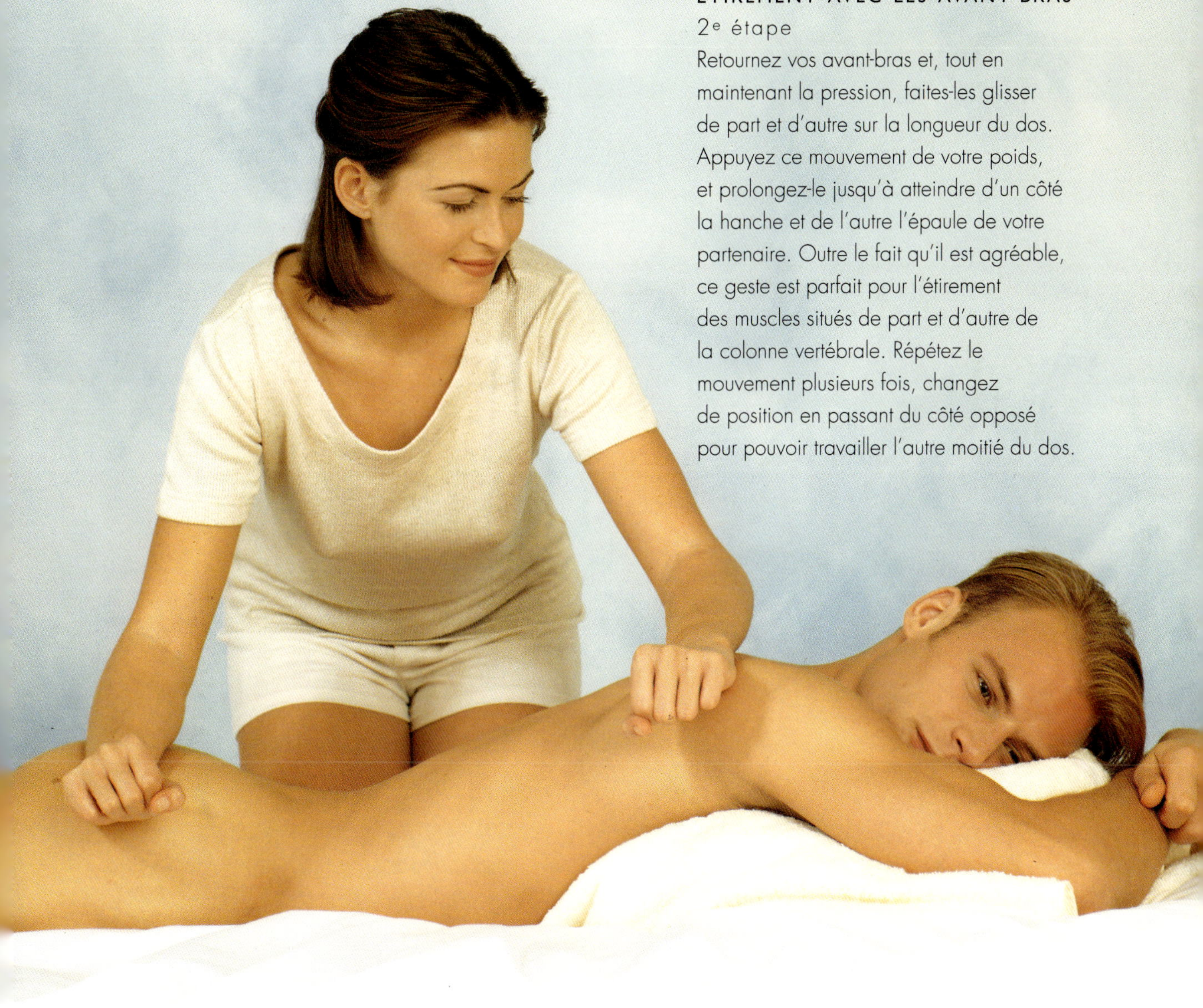

PRESSION À PLAT SUR LA COLONNE VERTÉBRALE

Posez vos mains l'une sur l'autre au bas du dos de votre partenaire, sur sa colonne vertébrale. Gardez bien à plat la main qui est en contact avec le corps et pressez avec l'autre de manière qu'elles glissent toutes les deux vers le haut en direction du cou (c'est l'un des rares mouvements où vous travaillerez directement sur la colonne vertébrale).

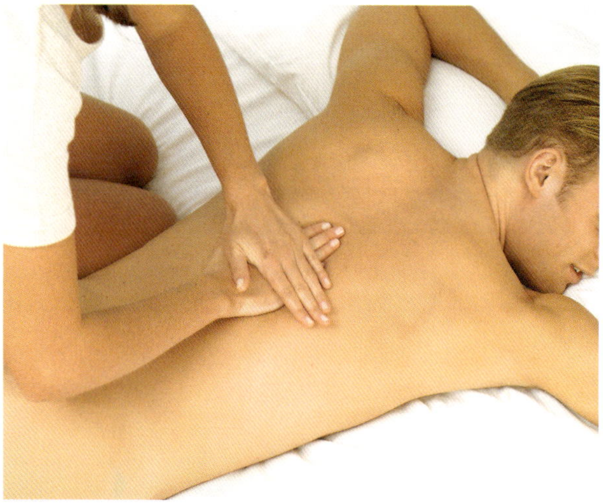

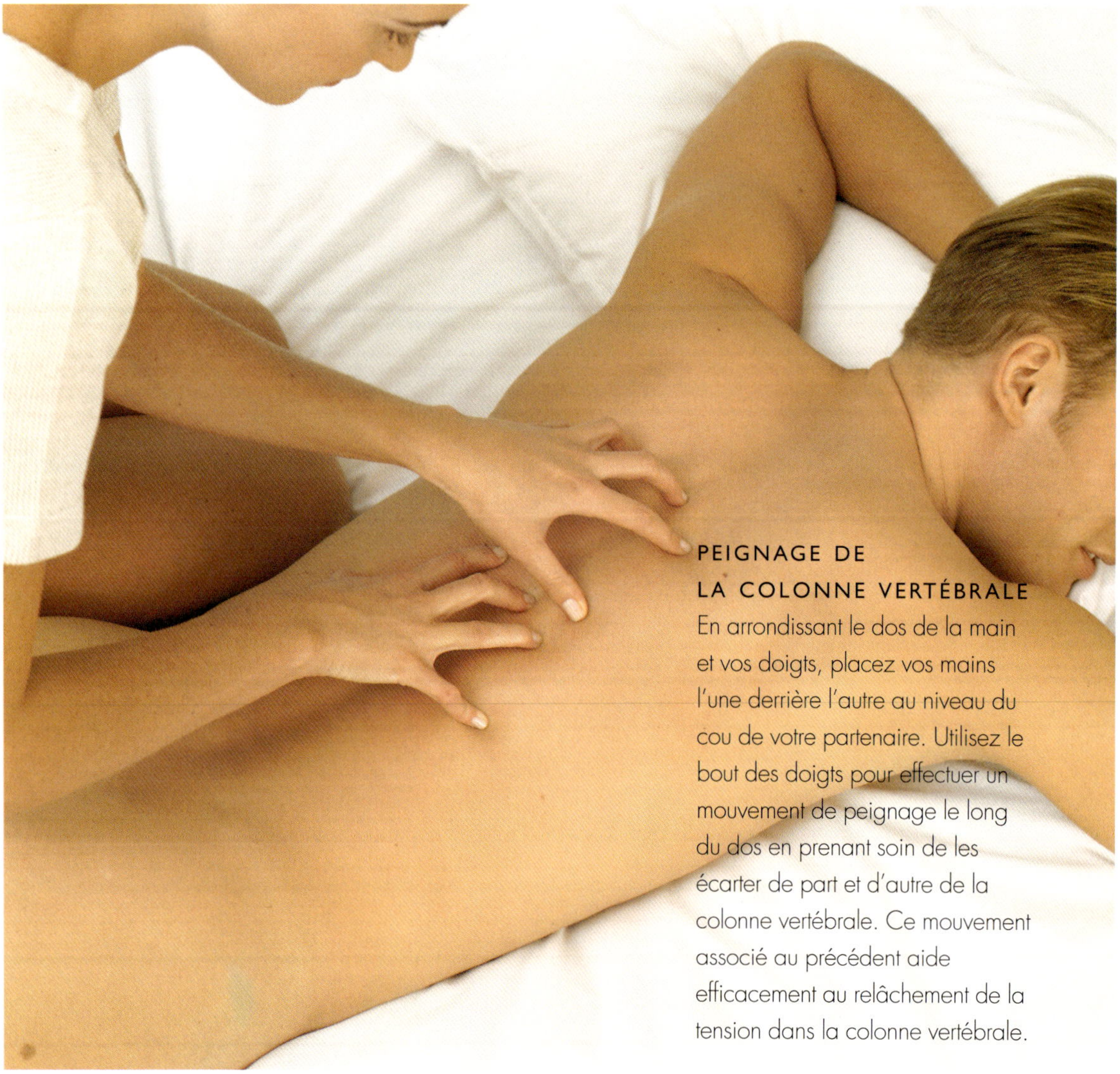

PEIGNAGE DE LA COLONNE VERTÉBRALE

En arrondissant le dos de la main et vos doigts, placez vos mains l'une derrière l'autre au niveau du cou de votre partenaire. Utilisez le bout des doigts pour effectuer un mouvement de peignage le long du dos en prenant soin de les écarter de part et d'autre de la colonne vertébrale. Ce mouvement associé au précédent aide efficacement au relâchement de la tension dans la colonne vertébrale.

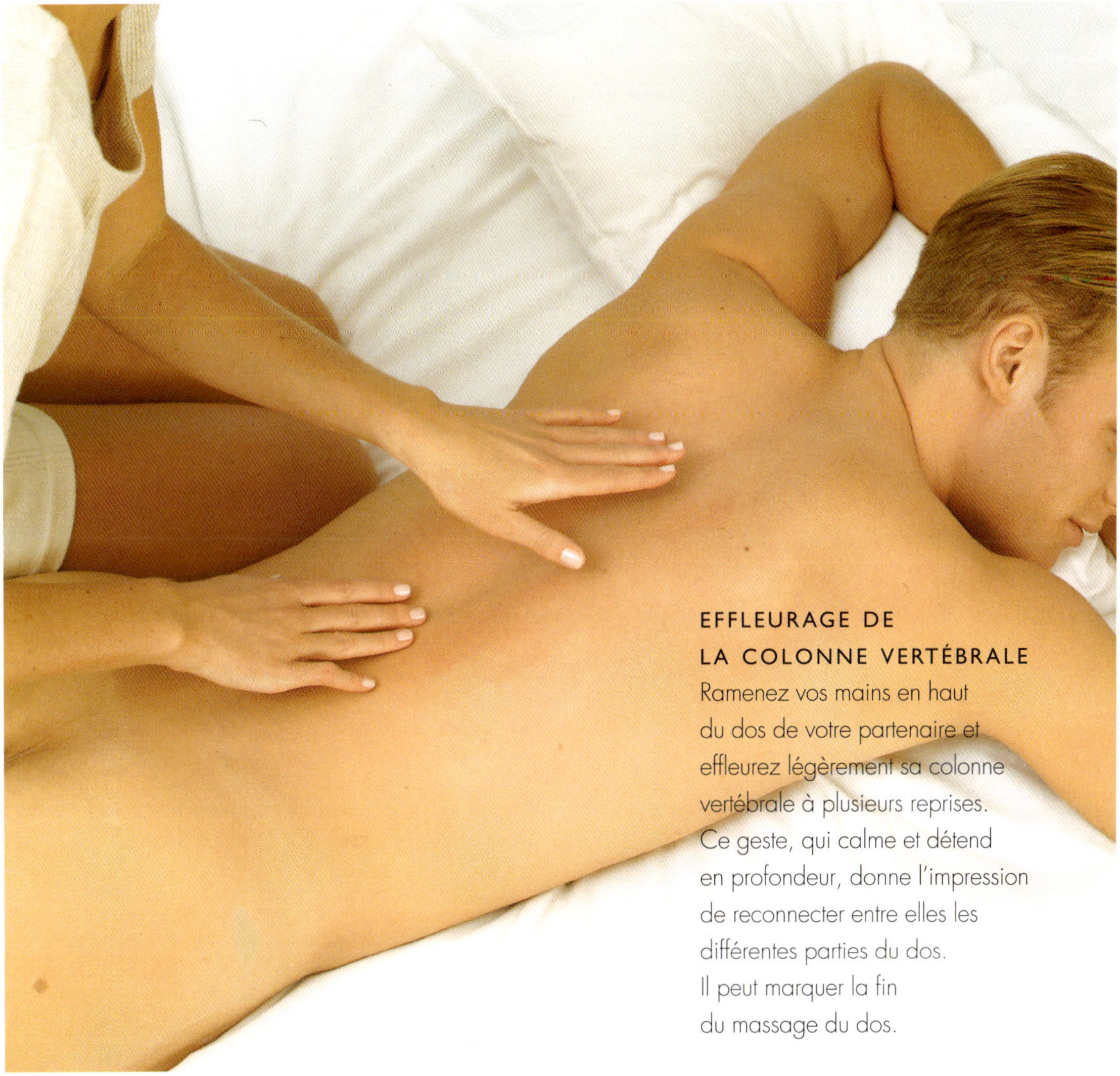

EFFLEURAGE DE LA COLONNE VERTÉBRALE
Ramenez vos mains en haut du dos de votre partenaire et effleurez légèrement sa colonne vertébrale à plusieurs reprises. Ce geste, qui calme et détend en profondeur, donne l'impression de reconnecter entre elles les différentes parties du dos. Il peut marquer la fin du massage du dos.

REPOS
Ce mouvement est moins anodin qu'il n'y paraît. Pour terminer la séquence, posez vos mains à plat sur le dos de votre partenaire et remarquez comment cette partie du corps recouvre son équilibre. Ressentez l'énergie qui se dégage de vos paumes. Après le travail que vous avez effectué, il est important de goûter un moment de tranquillité et de repos pour attendre que tout reprenne sa place avant de passer à l'étape suivante.

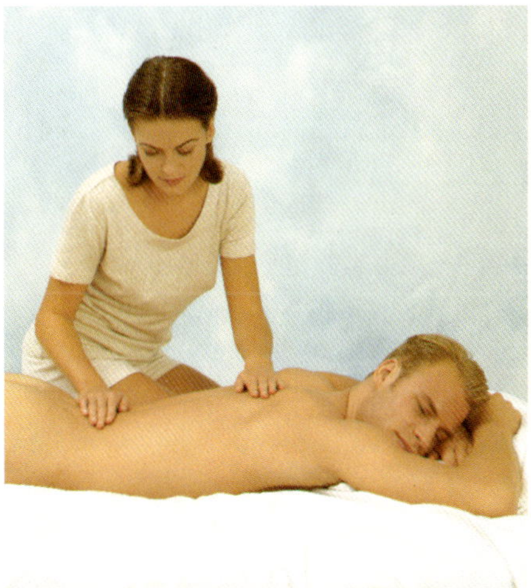

L'arrière des jambes

Vous aurez vraiment l'impression d'effectuer un massage complet lorsque vous aborderez celui des jambes. S'il faut considérer les jambes comme un tout, le massage de cette partie du corps est divisé en trois étapes : le pied, la cuisse et la jambe proprement dite. Le secret de la réussite consiste à adapter les mouvements à la longueur des muscles et à les prolonger suffisamment pour couvrir toute la surface musculaire. L'étirement de la jambe demande que vous-même et votre partenaire soyez confortablement installés, et qu'il règne entre vous une confiance totale. Ce n'est que dans ces conditions que votre geste se révélera plus efficace au fur et à mesure que vous le pratiquerez. Lorsqu'il vous sera familier, il donnera de la profondeur à votre travail.

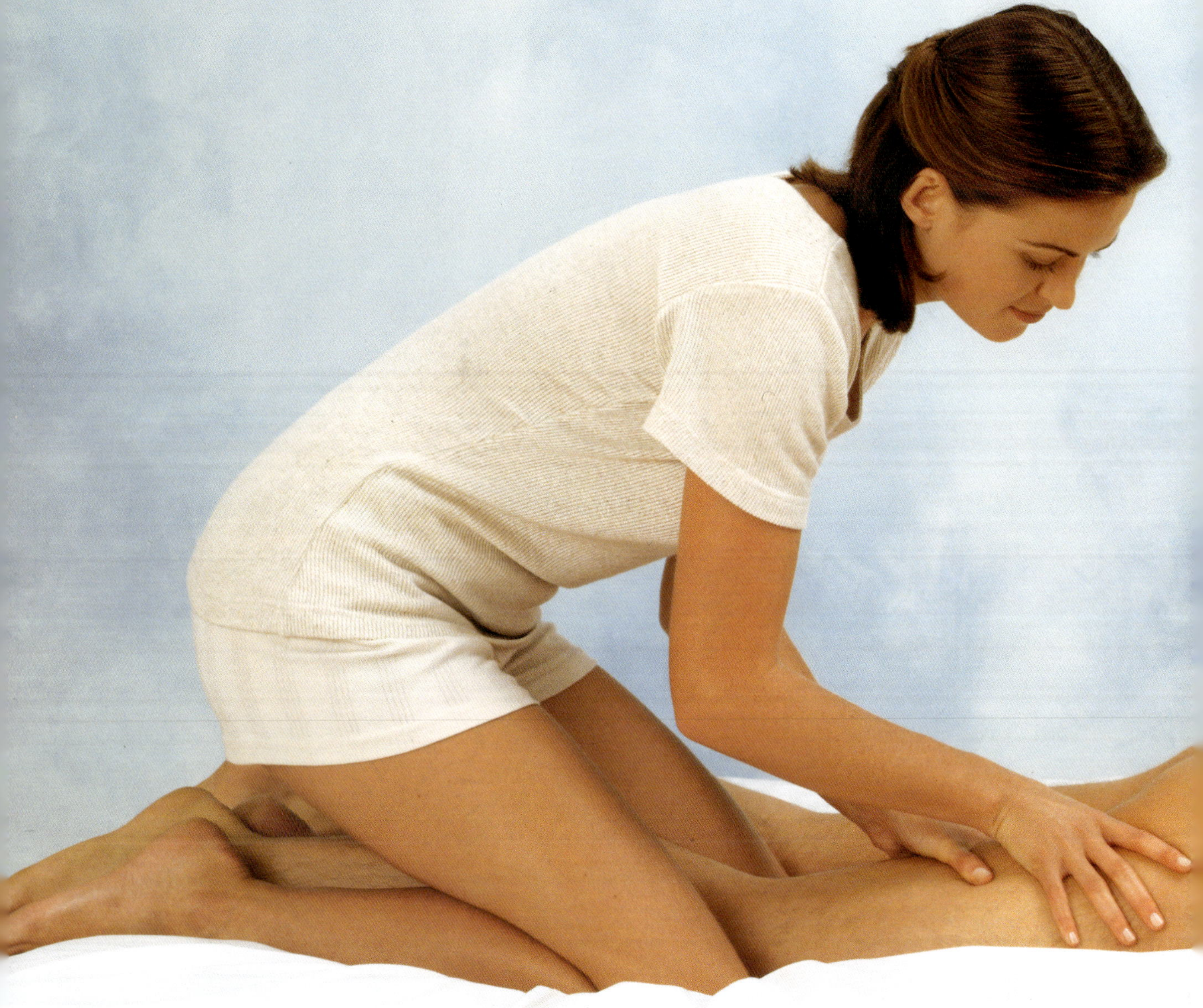

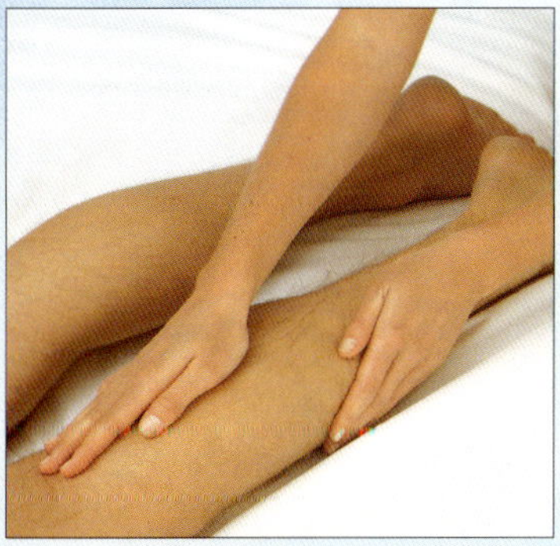

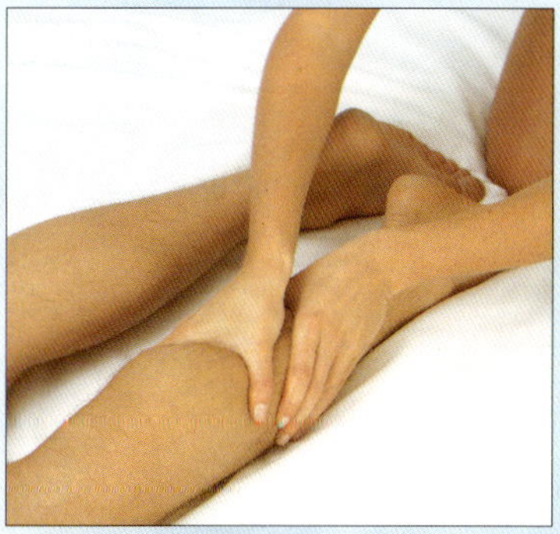

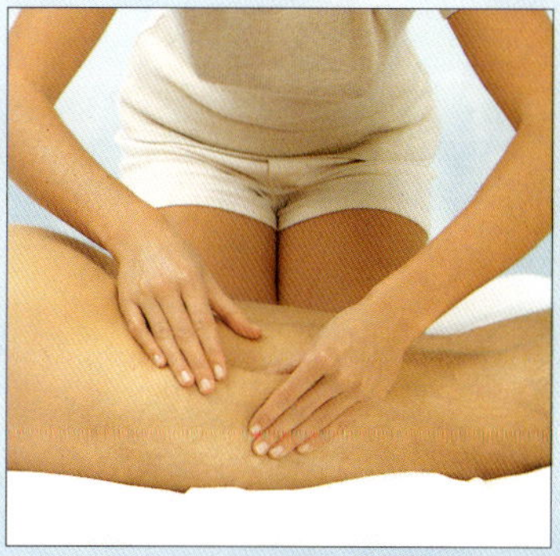

EFFLEURAGE
Installez-vous aux pieds de votre partenaire. Enduisez vos mains d'huile et posez-les ensemble au-dessus de la cheville. Faites-les glisser le long de la jambe jusqu'à la hanche, en effleurant légèrement le genou. Séparez vos mains au niveau de la hanche et faites-les glisser sur le côté pour les ramener au point de départ.

PRESSION DU MOLLET
Placez vos mains juste au-dessus de la cheville, en formant un « V » avec votre pouce d'un côté et vos autres doigts de l'autre. Appuyez sur les muscles du mollet en ouvrant les mains le plus possible. Relâchez la pression en approchant du genou. Cette manœuvre facilite le drainage musculaire.

PRESSION DE LA CUISSE
Effleurez l'arrière du genou, puis reprenez les mouvements de pression en remontant sur l'arrière et l'extérieur de la cuisse, en ayant soin d'éviter la partie intérieure.
Continuez ainsi jusqu'au niveau de la hanche, en appuyant les gestes de votre poids pour qu'ils soient fermes et assurés.

PÉTRISSAGE DE LA CUISSE
Changez de position, de manière à vous pencher perpendiculairement au-dessus de votre partenaire. Commencez à pétrir lentement les muscles de l'arrière de la cuisse. Vous pouvez appuyer assez fermement, en vous assurant toutefois que cela convient au sujet. Vous remarquerez que les muscles de cette partie du corps se travaillent assez facilement.

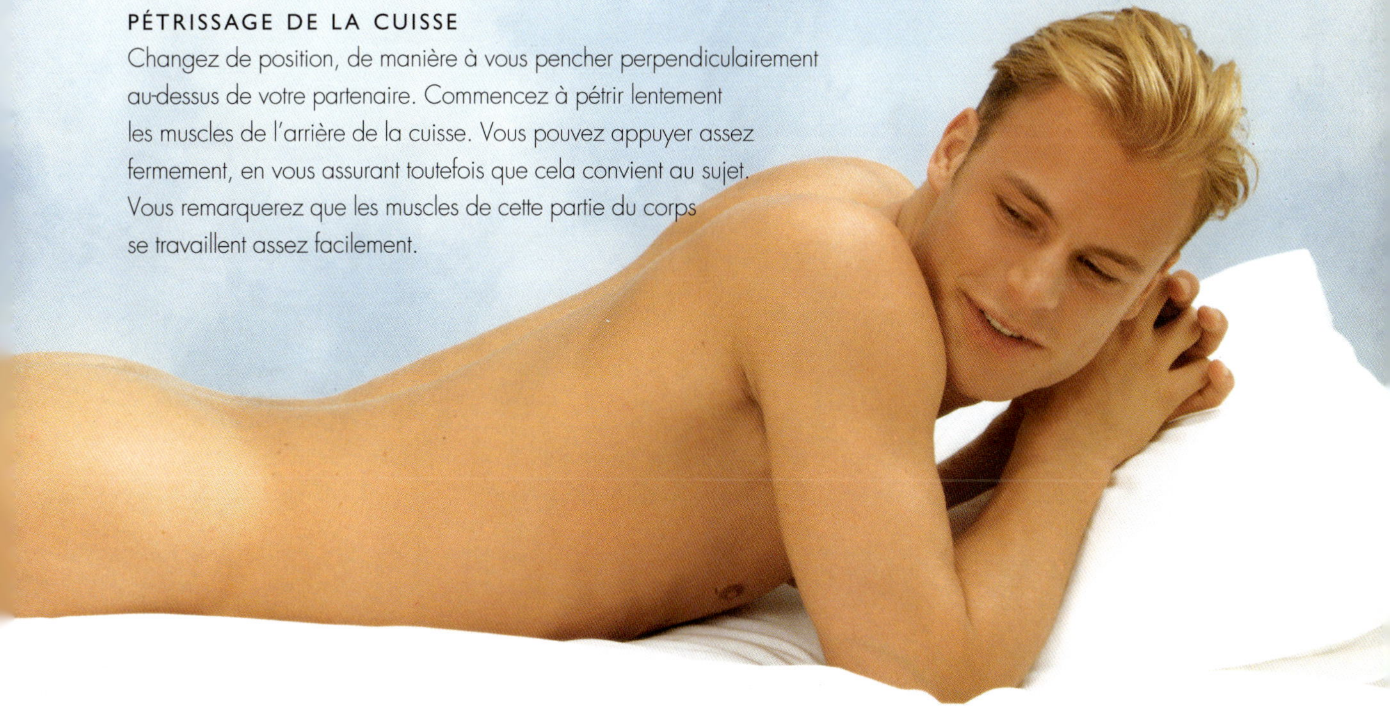

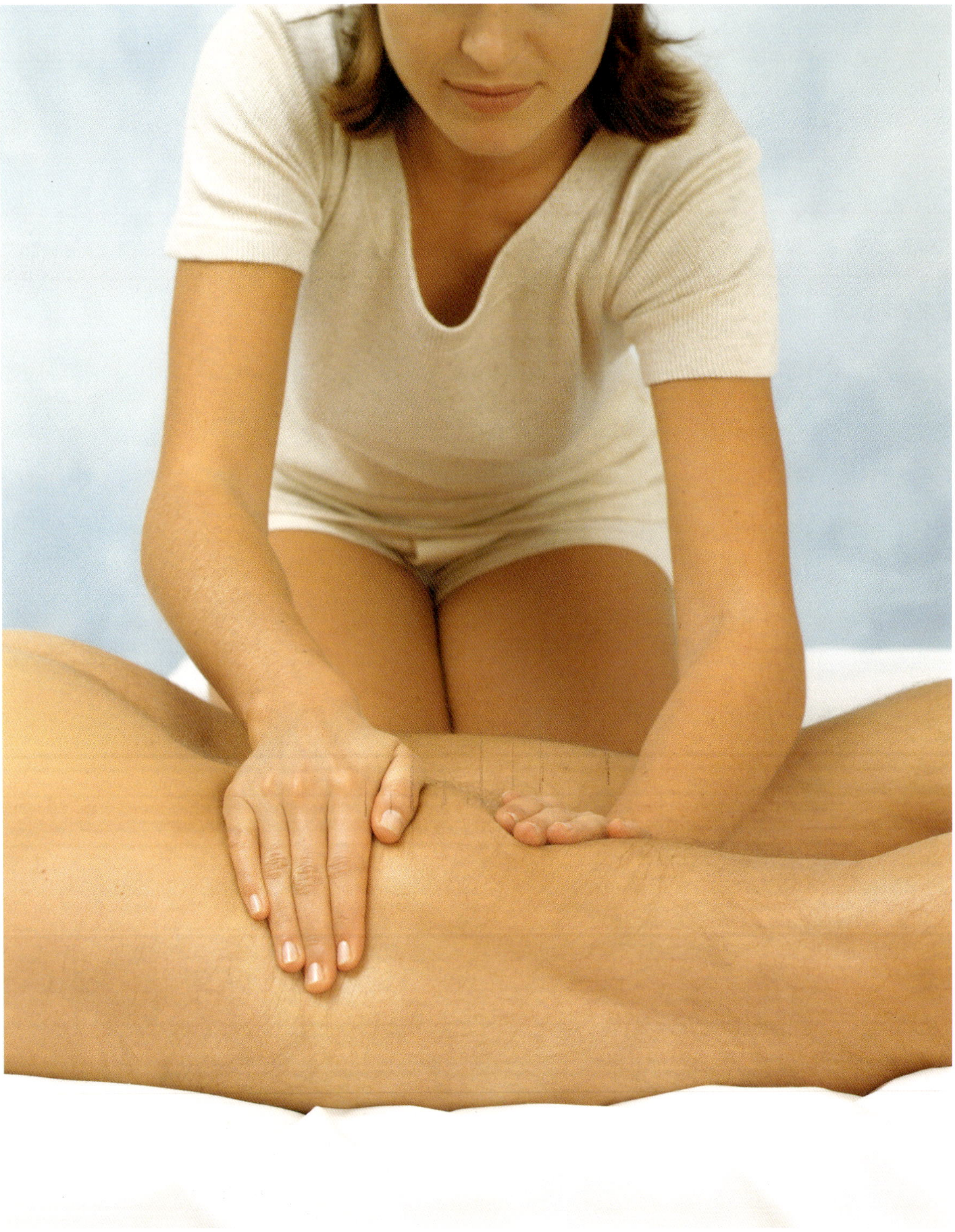

TORSION DE LA CUISSE

Placez une main sur l'extérieur de la cuisse de votre partenaire et l'autre sur la partie intérieure. Faites-les glisser l'une vers l'autre, en appuyant fermement de manière à tordre légèrement les muscles quand vos mains se croisent. Prolongez le mouvement pour amener les mains de part et d'autre de la cuisse et répétez-le en sens inverse. Reproduisez cette séquence en décalant progressivement vos mains en direction du genou.

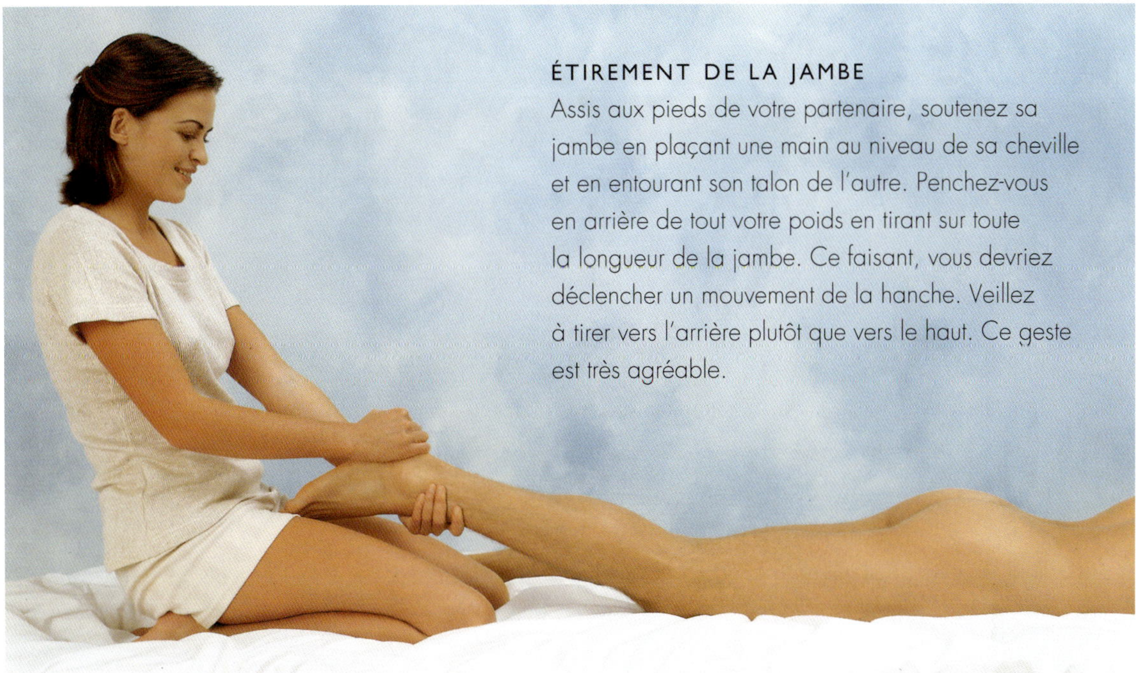

ÉTIREMENT DE LA JAMBE

Assis aux pieds de votre partenaire, soutenez sa jambe en plaçant une main au niveau de sa cheville et en entourant son talon de l'autre. Penchez-vous en arrière de tout votre poids en tirant sur toute la longueur de la jambe. Ce faisant, vous devriez déclencher un mouvement de la hanche. Veillez à tirer vers l'arrière plutôt que vers le haut. Ce geste est très agréable.

PRESSION DU PIED

Baissez doucement la jambe de votre partenaire et entourez son pied de vos mains. En utilisant le coussinet du pouce, effectuez des mouvements de pression sur toute la surface de la plante, en repassant plusieurs fois aux mêmes endroits. Procédez avec fermeté – en particulier si votre partenaire craint les chatouilles –, mais évitez la voûte plantaire.

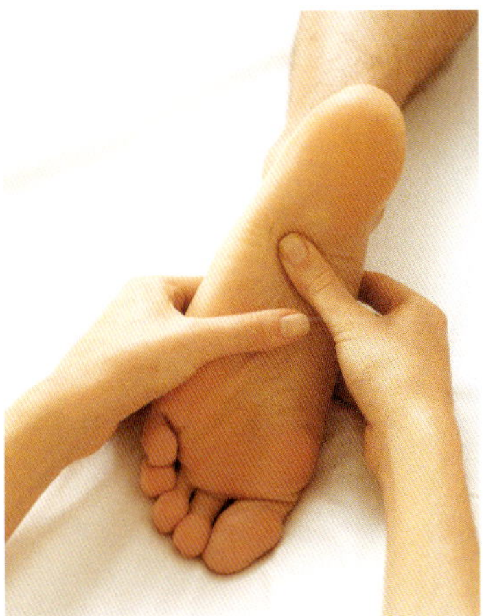

EFFLEURAGE DE LA JAMBE

Effectuez de légers mouvements d'effleurage depuis la hanche jusqu'au pied. Faites travailler les mains en alternance ; travaillez en descendant et par gestes prolongés. Ce mouvement oblige à se concentrer sur les pieds et donne l'impression de reconnecter entre elles les différentes parties de la jambe. C'est également le prélude à la fin du massage de la jambe.

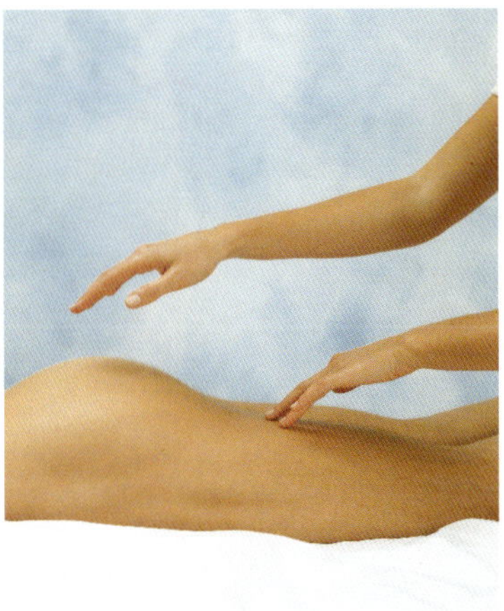

REPOS DU PIED

D'une main, soutenez par le dessous le pied de votre partenaire. Posez l'autre main bien à plat sur la longueur de la plante et restez ainsi quelques instants. Concentrez-vous sur l'énergie qui se dégage de vos mains. Cela aura des répercussions positives sur votre partenaire. Répétez ce geste avec l'autre pied.

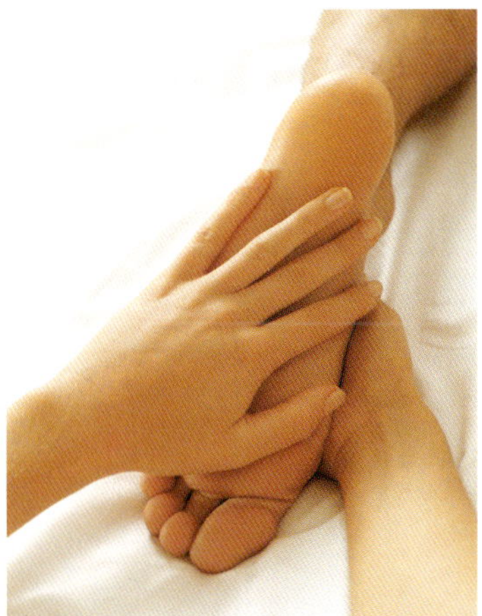

Le cou

Le massage du devant du corps commence par celui du cou, qui s'inscrit en fait dans la continuité de celui du dos. On devrait considérer ces deux parties comme une seule, mais il est plus facile, et plus efficace aussi, de masser le cou lorsque le sujet est allongé sur le dos. Il faut aborder avec précaution cette région relativement sensible. L'étirement du cou constitue une expérience fort agréable à l'issue de laquelle votre partenaire aura le sentiment d'avoir grandi de plusieurs centimètres. Encouragez-le à se détendre et à vous laisser faire sans se contracter ni essayer de vous aider de quelque manière que ce soit. Procédez par gestes assurés, que vous enchaînerez avec souplesse, pour que votre partenaire puisse se relâcher en toute quiétude.

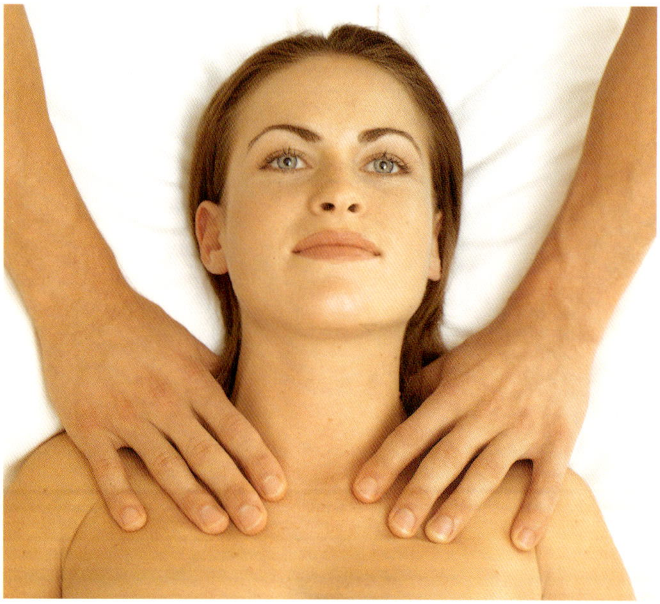

ÉTIREMENT DU COU

1re étape

Placez-vous derrière la tête de votre partenaire. Enduisez légèrement vos mains d'huile. Posez-les sur le haut de sa poitrine, vos doigts pointés vers le bas. Maintenez-les bien à plat, tirez-les le long des épaules vers l'extérieur, puis ramenez-les par l'arrière jusque sous le cou.

ÉTIREMENT DU COU

2e étape

Placez vos mains sous le cou de votre partenaire, vos doigts pointés vers le haut. Ramenez-les vers vous de sorte qu'elles entourent la base du crâne et tirez légèrement vers l'arrière, dans votre direction plutôt que vers le haut. N'effectuez ce geste qu'une seule fois. Les deux étapes doivent s'enchaîner en un mouvement continu.

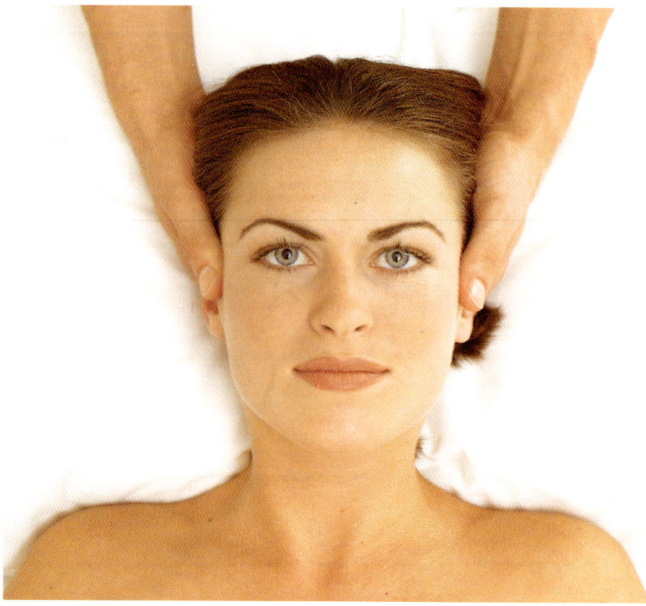

TRAVAIL DU COU

À droite : placez vos mains sous le cou de votre partenaire. Avec l'une d'elles, commencez par étirer les muscles d'un côté, en faisant rouler la tête dans la direction opposée. Puis, de l'autre main, faites tourner le cou dans l'autre sens. En tenant toujours la tête, faites bouger le cou en avant et en arrière à plusieurs reprises. Incitez votre partenaire à se détendre, pour qu'il puisse bénéficier pleinement de ce mouvement.

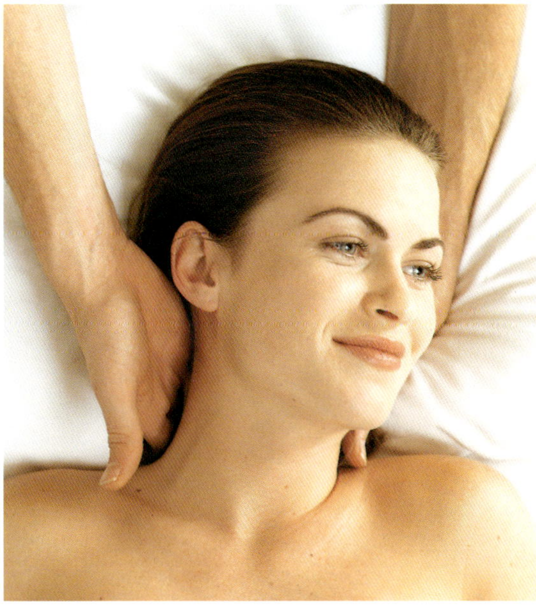

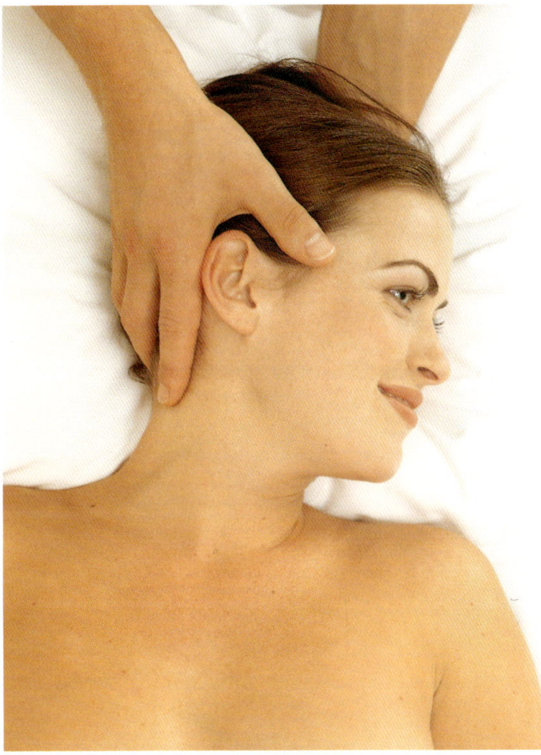

ROTATION DU COU

À gauche : le prochain mouvement implique que vous fassiez bouger la tête de votre partenaire. Procédez en douceur : posez vos mains des deux côtés de la tête, vos pouces étant au-dessus des oreilles, les autres doigts entourant la base du crâne. Opérez un mouvement de rotation de sorte que la tête repose sur une main, laissant l'autre libre d'effectuer les gestes de massage.

FRICTION DE LA TÊTE

À droite : une main soutenant la tête de votre partenaire, effectuez avec l'autre des frictions sur le cuir chevelu, comme si vous faisiez un shampooing. Vous pouvez appuyer fermement, du bout des doigts, le mouvement étant plutôt agréable. Tournez ensuite la tête du côté opposé, en la soutenant de l'autre main, et travaillez la partie qui ne vous était pas accessible.

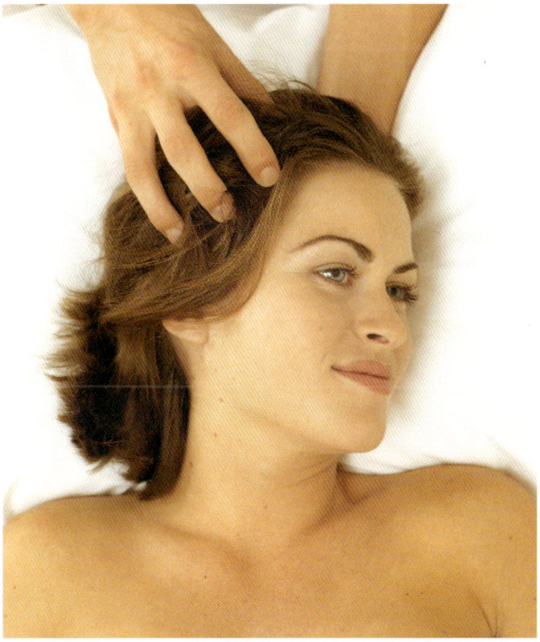

Le visage

Le massage du visage est tout simplement exquis. Il a des répercussions positives sur tout le corps et peut aider à une relaxation en profondeur. Les hommes, comme les femmes, apprécient la sensation de détente des muscles faciaux, en particulier ceux du front et de la mâchoire. Procédez par gestes aussi précis et aussi délicats que possible, en prenant soin de ne pas les appuyer de votre poids et en évitant d'effleurer les yeux, les cils ou les narines. Agissez toujours avec sensibilité. Vous pouvez ne pas employer d'huile de massage, ou seulement très peu, mais faites attention à ne pas trop tirer sur la peau. Terminez toujours les mouvements vers le haut, pour laisser à votre partenaire une impression positive.

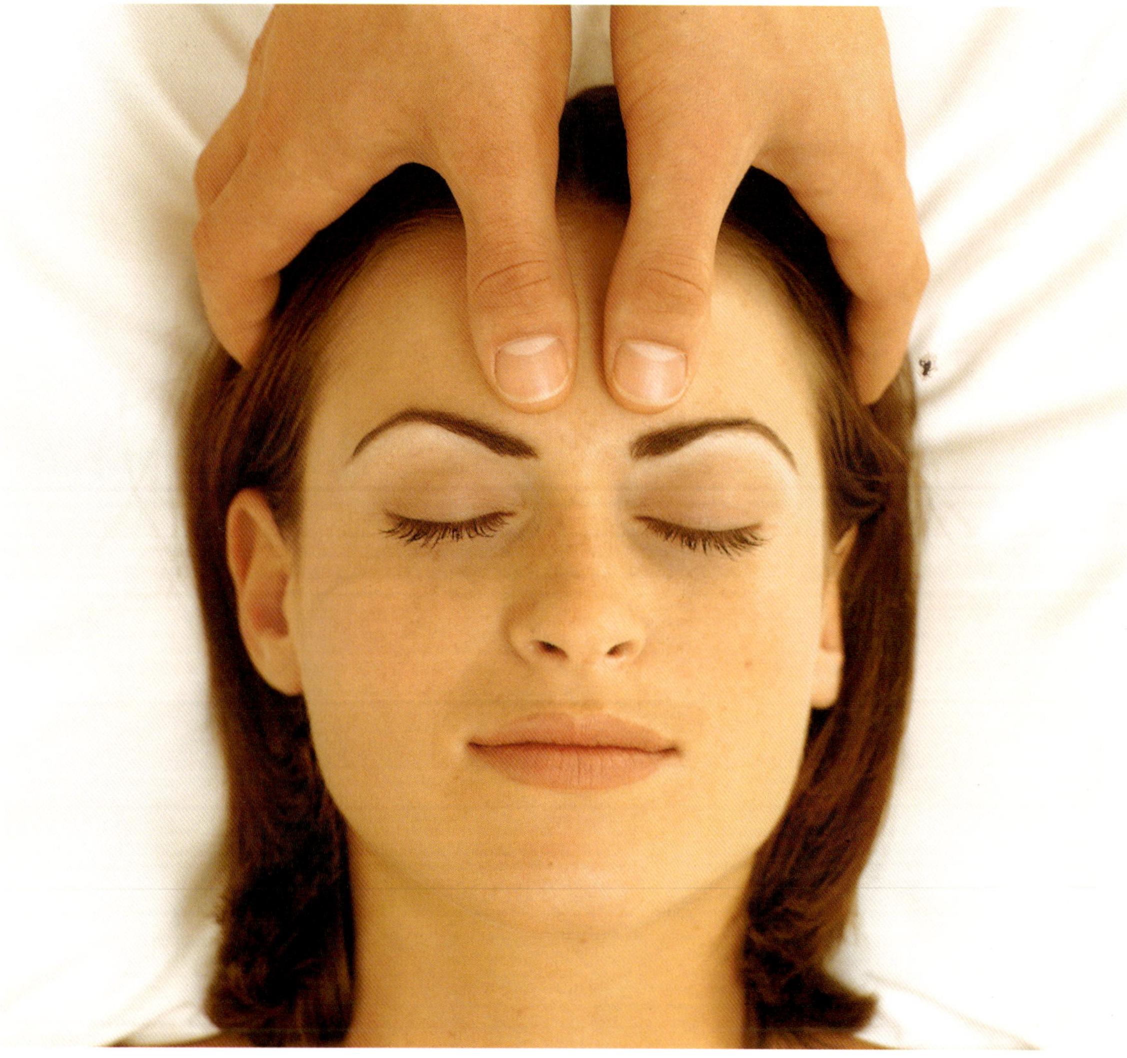

ÉTIREMENT DU FRONT

Placez les mains de part et d'autre de la tête de votre partenaire (pour l'entourer sans serrer). Posez vos pouces ensemble, au milieu du front, juste au-dessus des sourcils. Gardez les pouces bien à plat et faites-les glisser en direction des tempes jusqu'à la naissance du cuir chevelu. Répétez le mouvement plusieurs fois de suite pour bien décontracter cette région.

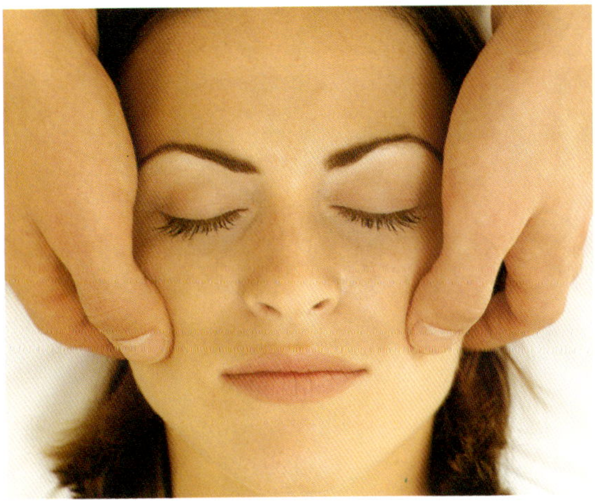

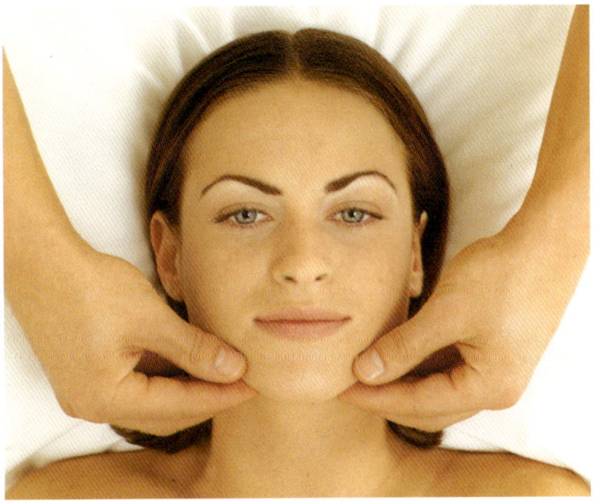

ÉTIREMENT DES JOUES

Placez vos doigts sur le côté du visage de votre partenaire, le coussinet des pouces reposant à côté des narines, juste au-dessous des pommettes. Une fois de plus, faites glisser les pouces en directions opposées suivant la ligne des pommettes. Prolongez le mouvement vers les oreilles et terminez-le en remontant légèrement vers le haut. N'effectuez ce geste qu'une seule fois.

ÉTIREMENT SOUS LE MENTON

Placez vos mains sur le menton de votre partenaire, vos pouces étant au-dessus et vos autres doigts en dessous. Faites-les glisser en directions opposées, le long de la mâchoire inférieure, en effectuant de légers mouvements de pression entre le pouce et les autres doigts. Prolongez ce mouvement, en remontant légèrement au niveau des oreilles pour terminer.

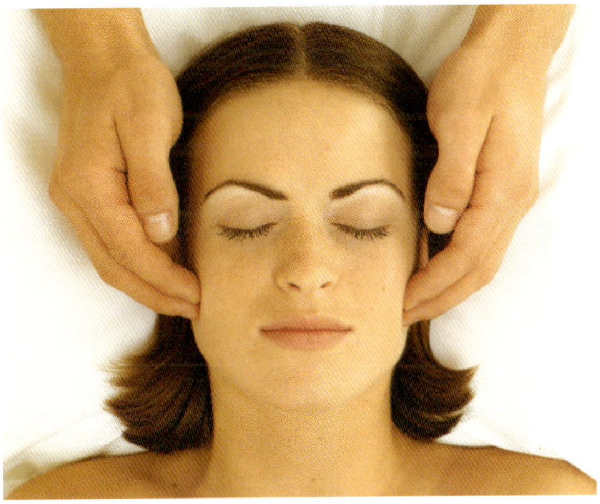

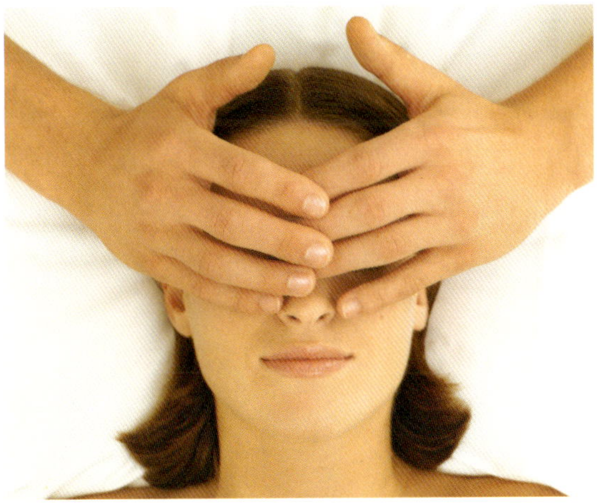

PRESSIONS CIRCULAIRES DE LA MÂCHOIRE

Posez le bout des doigts de part et d'autre de la mâchoire de votre partenaire, juste au-dessous des pommettes. (Si vous ouvrez et fermez la bouche, vous remarquerez la manière dont travaillent vos muscles.) Effectuez très lentement de petits mouvements circulaires. Procédez par gestes assez amples, en gardant les doigts serrés les uns contre les autres.

REPOS

Pour terminer le massage facial, posez délicatement vos mains au-dessus des yeux de votre partenaire, sans les toucher. Une fois encore, concentrez-vous sur l'énergie qui s'en dégage. Maintenez cette position pendant quelques instants. Outre le fait qu'il permet à votre partenaire de se détendre, ce mouvement repose et revigore les yeux.

Les bras

Le massage du bras est semblable à celui de la jambe, et, bien qu'on le traite généralement comme un ensemble, il se divise naturellement en trois parties : le bras proprement dit, l'avant-bras et la main. L'étirement du bras permet de travailler l'épaule et le dos. Comme pour la jambe, il est primordial de suivre tous les muscles du début à la fin. Incitez votre partenaire à se détendre complètement et à ne pas essayer ni de vous aider ni de vous résister. Étant donné qu'il serait trop difficile d'atteindre les muscles si le bras était posé à plat, il convient de le soutenir pour la plupart des mouvements. Et, même si les muscles de cette région paraissent délicats, sachez qu'ils peuvent soutenir des gestes fermes et appuyés.

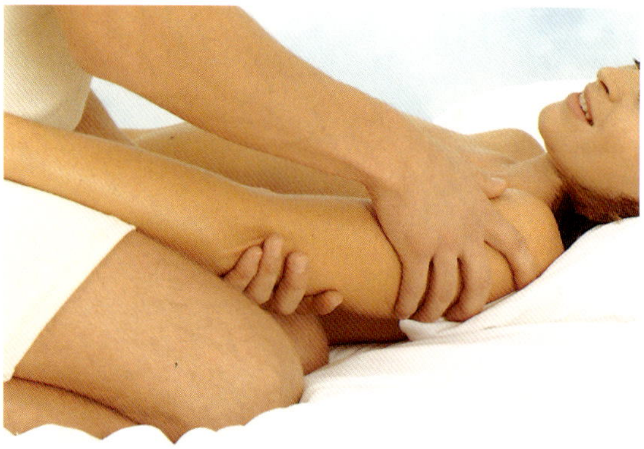

EFFLEURAGE

Placez-vous à côté de votre partenaire. Enduisez vos mains d'huile et effectuez des mouvements d'effleurage à partir du poignet pour répartir celle-ci sur toute la surface du bras. Appuyez plus fermement au fur et à mesure que vous remontez, balayez le dessus de l'épaule et revenez au poignet. Répétez la séquence deux fois.

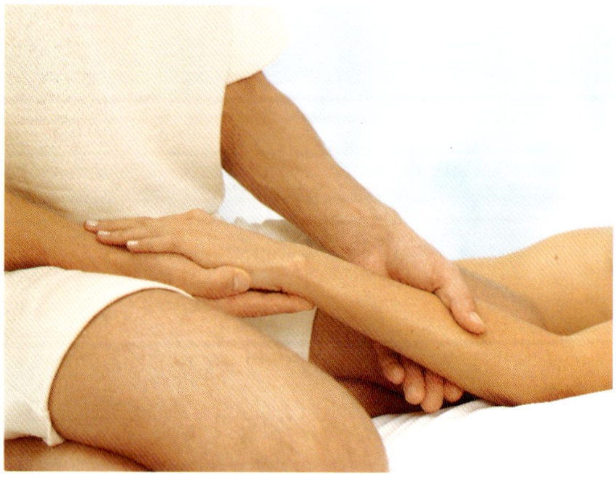

PRESSION SUR L'AVANT-BRAS

D'une main, soutenez celle de votre partenaire. Placez l'autre sur l'avant-bras, avec votre pouce au-dessus et les autres doigts par-dessous. Exercez des mouvements de pression sur toute la longueur des muscles en remontant depuis le poignet. Appuyez moins fermement aux alentours du coude. Ce mouvement stimule les muscles et relâche la tension. Répétez la séquence plusieurs fois de suite.

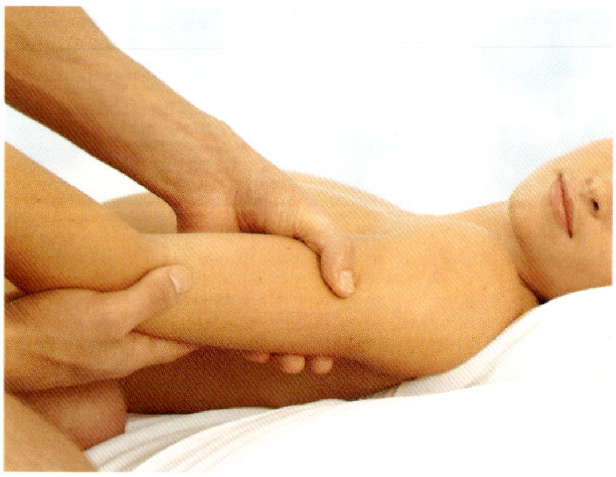

PRESSION SUR LE BRAS

En soutenant d'une main le bras de votre partenaire, continuez à effectuer de petits mouvements de pression entre le pouce et l'index, en remontant depuis le coude jusqu'en haut du bras. Appuyez plus fermement sur le devant et répétez la séquence plusieurs fois.

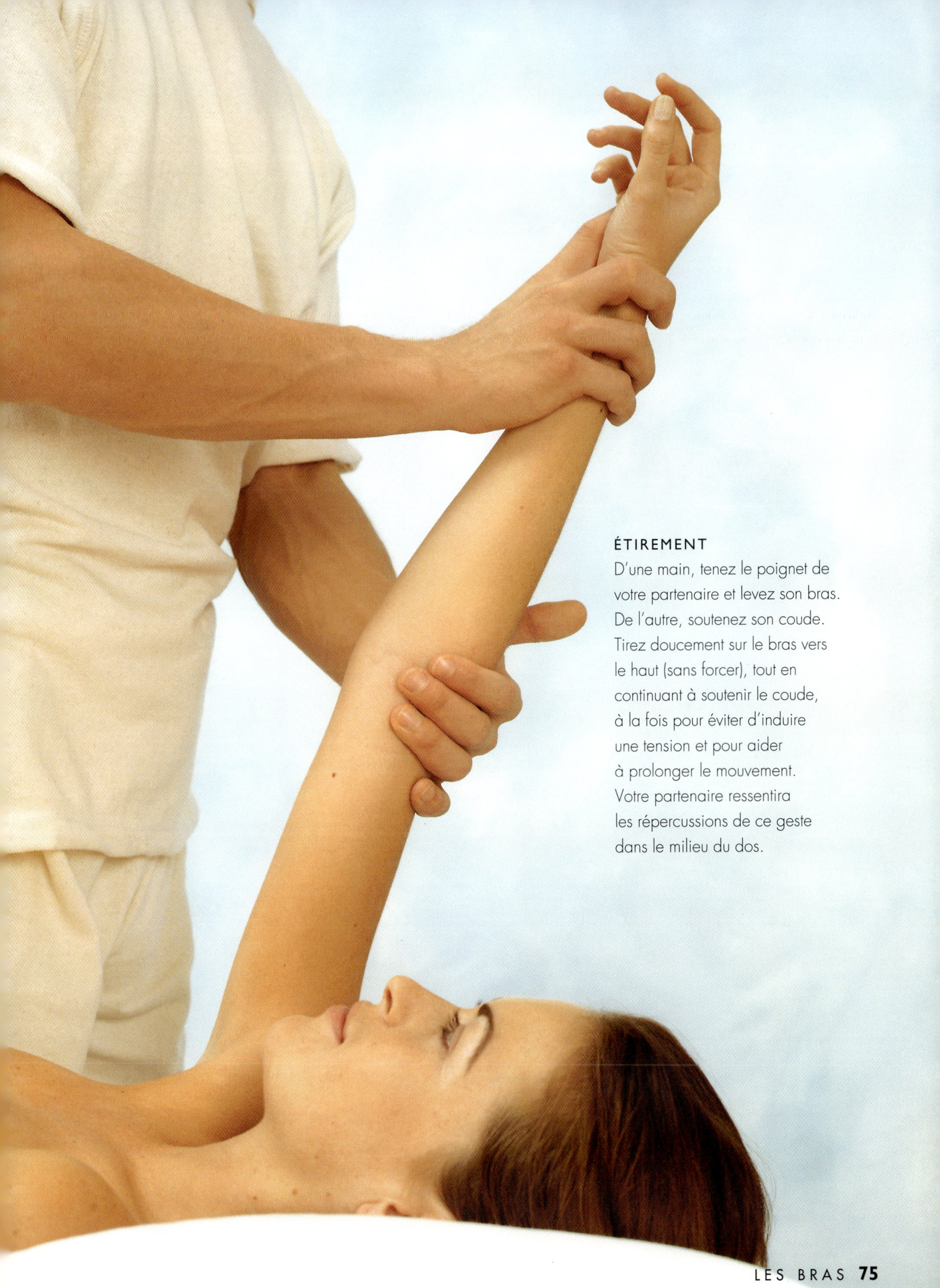

ÉTIREMENT

D'une main, tenez le poignet de votre partenaire et levez son bras. De l'autre, soutenez son coude. Tirez doucement sur le bras vers le haut (sans forcer), tout en continuant à soutenir le coude, à la fois pour éviter d'induire une tension et pour aider à prolonger le mouvement. Votre partenaire ressentira les répercussions de ce geste dans le milieu du dos.

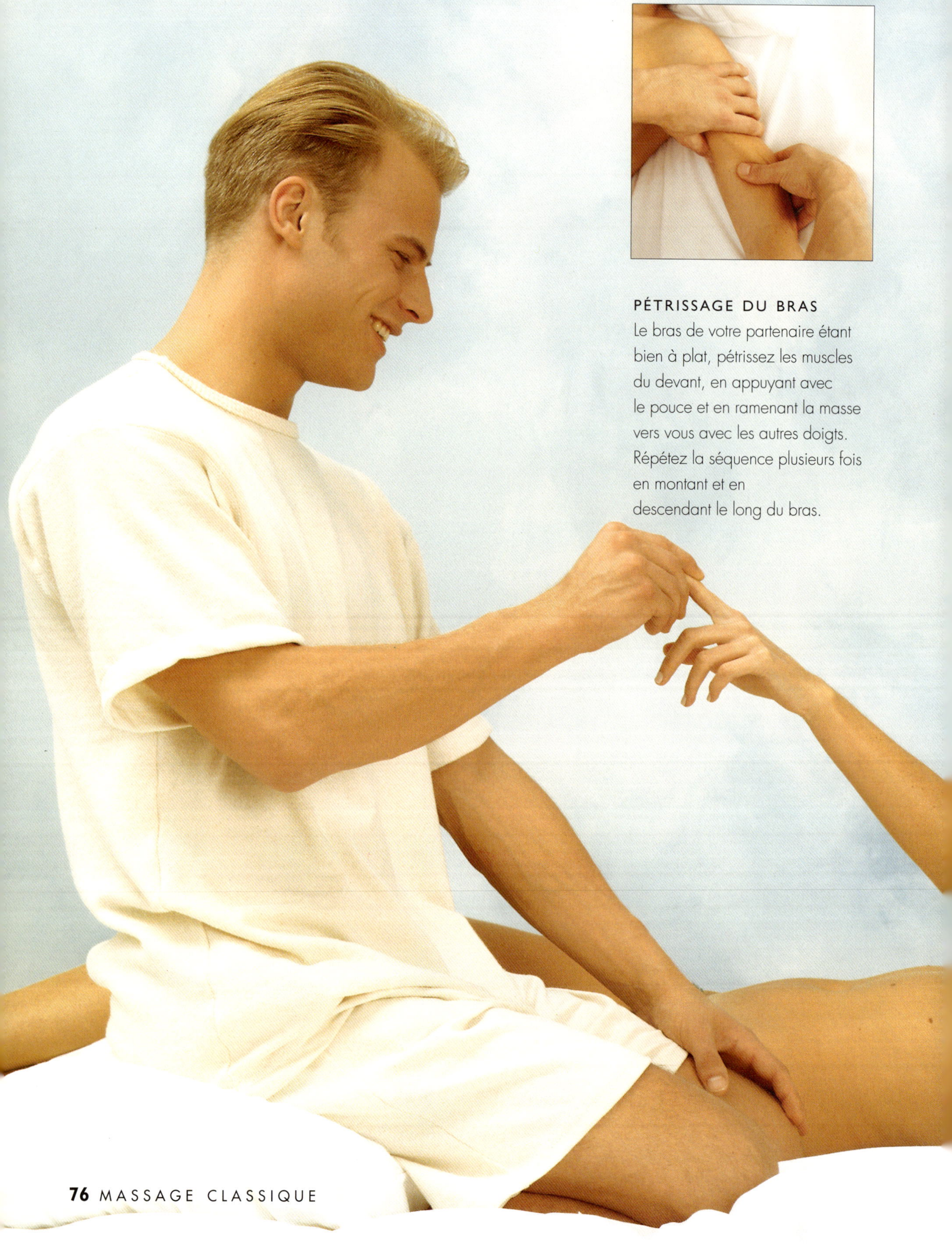

PÉTRISSAGE DU BRAS

Le bras de votre partenaire étant bien à plat, pétrissez les muscles du devant, en appuyant avec le pouce et en ramenant la masse vers vous avec les autres doigts. Répétez la séquence plusieurs fois en montant et en descendant le long du bras.

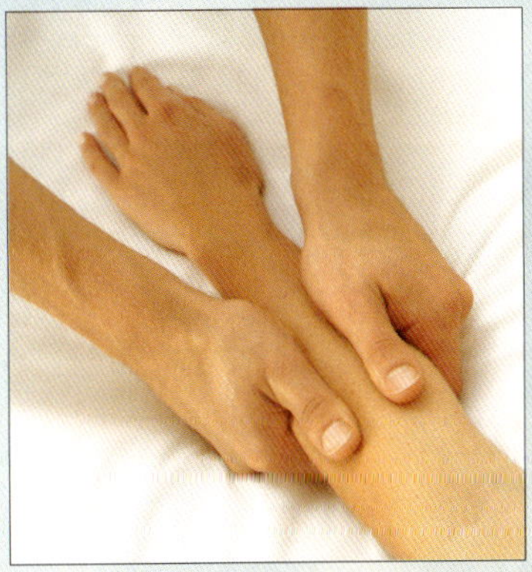

ÉTIREMENT TRANSVERSAL DU BRAS

Entourez de vos mains le bras de votre partenaire, vos pouces joints sur le devant, les autres doigts repliés à l'arrière. Séparez les pouces en les faisant glisser à l'opposé l'un de l'autre et en appuyant plus fortement avec la partie plate du doigt. Répétez le mouvement en décalant progressivement les mains le long de l'avant-bras jusqu'au poignet.

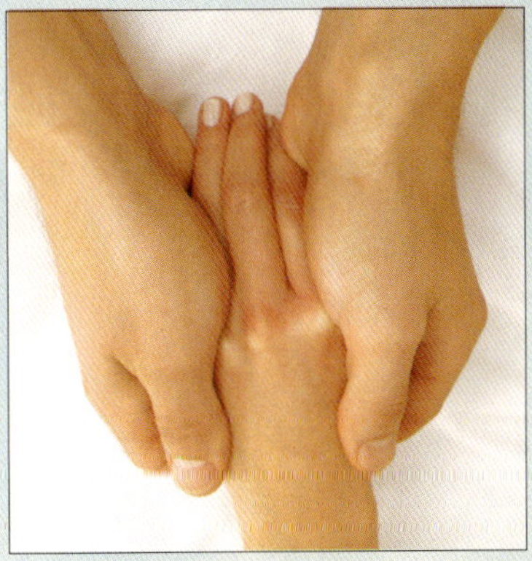

ÉTIREMENT TRANSVERSAL DE LA MAIN

Tenez la main de votre partenaire comme il est expliqué pour le bras. Une fois de plus, faites glisser les pouces en directions opposées, en limitant ce geste au dos de la main et en évitant d'appuyer sur les doigts. Ce mouvement aura pour effet d'arquer la main et de la détendre.

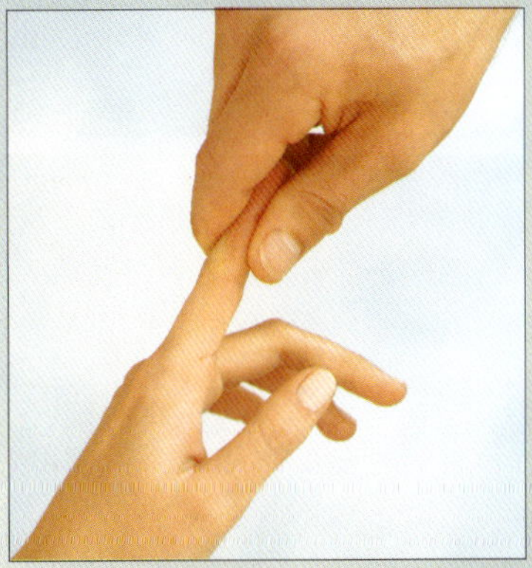

TORSION DES DOIGTS

Tenez le doigt de votre partenaire sur les côtés entre votre pouce et votre index.
En commençant par la base, effectuez de petits mouvements de torsion sur toute la longueur et jusqu'à l'extrémité du doigt.
Vous pouvez appuyer assez fermement. Travaillez un doigt à la fois, le pouce compris, pour les détendre.

ÉTIREMENT DES DOIGTS

Tenez l'un des doigts de votre partenaire entre votre pouce (au-dessous) et votre index (au-dessus). En commençant par la base, tirez très doucement sur toute la longueur et relâchez à l'extrémité. Effectuez de légers mouvements de pression pendant l'étirement pour dissiper les tensions éventuelles. Répétez ce mouvement sur chaque doigt de la main, puis changez de position pour reprendre la séquence sur l'autre main.

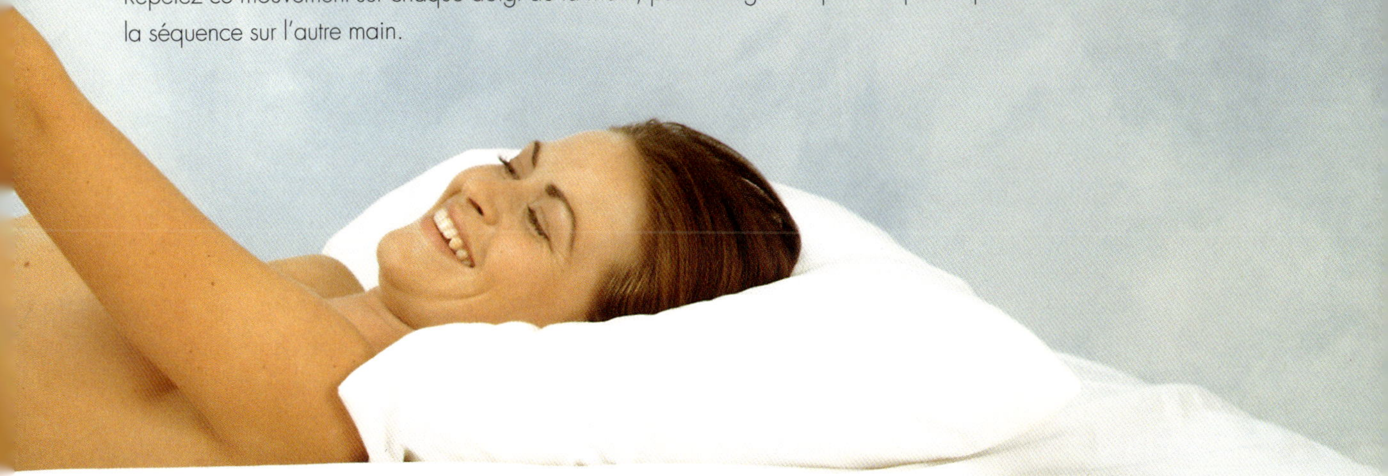

La poitrine

Le massage de la poitrine permet de dissiper la tension accumulée dans cette partie du corps, généralement du fait du stress. Dans le cas d'une femme, limitez les mouvements au milieu de la poitrine, entre les seins, et au pourtour des côtes, mais ne massez jamais directement les seins eux-mêmes. Procédez par mouvements nets et assurés, en étant certain de la finalité de vos gestes, de manière que votre partenaire puisse se détendre totalement. La forme des côtes convient parfaitement aux mouvements effectués avec le plat de la main ; elle fournit également des repères permettant de structurer les massages de cette région du corps. Une pression sur les épaules induit une sensation d'étirement et aide à une relaxation totale.

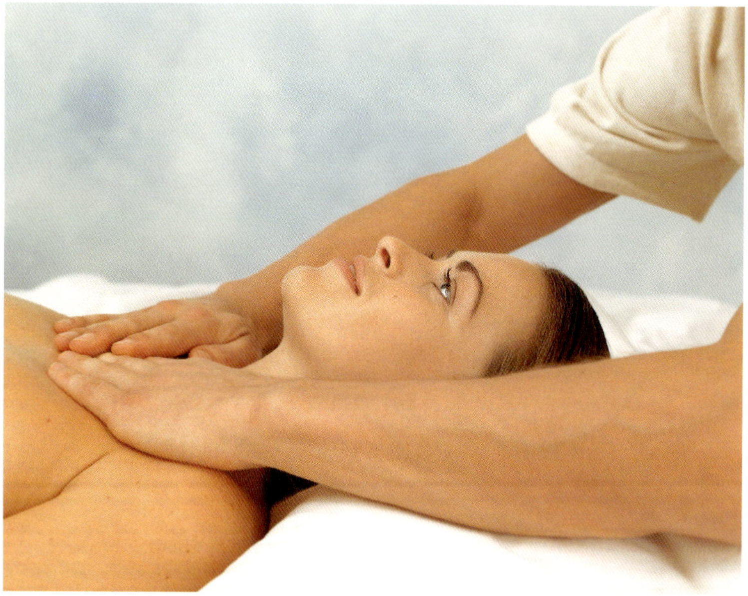

EFFLEURAGE

Placez-vous derrière la tête de votre partenaire. Enduisez vos mains d'huile et posez-les sur le haut de sa poitrine, vos doigts pointés vers le bas. Faites glisser vos mains vers le milieu de la poitrine jusqu'à l'extrémité de la cage thoracique, en appuyant avec le bout et le plat des doigts.

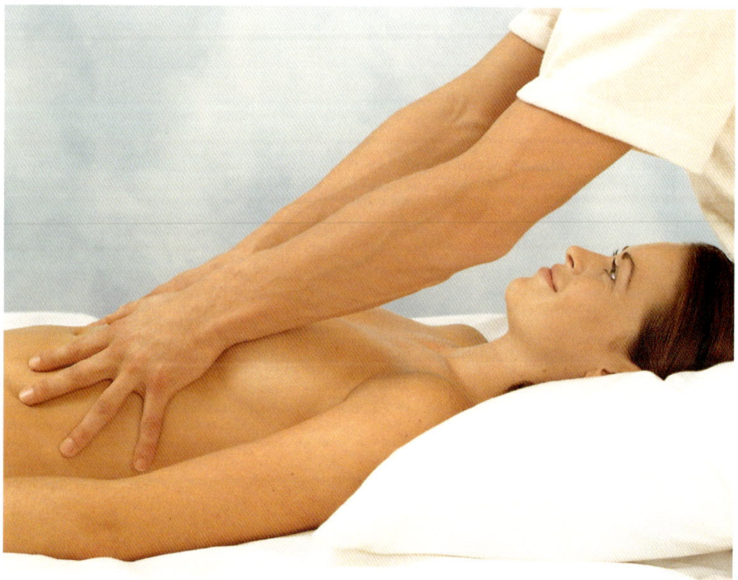

ÉTIREMENT VERS LE HAUT

1re étape

À l'extrémité de la cage thoracique, écartez les mains, vos doigts pointés vers l'extérieur le long des côtes, puis ramenez-les ensemble pour remonter par le milieu de la poitrine jusqu'à votre position initiale. Relâchez la pression sur le retour et terminez le mouvement du bout des doigts.

ÉTIREMENT VERS LE HAUT

2e étape

Répétez le mouvement d'effleurage au milieu de la poitrine, cette fois-ci en passant vos mains autour des côtes et en remontant sur les flancs. Posez les mains bien à plat sur la région costale, les doigts écartés, en étirant légèrement lorsque vous remontez vers la poitrine.

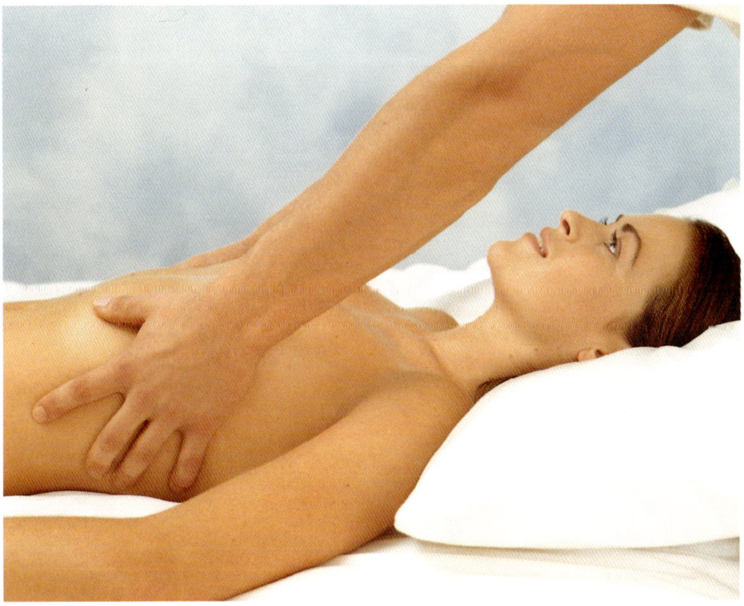

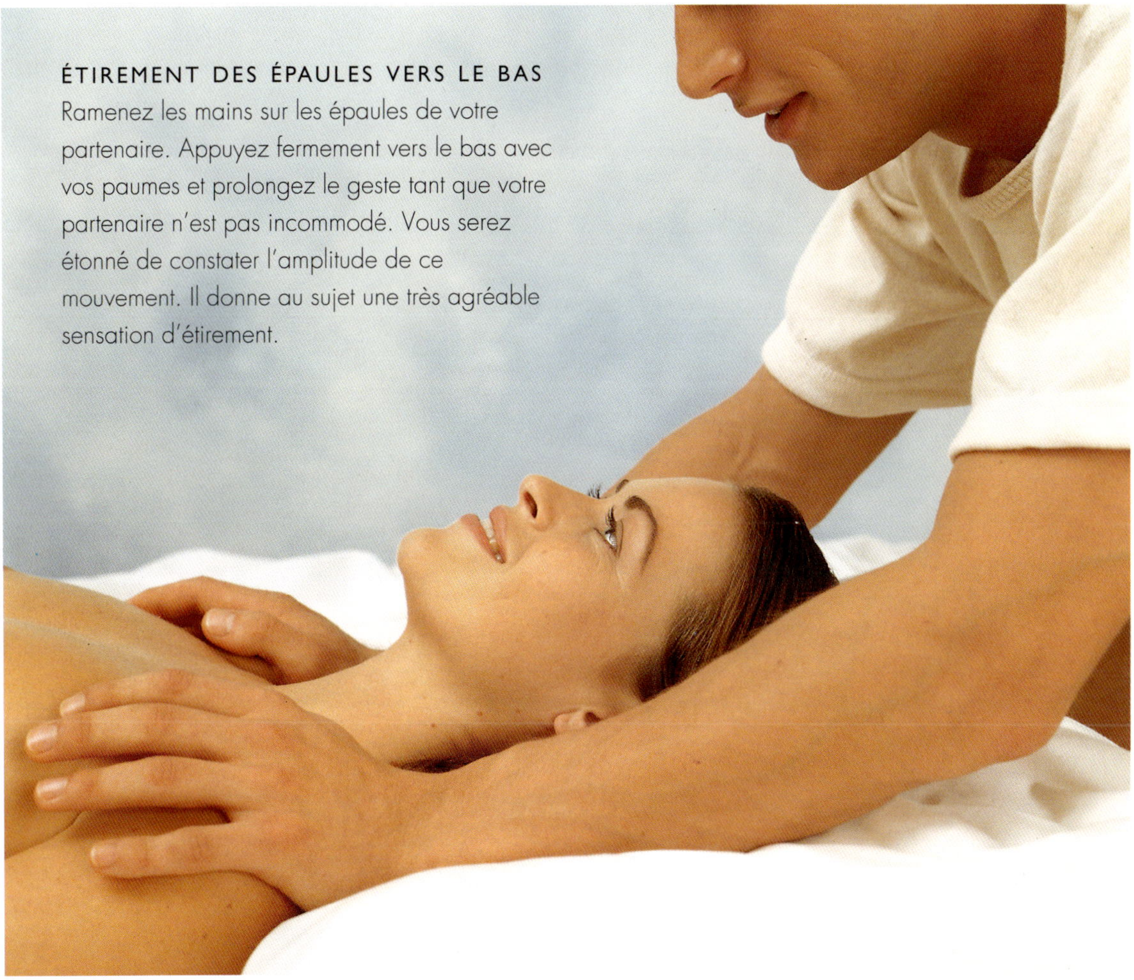

ÉTIREMENT DES ÉPAULES VERS LE BAS

Ramenez les mains sur les épaules de votre partenaire. Appuyez fermement vers le bas avec vos paumes et prolongez le geste tant que votre partenaire n'est pas incommodé. Vous serez étonné de constater l'amplitude de ce mouvement. Il donne au sujet une très agréable sensation d'étirement.

L'abdomen

Le massage de l'abdomen est un moment clé de la séance. Tous les mouvements exécutés sur cette partie du corps ont des répercussions importantes, car il s'agit d'une région souple et vulnérable. L'abdomen doit être pris en considération dans tous les types de massage, car le relâchement de cette partie du corps a un impact direct sur les muscles. Travaillez dans le sens des aiguilles d'une montre, pour respecter l'implantation du gros intestin. L'abdomen réagissant très vite au stress, les mouvements doux et calmants peuvent révéler ici toute leur efficacité. Pour les femmes, il convient d'être attentif en période de règles. Si le massage n'est pas contre-indiqué à ce moment-là, il vaut mieux vérifier avec la personne concernée que cette partie du corps n'est pas trop sensible.

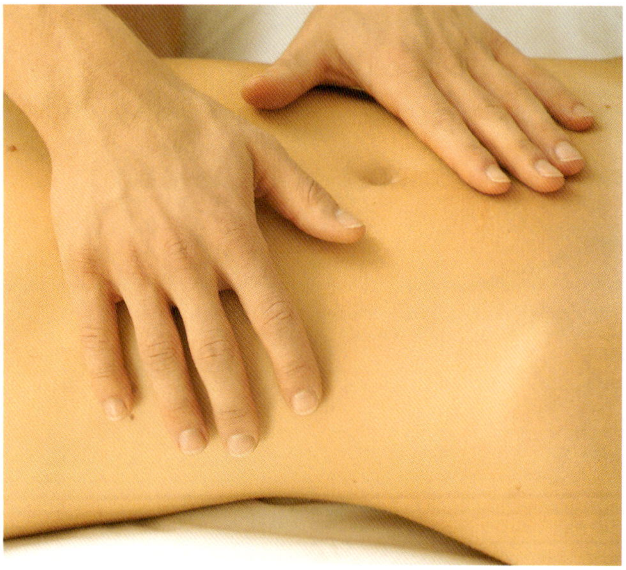

EFFLEURAGE
Placez-vous à côté de votre partenaire. Enduisez vos mains d'huile et répartissez celle-ci sur tout l'abdomen par effleurages lents. Veillez à travailler dans le sens des aiguilles d'une montre, en gardant les mains bien à plat (pour en utiliser toute la surface). Procédez avec sensibilité pour permettre à votre partenaire de se détendre totalement.

MOUVEMENTS CIRCULAIRES 1re étape
D'une main, commencez à exécuter sur l'abdomen des mouvements circulaires, en travaillant avec fermeté dans le sens des aiguilles d'une montre. Procédez par gestes larges, en couvrant le plus de surface possible entre la limite des hanches et la cage thoracique. Faites travailler vos deux mains simultanément.

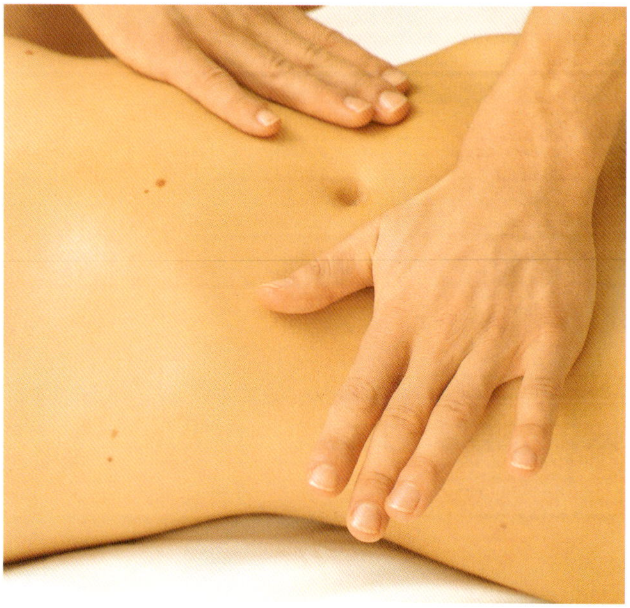

MOUVEMENTS CIRCULAIRES

2e étape

En effectuant ce mouvement circulaire, il arrivera fatalement un moment où vos mains se croiseront. Décollez alors une main et faites-la passer de l'autre côté pour enchaîner. Veillez à toujours garder une main en contact avec l'abdomen, afin que votre partenaire ait le sentiment qu'il s'agit d'un mouvement continu. Procédez avec douceur, en gardant les mains bien à plat.

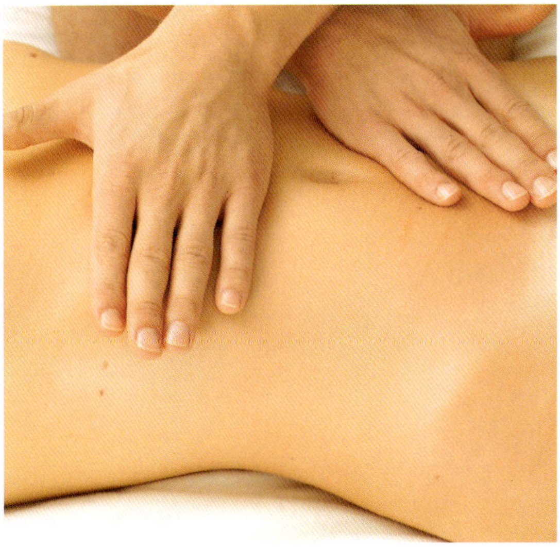

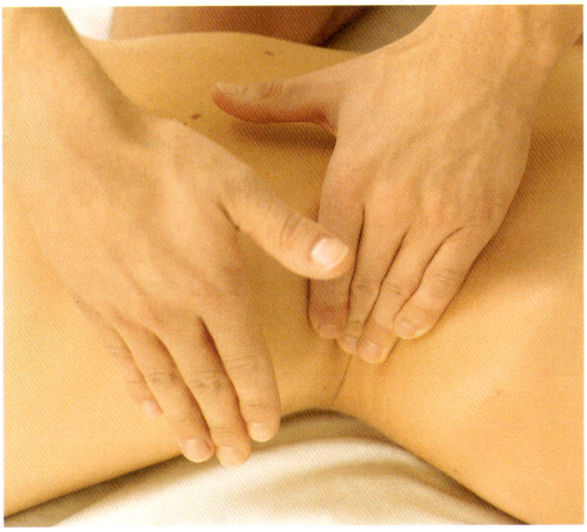

ÉTIREMENT

En vous penchant au-dessus de votre partenaire, glissez une main sous son corps, juste au-dessus de la hanche.
Soulevez-le légèrement sur le côté, en ramenant votre main vers vous. Répétez le geste, en faisant travailler vos mains en alternance et en appliquant une pression suffisante pour que le corps de votre partenaire bouge au rythme du massage.

REPOS

Posez vos mains à plat sur l'abdomen de votre partenaire. Restez ainsi sans bouger et veillez à ne pas appuyer cette manœuvre de votre poids. Ce faisant, concentrez-vous sur l'énergie qui se dégage de vos mains et soyez positif. Ce geste très puissant équilibrera les énergies de votre partenaire.

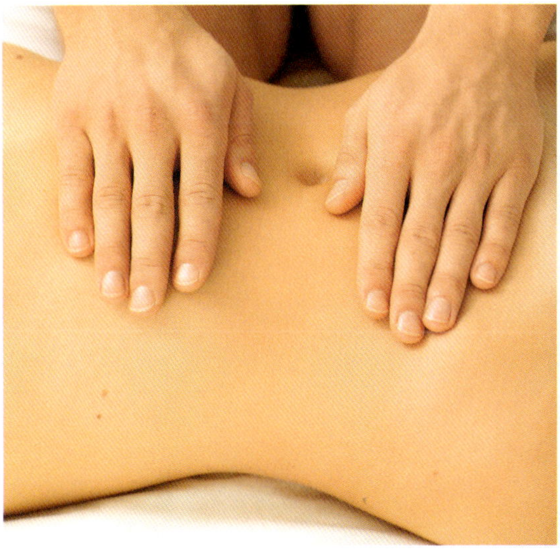

Le devant des jambes

La dernière étape du massage classique vous permet de revenir aux pieds et aux jambes, alors que vous avez déjà massé votre partenaire de haut en bas. Même si ce moment marque la fin de la séance, ne vous pressez surtout pas, car le sujet éprouvera alors un sentiment de frustration : en effet, il y a sur le devant des cuisses des muscles très puissants qu'il faut travailler en profondeur. Veillez aussi à effectuer des mouvements suffisamment prolongés pour couvrir toute la longueur de la jambe ; n'oubliez pas, en particulier, la région des hanches. Chaque moment que vous passerez à masser ces muscles sera grandement apprécié, même si votre partenaire éprouve un certain regret du fait que la séance tire à sa fin. Ne bâclez pas le massage pour le terminer.

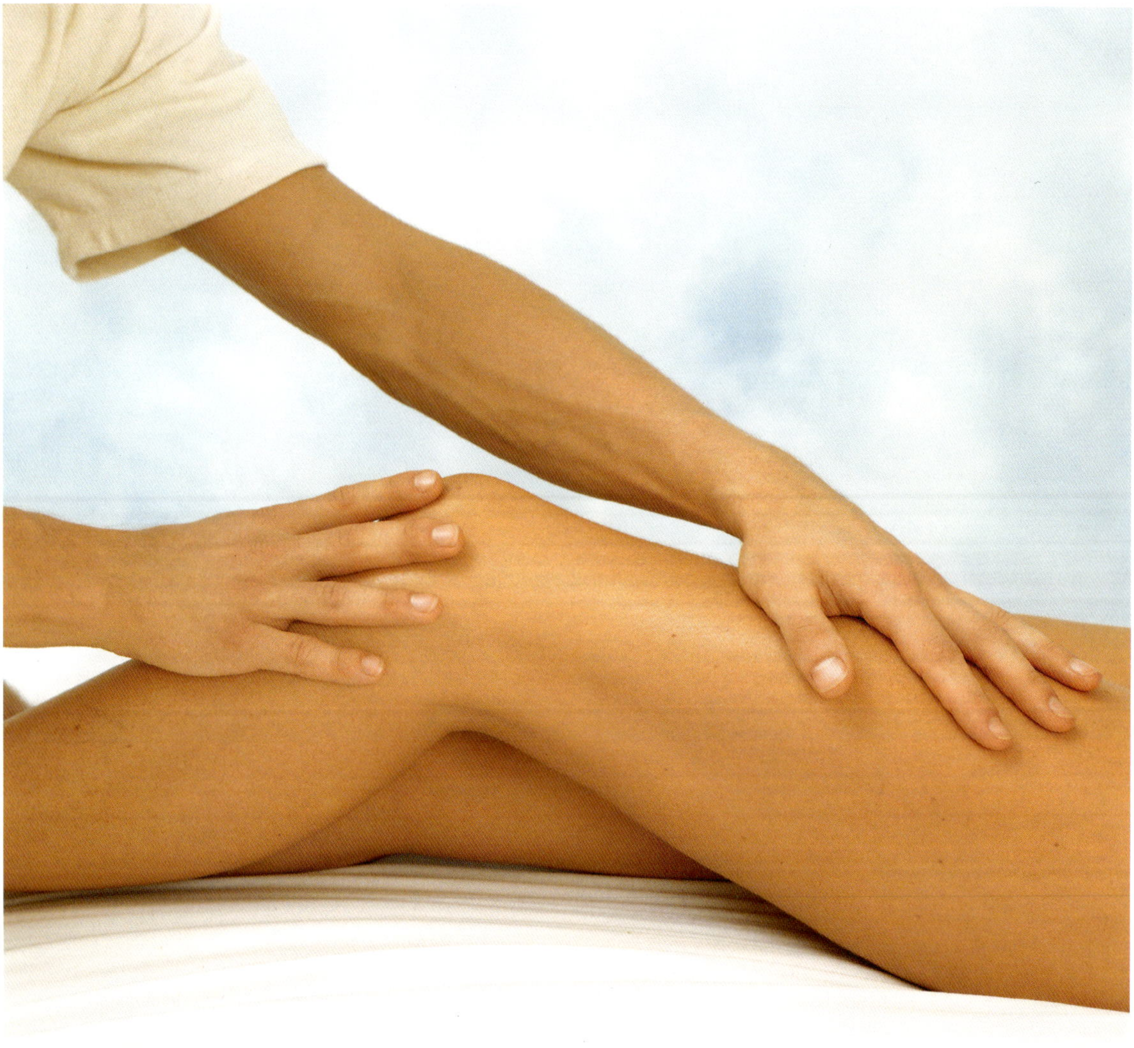

EFFLEURAGE 1re étape

Installez-vous aux pieds de votre partenaire. Enduisez vos mains d'huile. En commençant à la cheville, effectuez des mouvements d'effleurage qui remontent le long de la jambe jusqu'à la hanche. N'appuyez pas trop fort et veillez à ce que votre main travaillant à l'extérieur remonte bien jusqu'à la hanche.

EFFLEURAGE 2e étape

Terminez ce premier mouvement en faisant courir vos mains sur l'extérieur de la jambe, pour les ramener à leur position initiale. N'appuyez pas trop fort et relâchez la pression vers le bas de la jambe, en soulevant les poignets de manière à faire travailler le bout de vos doigts. Lorsque vous arrivez au pied, reprenez la séquence deux fois.

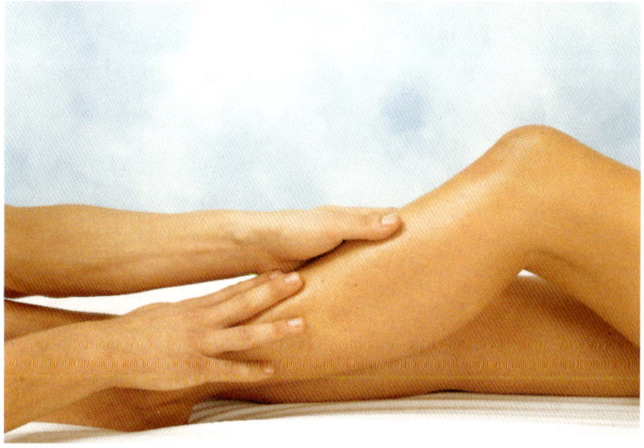

PRESSION DU MOLLET

Placez vos mains sur le devant de la jambe de votre partenaire, juste au-dessus de la cheville, avec votre pouce d'un côté et les autres doigts de l'autre. Commencez à masser les muscles du mollet, en effectuant des mouvements de pression entre le pouce et les autres doigts. N'appuyez pas directement sur le tibia et relâchez la pression à l'approche du genou.

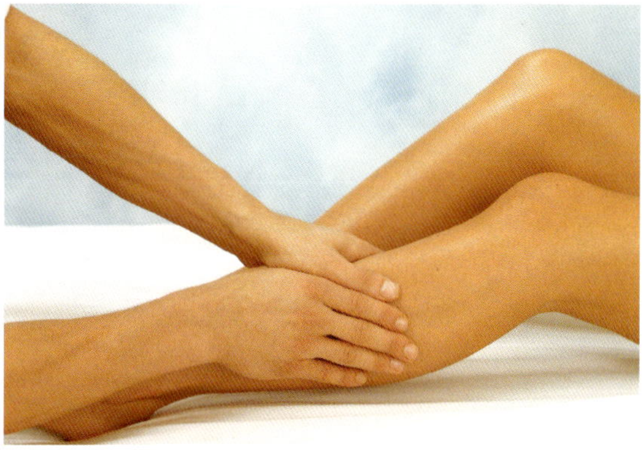

PRESSION DE LA CUISSE

Changez de position de manière que la cuisse de votre partenaire soit à votre portée. Continuez à effectuer des mouvements de pression au-dessus du genou, toujours avec un pouce d'un côté de la jambe et les autres doigts de l'autre. Prolongez ce mouvement aussi loin que possible en haut de la jambe et terminez sur la hanche. Répétez la séquence autant de fois que vous le jugerez nécessaire.

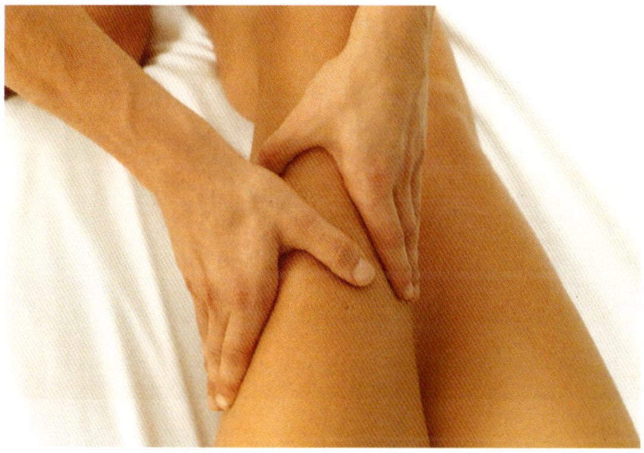

PÉTRISSAGE DE LA CUISSE

Asseyez-vous perpendiculairement à votre partenaire. Pétrissez-lui la cuisse en recherchant d'éventuelles tensions dans les muscles. Travaillez le devant et l'extérieur du membre, vers le bas et jusqu'au-dessus du genou, en évitant la partie intérieure. Faites rouler les muscles, en appuyant avec votre pouce et en les ramenant vers vous avec vos autres doigts.

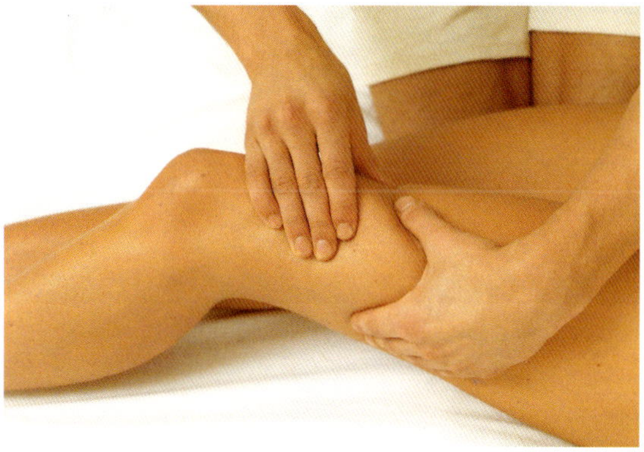

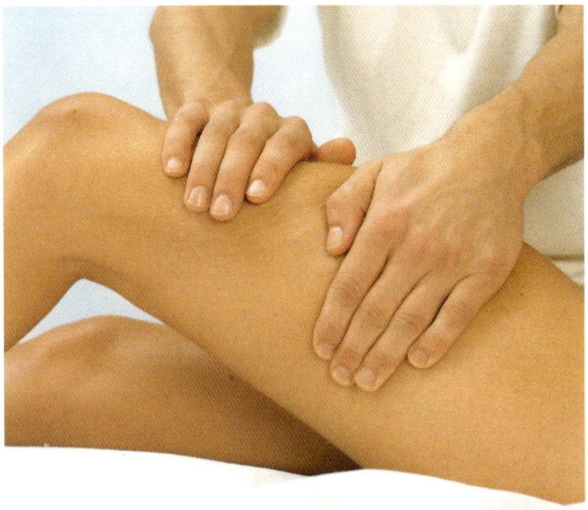

TORSION DE LA CUISSE

Ci-dessus : effectuez des mouvements de torsion à partir du haut de la cuisse jusqu'à la jambe. Posez vos mains de chaque côté de la cuisse et appuyez assez fermement pour ramener dans votre direction votre main la plus éloignée, tout en effectuant le mouvement contraire avec l'autre main.

ÉTIREMENT DE LA JAMBE

Ci-dessous : installez-vous aux pieds de votre partenaire. Levez légèrement sa jambe, en plaçant une main sous le talon et en posant l'autre sur le dessus du pied. En gardant la jambe soulevée, tirez doucement vers vous en sollicitant davantage la main qui est en contact avec le talon.

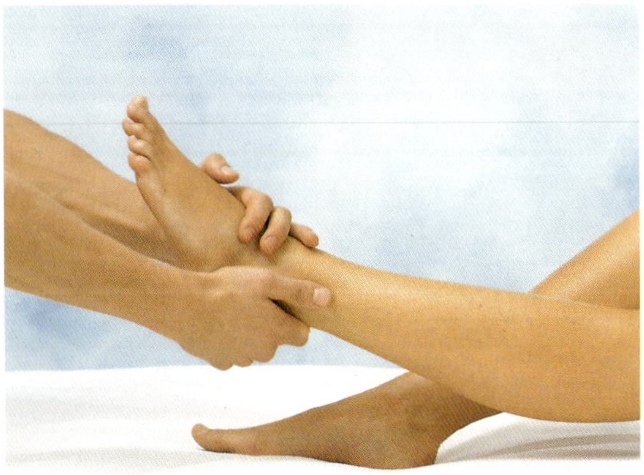

ÉTIREMENT TRANSVERSAL DU PIED

Ci-dessous : entourez de vos mains le pied de votre partenaire, vos pouces placés au-dessus et les autres doigts par-dessous. Faites glisser vos mains de part et d'autre du pied, en sollicitant surtout le plat des pouces. Répétez le mouvement plusieurs fois de suite, en évitant cependant d'appuyer directement sur les orteils.

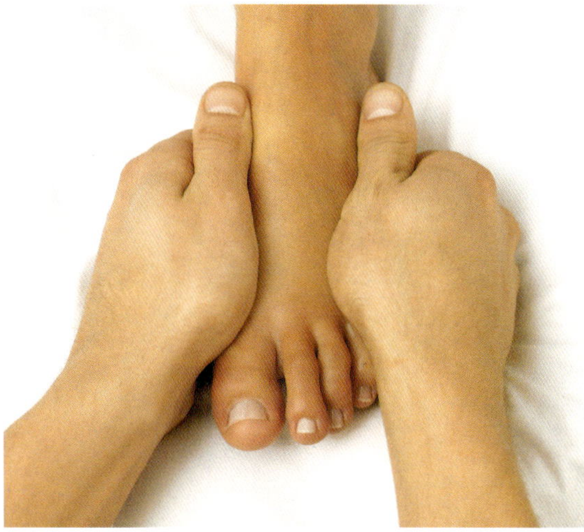

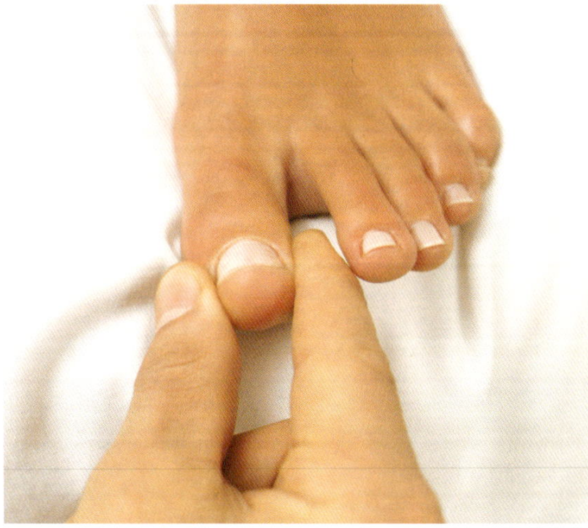

ÉTIREMENT DES ORTEILS

Ci-dessus : tenez fermement l'orteil de votre partenaire sur les côtés, entre votre pouce et votre index. Étirez-le en le tortillant légèrement depuis la base jusqu'à l'extrémité. Répétez l'exercice avec chaque orteil, en procédant par gestes fermes et assurés si votre partenaire est chatouilleux.
Cet étirement est vraiment agréable.

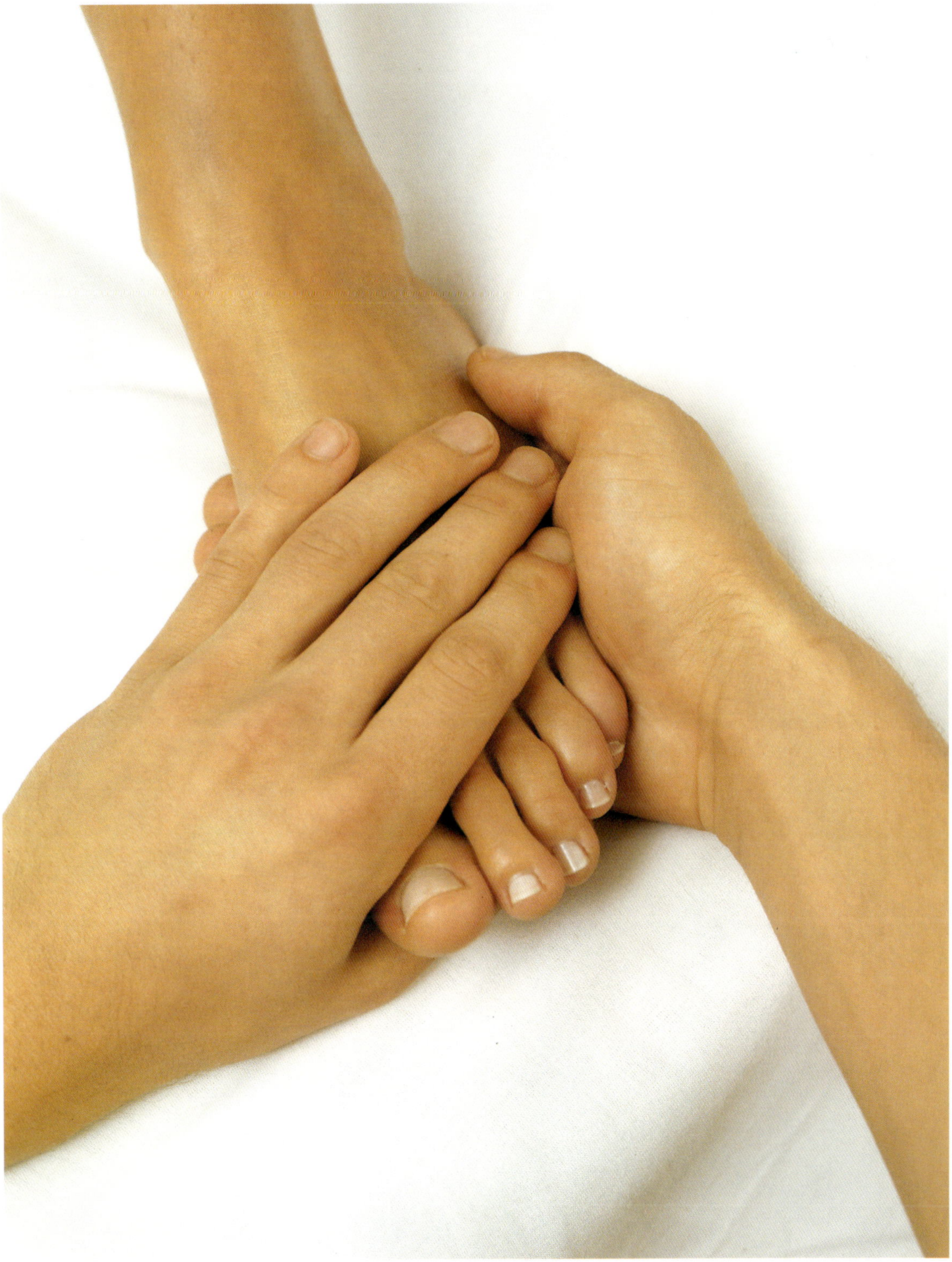

REPOS

Entourez de vos mains le pied de votre partenaire et restez ainsi pendant quelques instants. Concentrez-vous sur l'énergie qui se dégage de vos mains. Relâchez avec douceur, mais fermeté, avant de répéter le geste sur l'autre jambe.

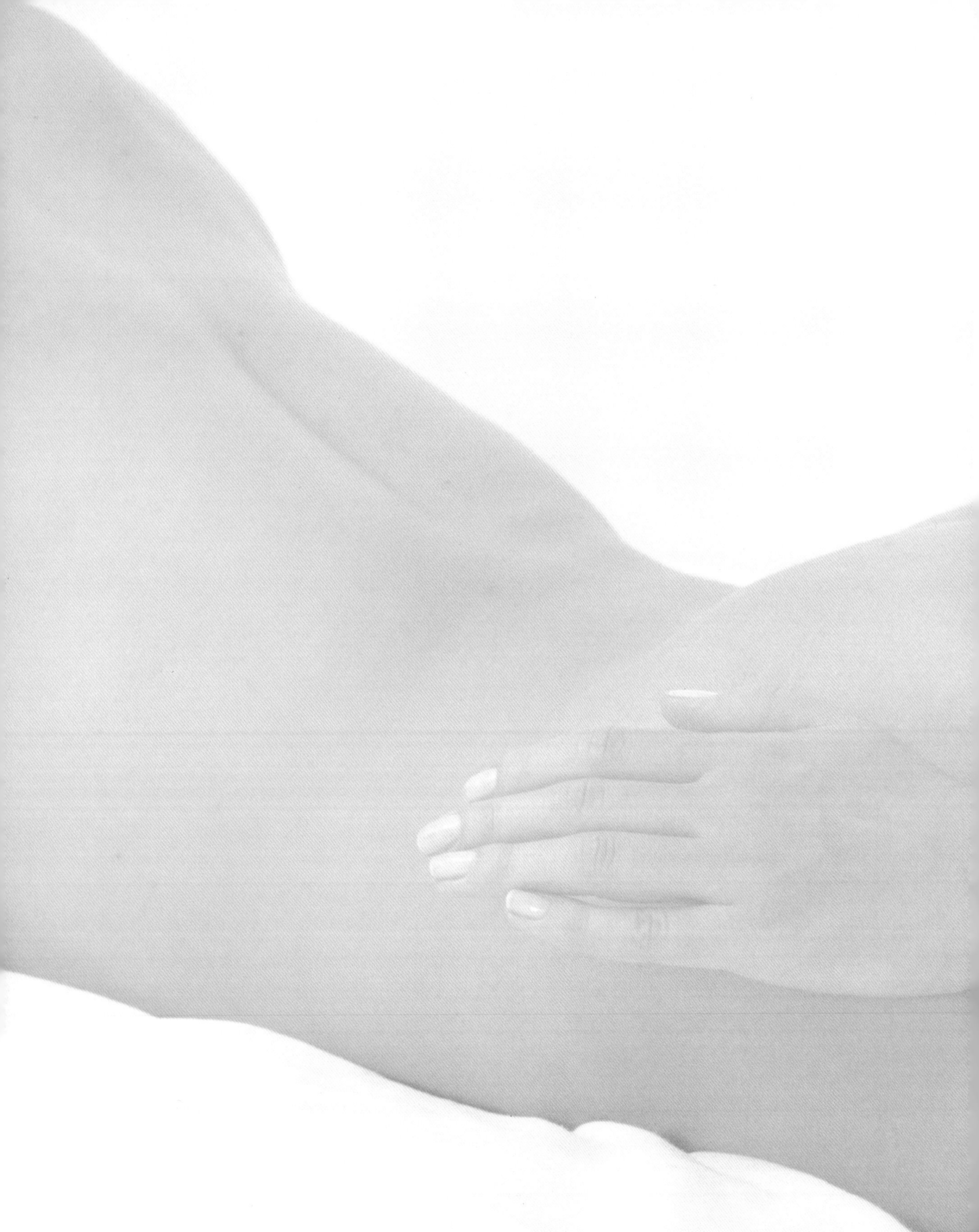

Techniques plus avancées

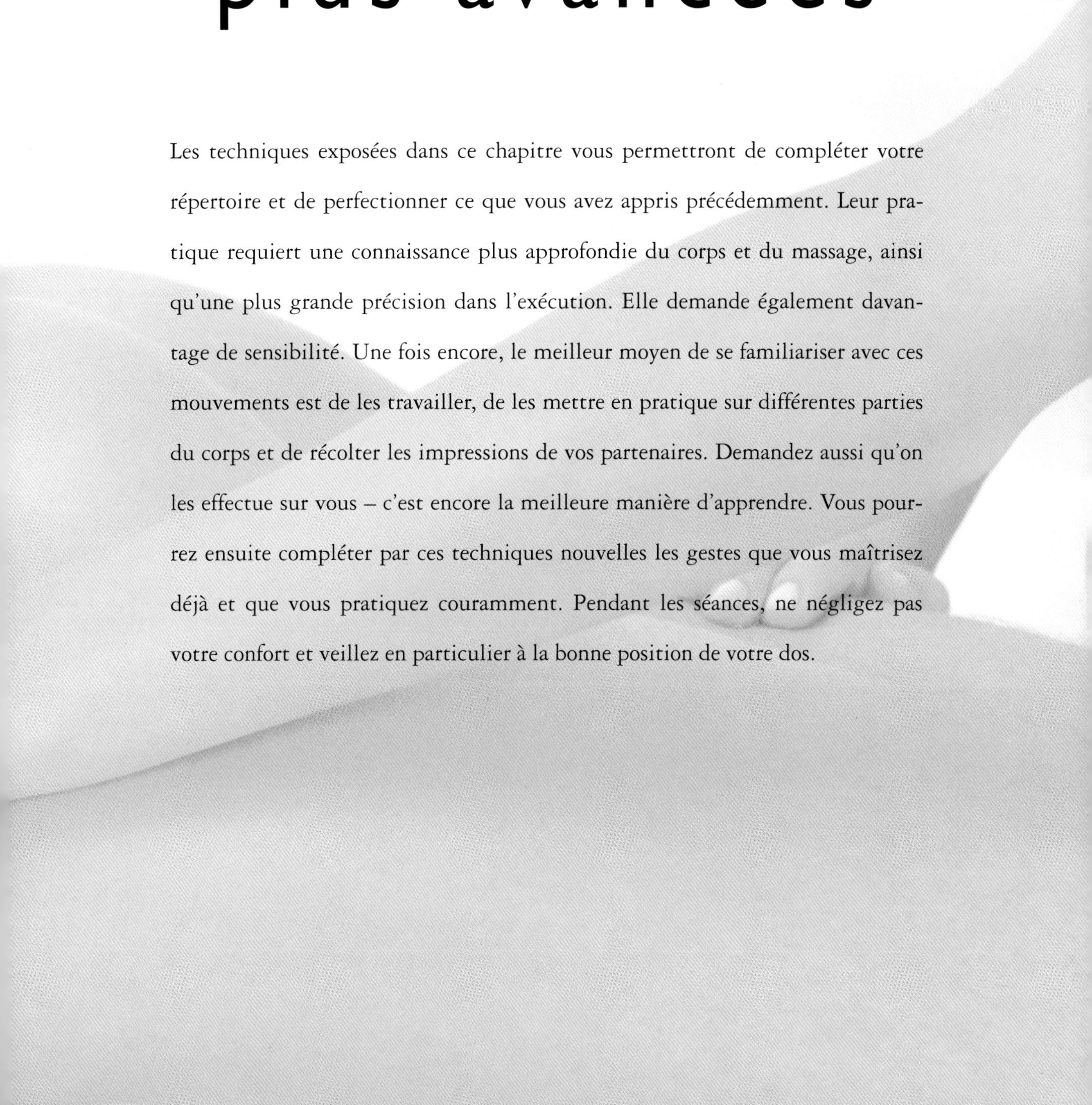

Les techniques exposées dans ce chapitre vous permettront de compléter votre répertoire et de perfectionner ce que vous avez appris précédemment. Leur pratique requiert une connaissance plus approfondie du corps et du massage, ainsi qu'une plus grande précision dans l'exécution. Elle demande également davantage de sensibilité. Une fois encore, le meilleur moyen de se familiariser avec ces mouvements est de les travailler, de les mettre en pratique sur différentes parties du corps et de récolter les impressions de vos partenaires. Demandez aussi qu'on les effectue sur vous – c'est encore la meilleure manière d'apprendre. Vous pourrez ensuite compléter par ces techniques nouvelles les gestes que vous maîtrisez déjà et que vous pratiquez couramment. Pendant les séances, ne négligez pas votre confort et veillez en particulier à la bonne position de votre dos.

Pression glissée du pouce

Ce mouvement se pratique avec toute la longueur du pouce, en appuyant aussi bien avec la partie charnue qu'avec les côtés du doigt. On fait rouler les pouces en alternance, dans un mouvement de vague continu. Ce faisant, on peut soit poser délicatement les autres doigts sur le corps du partenaire, soit décoller légèrement les mains de sa peau. La pression glissée du pouce s'exerce sur des endroits précis, comme les pieds, ou pour travailler sur sa longueur une bande de muscles. On l'applique à la suite de mouvements fermes et assouplissants, pour dissiper ou pour relâcher la tension, ou encore pour « reconnecter » deux parties du corps. On le travaille vers l'extérieur du corps ou depuis la base d'un membre jusqu'à son extrémité (comme le nez).

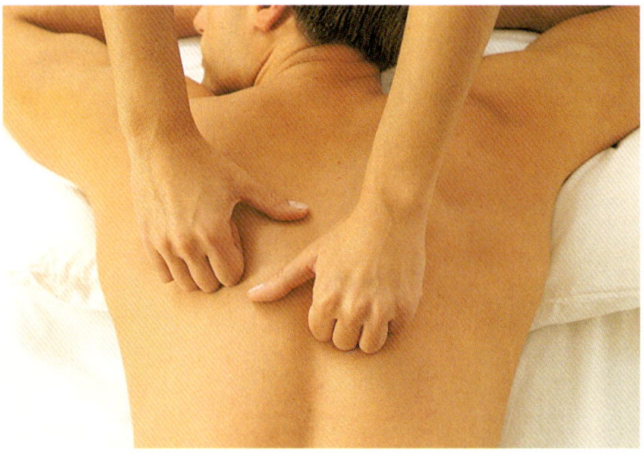

LA COLONNE VERTÉBRALE

En commençant par le haut du dos, placez la longueur du pouce sur la bande de muscles située le long de la colonne vertébrale. Faites rouler vers le bas, en appuyant vers l'extérieur. Décollez légèrement le pouce et enchaînez avec l'autre, en reprenant à chaque fois un peu plus bas. Continuez ainsi jusqu'en bas du dos.

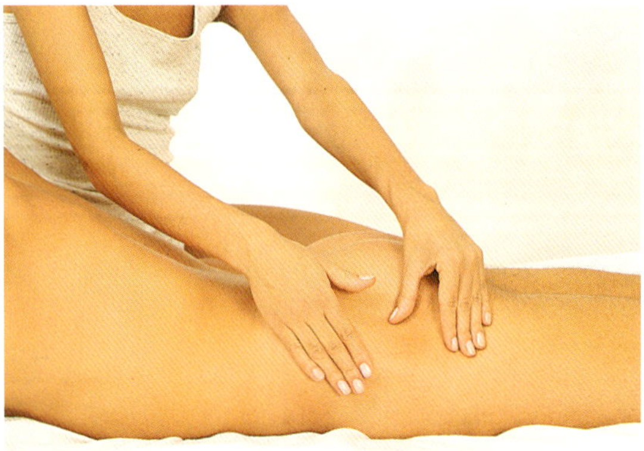

LES FESSES

Installez-vous à côté de votre partenaire et penchez-vous légèrement au-dessus de lui. Faites rouler le pouce sur la fesse, en diagonale, en commençant au niveau du sacrum et en travaillant vers la hanche. Faites intervenir les pouces en alternance et procédez par gestes courts. Répétez la séquence plusieurs fois.

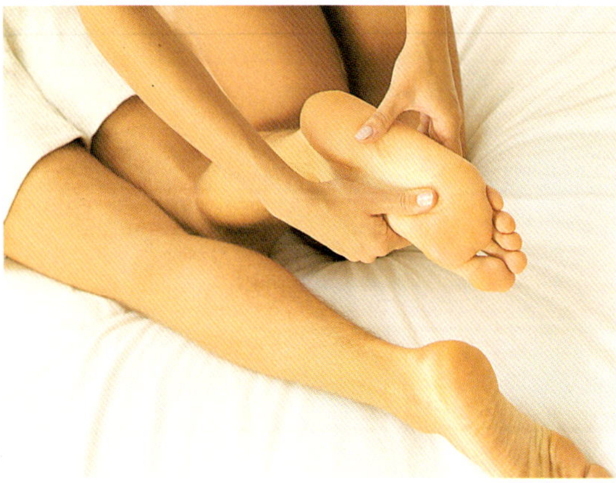

LA PLANTE DES PIEDS

Placez-vous aux pieds de votre partenaire. Soutenez-lui le pied avec vos deux mains, les pouces reposant sur la plante et les autres doigts étant refermés par-dessous. Faites rouler un pouce sur toute la longueur du pied, depuis le talon jusqu'aux orteils, et enchaînez avec l'autre pouce dans la même direction. Couvrez la surface la plus large possible. Procédez avec douceur sur la voûte plantaire et travaillez les orteils jusqu'à leur extrémité.

Pression circulaire du pouce

La pression circulaire du pouce se pratique avec le coussinet. On peut effectuer les mouvements sur place, les pouces travaillant alors en alternance, ou l'on peut se déplacer sur une certaine surface, les deux pouces passant au-dessus ou autour d'une région donnée. Dans les deux cas, il faut appuyer avec le coussinet du doigt et effectuer très lentement des gestes circulaires. Ces mouvements s'exercent sur des endroits souples plutôt que très musclés, où l'on peut appuyer sur les os (comme les mains et les pieds), ou encore le long de la colonne vertébrale et autour des articulations. Ils aident à dissiper la tension accumulée dans des parties musclées assez restreintes ou très précises, et plus généralement après des mouvements d'assouplissement.

LES PAUMES

Tenez la main de votre partenaire comme indiqué sur la photo. Posez votre pouce au centre de la paume (les autres doigts soutenant la main par-dessous), appuyez et effectuez un mouvement circulaire vers l'extérieur. Enchaînez avec l'autre pouce en procédant de même. Travaillez toute la surface de la paume, en faisant intervenir les pouces en alternance. Effectuez des cercles plutôt larges qui couvrent la base des doigts et la naissance du poignet.

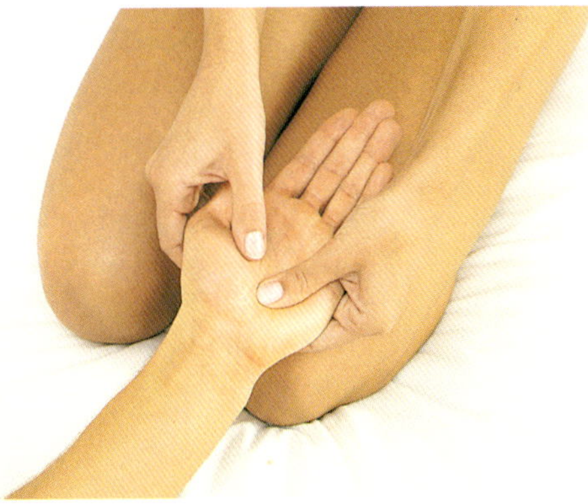

LES GENOUX

Installez-vous aux pieds de votre partenaire. Soutenez-lui le genou avec vos mains, posez vos pouces à la base de la rotule et effectuez simultanément de petits mouvements circulaires vers l'extérieur. Ce faisant, remontez sur les côtés de la rotule (sans vous en éloigner), jusqu'à ce que vos pouces se rejoignent sur le dessus. Appuyez en direction du genou.

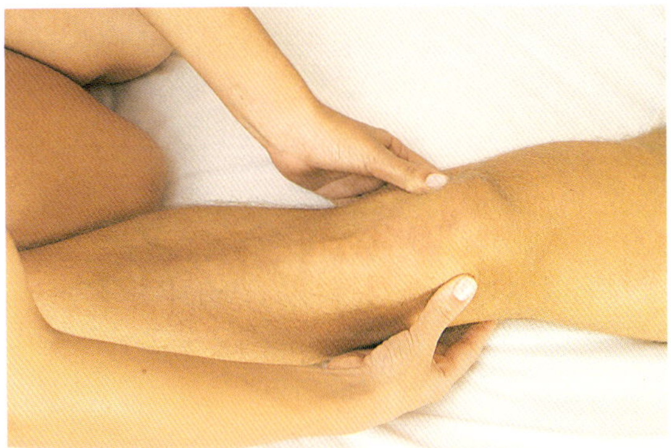

LA COLONNE VERTÉBRALE

Placez-vous de manière à pouvoir travailler sur toute la longueur de la colonne vertébrale.
En commençant par le bas du dos, placez vos pouces sur les muscles situés de part et d'autre des vertèbres. Effectuez de petits gestes circulaires vers l'extérieur tout en remontant vers le cou.
Ce faisant, travaillez les muscles vers le haut et vers l'extérieur. Concentrez-vous sur les points de tension que vous pourriez rencontrer.

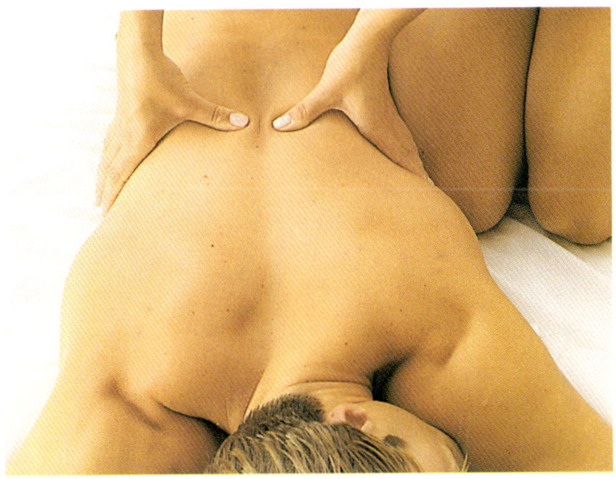

Friction

C'est un mouvement de pression travaillé en profondeur, en appuyant sur un endroit donné tout en y effectuant des cercles très restreints. Le fait de ne pas déplacer le doigt d'un point à un autre permet d'exercer une pression plus importante. Le geste doit être précis, étant donné qu'il s'effectue sur une surface musculaire limitée, le long de la colonne vertébrale ou encore autour d'une articulation. Adaptez la pression à la partie du corps que vous travaillez et procédez avec délicatesse lorsque cela est nécessaire. La friction est un moyen efficace de détendre, mais il ne faut l'exercer que dans les endroits où le relâchement en profondeur est efficace. On peut compléter ce mouvement par de douces pressions vibratoires.

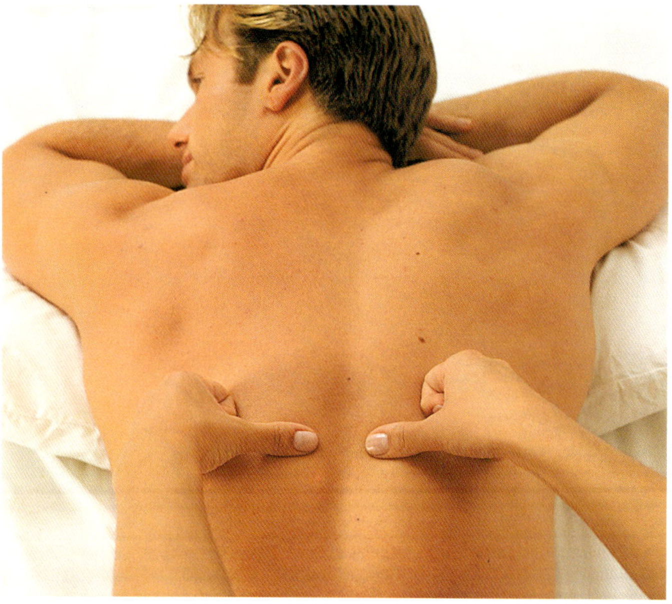

LA COLONNE VERTÉBRALE

Placez les pouces sur la bande de muscles située de part et d'autre de la colonne vertébrale, là où vous ressentez une tension particulière. Appuyez tout en effectuant sur place une petite rotation et en maintenant la pression. Prolongez le mouvement et vérifiez auprès de votre partenaire que vous n'appuyez pas trop fort, puis relâchez. Ce geste aide à la relaxation du muscle sur lequel vous travaillez directement.

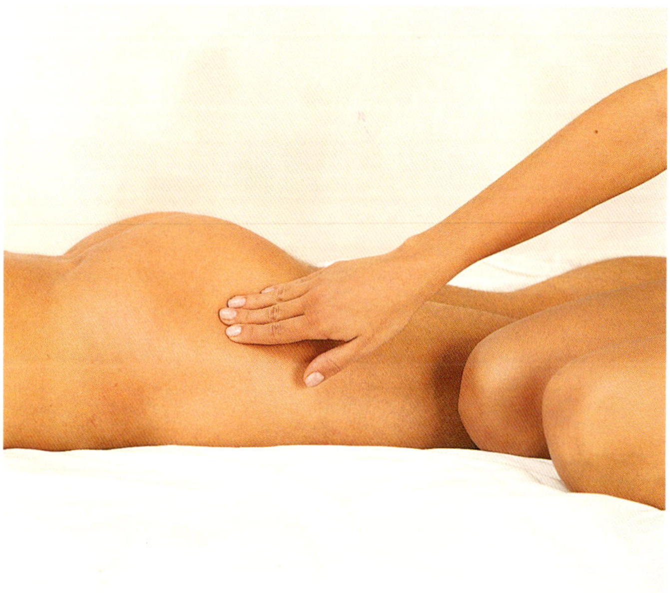

LA HANCHE

Posez le bout des doigts au niveau de l'articulation de la hanche et appuyez en diagonale en direction de l'articulation elle-même. Travaillez en maintenant la pression, tout en effectuant sur place une petite rotation. (En fait, il ne vous sera pas possible de toucher l'articulation, étant donné qu'elle est située plutôt en profondeur.) Ce mouvement permet de dissiper la tension accumulée dans les tissus environnants.

LA CHEVILLE

Placez-vous aux pieds de votre partenaire. Tenez-lui le pied d'une main et utilisez le pouce de l'autre pour appuyer sur toute la surface de la cheville. Appuyez en diagonale vers l'articulation avec le coussinet, tout en effectuant de petites rotations. Vérifiez auprès de votre partenaire que la pression lui convient. Travaillez l'intérieur et l'extérieur de la cheville, aux abords de l'articulation.

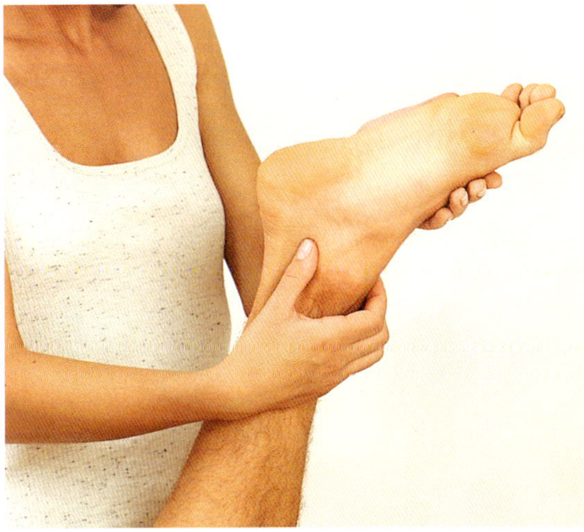

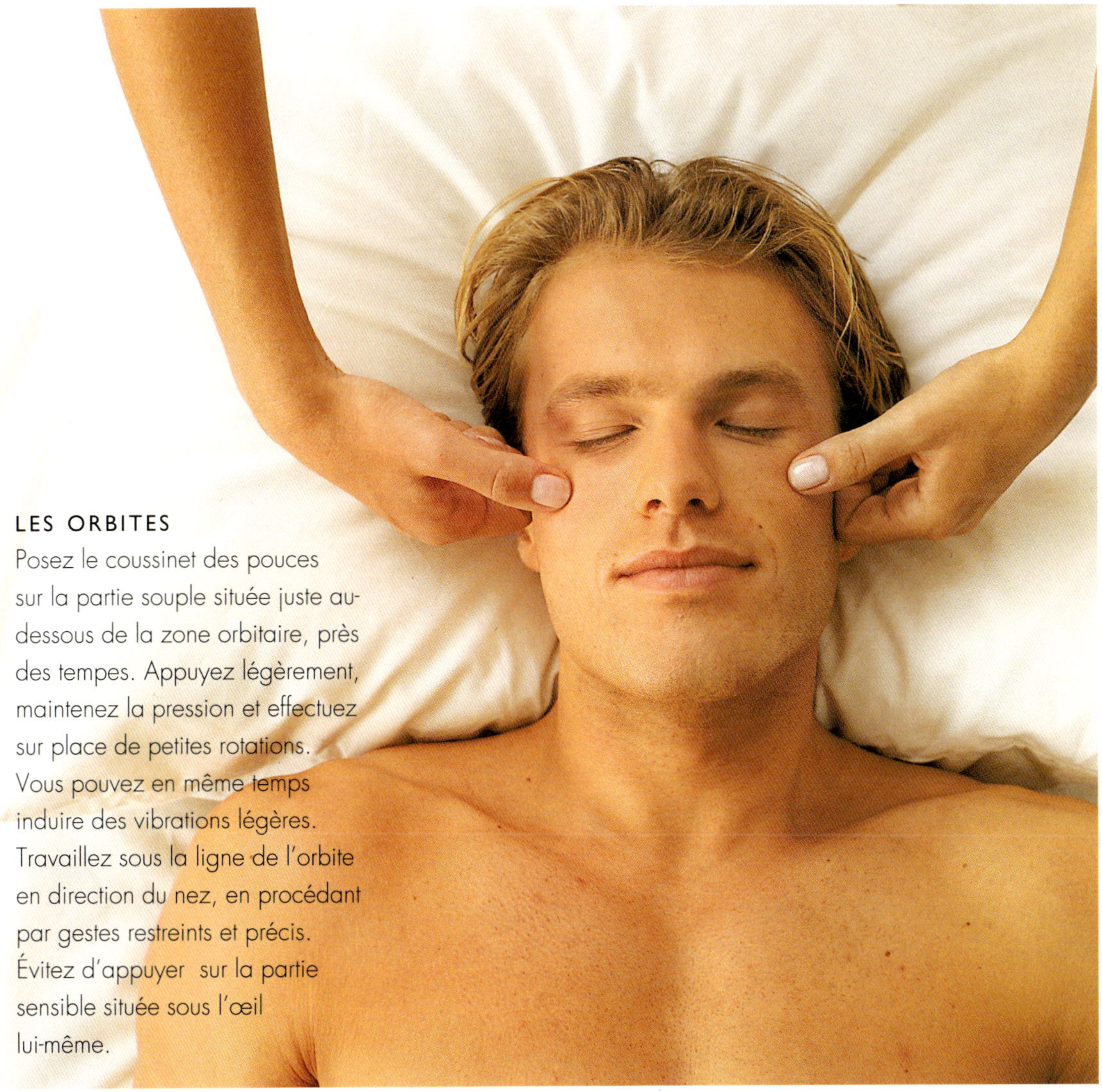

LES ORBITES

Posez le coussinet des pouces sur la partie souple située juste au-dessous de la zone orbitaire, près des tempes. Appuyez légèrement, maintenez la pression et effectuez sur place de petites rotations. Vous pouvez en même temps induire des vibrations légères. Travaillez sous la ligne de l'orbite en direction du nez, en procédant par gestes restreints et précis. Évitez d'appuyer sur la partie sensible située sous l'œil lui-même.

Pression des paumes

En utilisant la partie charnue des paumes au lieu du bout des doigts, on peut appliquer une pression plus soutenue, sur une surface musculaire étendue aussi bien que restreinte. En effet, en tirant les poignets vers l'arrière et en appuyant de son poids le mouvement des paumes, on peut renforcer les mouvements de pression classiques ou exercer une pression accrue sur certains endroits précis, comme les fesses. Cette technique permet un travail en profondeur, en particulier sur les muscles. Sur les bras et les jambes, les mouvements doivent être effectués en remontant, jamais en descendant. Appuyez en particulier sur les muscles, en relâchant la pression aux abords des articulations.

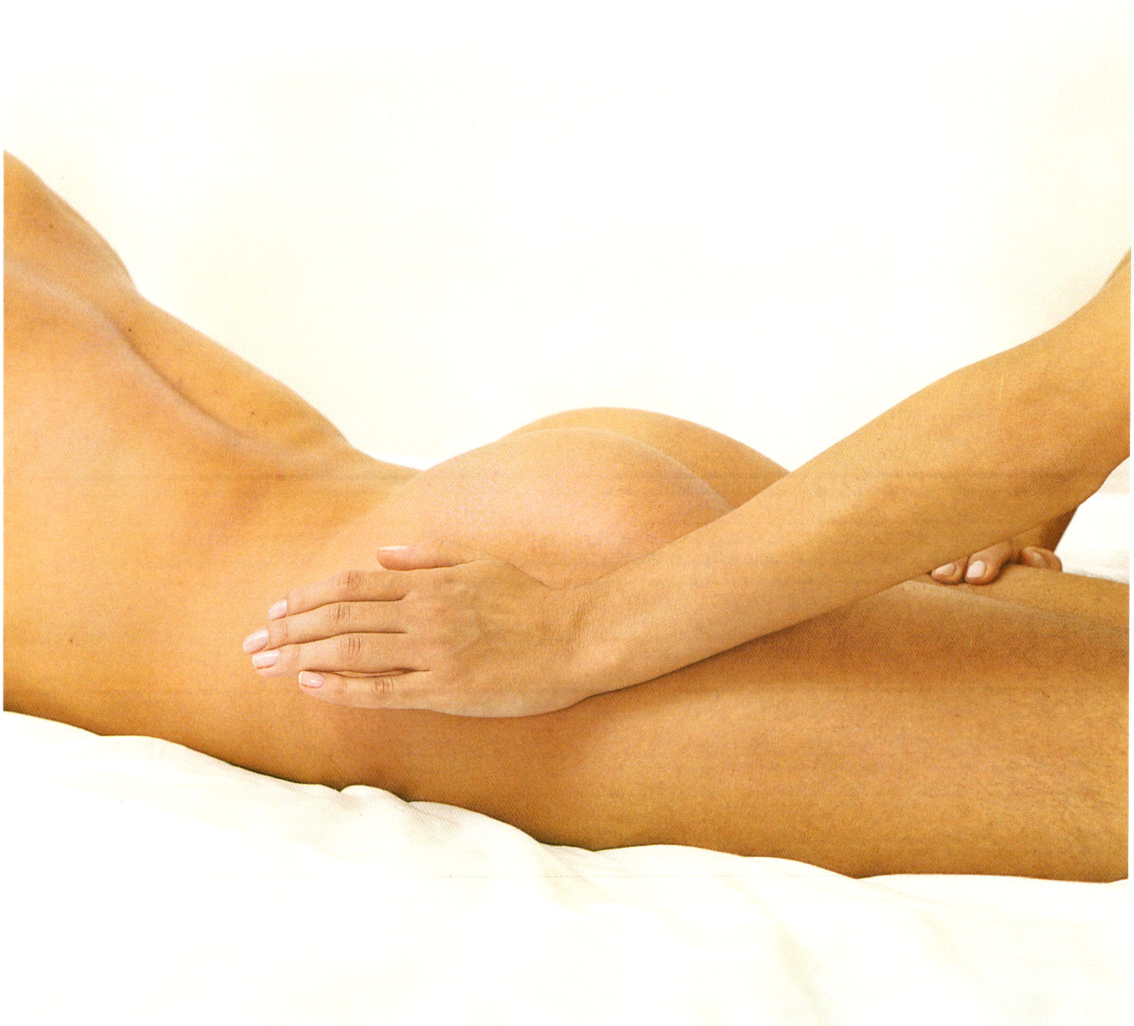

LA HANCHE

Fléchissez les poignets en arrière en relevant les doigts. Appuyez avec la paume sur l'articulation de la hanche et sur les fesses. Effectuez une pression sur l'articulation, suivie d'une rotation sur place, mais procédez par gestes circulaires plus larges sur les fesses. Travaillez uniquement les régions musclées et souples.

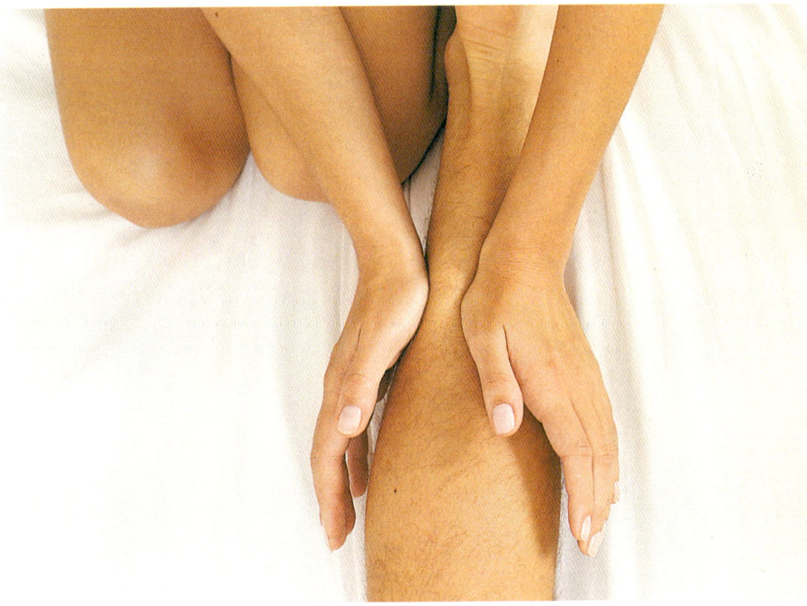

LE MOLLET

Ci-dessus : placez vos mains des deux côtés de la jambe, juste au-dessous du mollet. Fléchissez les poignets en arrière, de manière à pouvoir appuyer avec la partie charnue des paumes et à effectuer des mouvements de pression. Travaillez sur la longueur du mollet, et recommencez pour en couvrir toute la surface. Relâchez la pression aux abords du genou.

LA CUISSE

Ci-dessous : posez les mains sur les muscles de la cuisse, juste au-dessus du genou. Effectuez en remontant le long de la cuisse des mouvements de pression que vous appuierez de votre poids. Évitez le haut et l'intérieur des cuisses, et terminez au niveau de la hanche. Comme pour le mouvement précédent, travaillez dans le sens de la longueur.

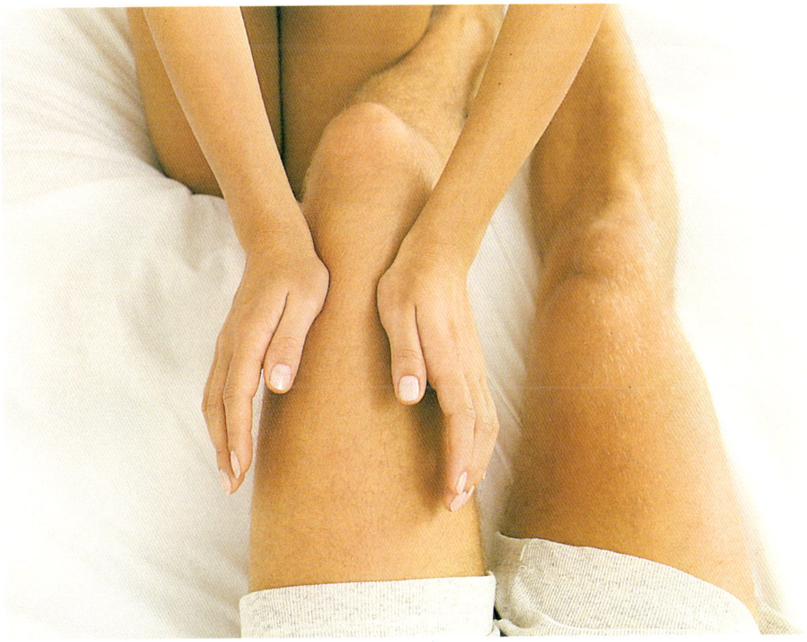

Balancement

Le balancement est un mouvement très doux que l'on peut effectuer pour terminer une séquence sur un endroit donné, ou parfois pour assouplir une zone spécifique dans le cas d'un sujet particulièrement tendu. Posez vos mains sur les flancs de votre partenaire. Faites-les travailler en alternance en les relevant vers le milieu du corps, de manière à faire balancer celui-ci au rythme de vos gestes. Outre le fait qu'il est amusant, ce mouvement procure une sensation de liberté et de mobilité, tout en décontractant les muscles et en assouplissant les articulations. Il est possible de faire balancer chaque bras ou chaque jambe séparément et, en plaçant vos mains à différentes hauteurs, à la fois le haut et le bas du corps.

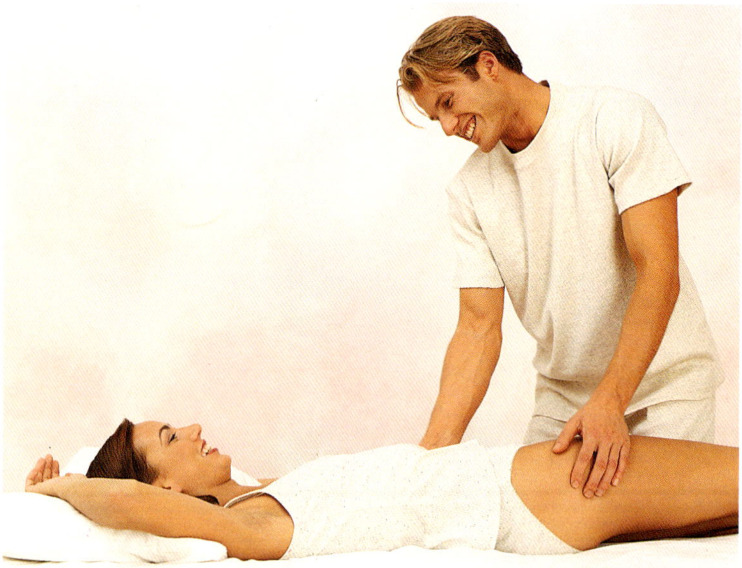

LES HANCHES ET LA POITRINE

Posez une main sur le côté de la cage thoracique et l'autre sur la hanche opposée. Tapotez de chaque côté vers le milieu du corps, de manière à le faire balancer. Puis, tout en continuant ce mouvement de balancier, faites progressivement glisser vers le bas la main supérieure et en sens opposé la main inférieure. Revenez ensuite à la position initiale.

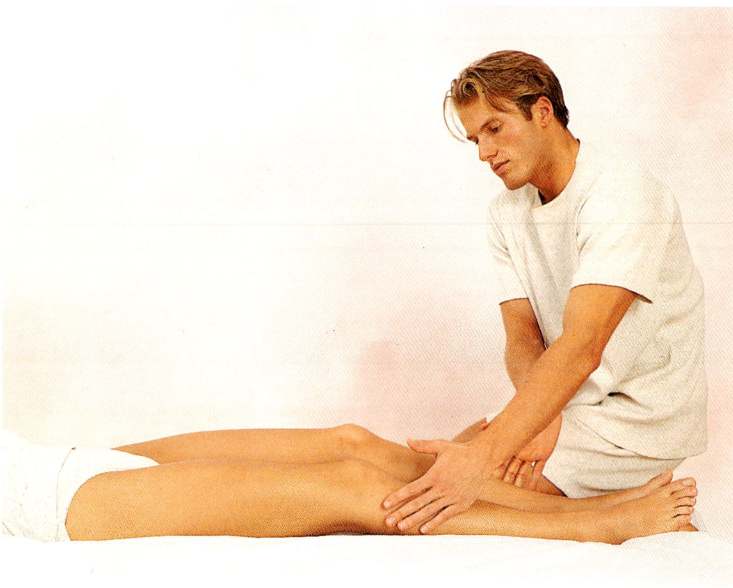

LES JAMBES

Posez les deux mains en haut des jambes. Faites balancer le corps de votre partenaire en tapotant de chaque côté des cuisses (utilisez vos deux mains alternativement), tout en faisant progressivement glisser vos mains le long de l'extérieur des jambes en direction des pieds. À ce niveau, l'amplitude des mouvements doit diminuer. Revenez à la position initiale et reprenez la séquence une fois encore.

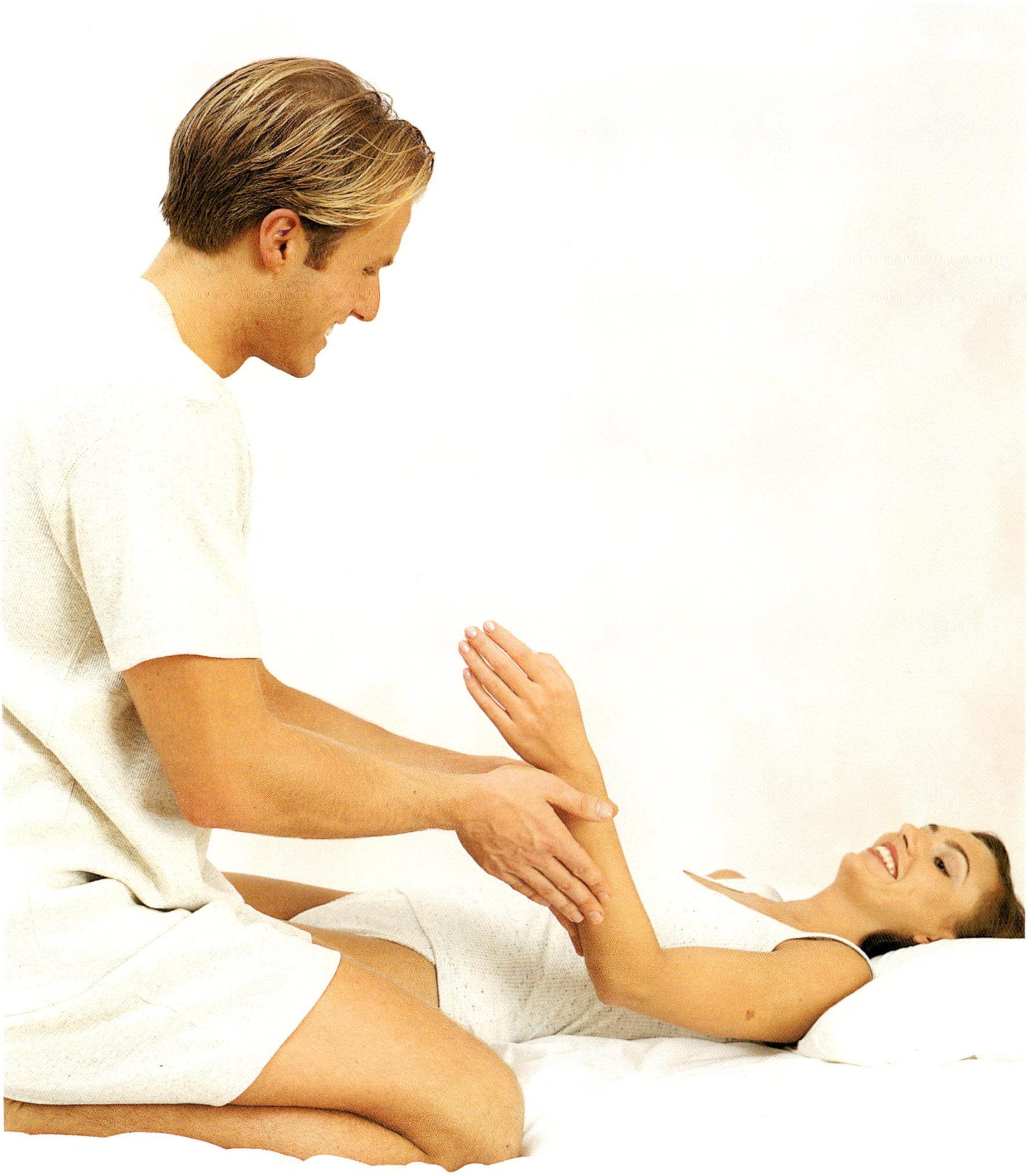

LES BRAS

Installez-vous à côté de votre partenaire. Soulevez son bras, que vous tenez sur les côtés. Tapotez chaque côté alternativement pour induire un balancement tout en faisant glisser vos mains en direction du poignet. Terminez en travaillant la main. Pour changer, il est possible de limiter les mouvements à l'avant-bras, en faisant balancer celui-ci d'avant en arrière, légèrement, mais fermement. Veillez à ce que la main et le poignet de votre partenaire soient relâchés et détendus.

Percussion

Cette technique regroupe une série de mouvements, dont certains sont pratiqués avec le bord cubital (le tranchant) de la main, celle-ci étant ouverte ou fermée, ou avec le plat de la main (il s'agit alors d'une forme de clapping). Les gestes doivent être effectués rapidement, pour stimuler le sujet et activer la circulation sanguine aux alentours de la région que l'on travaille. Personnellement, je n'emploie pas souvent ces techniques, mais elles peuvent se révéler agréables pour tonifier une partie du corps que l'on a déjà travaillée, pour accélérer le rythme du massage ou même, comme je l'ai entendu dire une fois, pour réveiller le sujet, afin qu'il ne soit pas engourdi après la séance. Les mouvements de percussion doivent être légers, mais vifs. Lorsqu'ils sont effectués correctement, ils produisent sur les muscles un bruit particulier. Ils conviennent pour le dos, les bras, les jambes et même pour la plante des pieds, à condition d'opérer avec précaution.

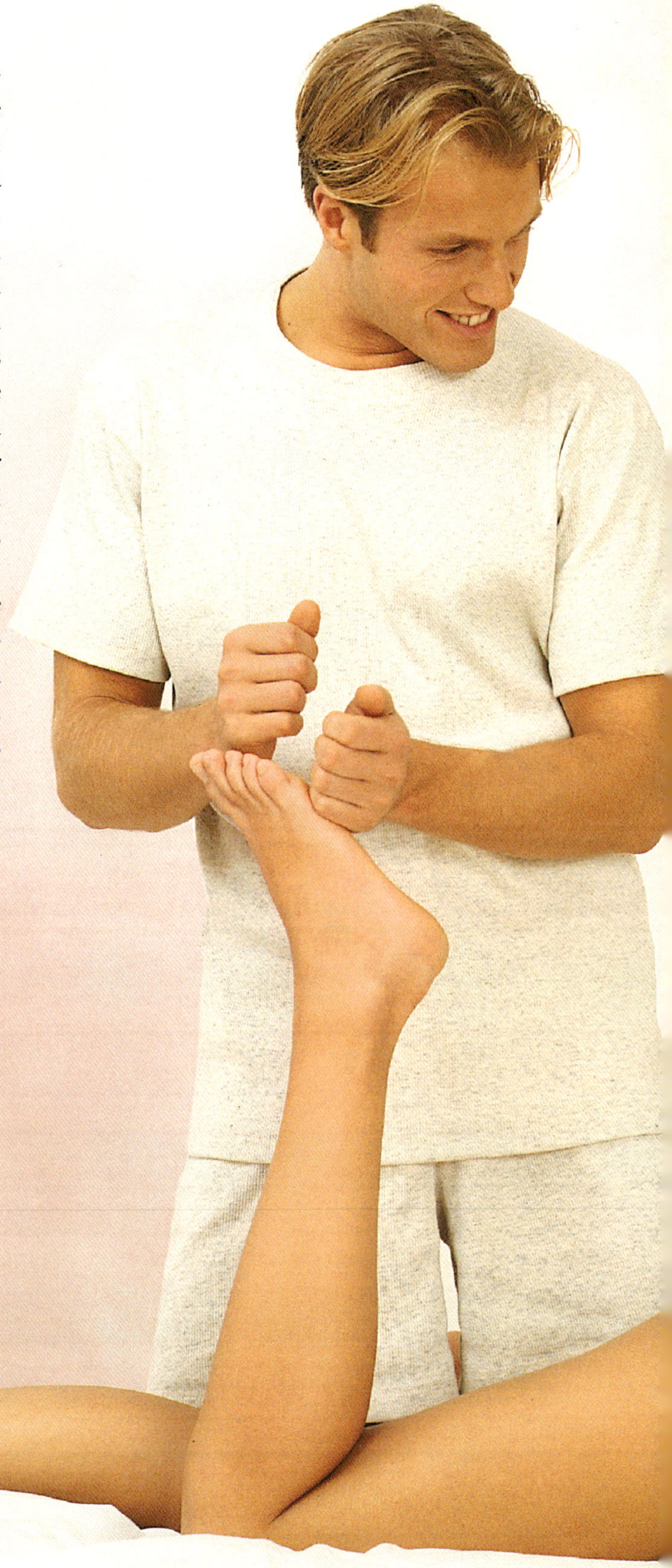

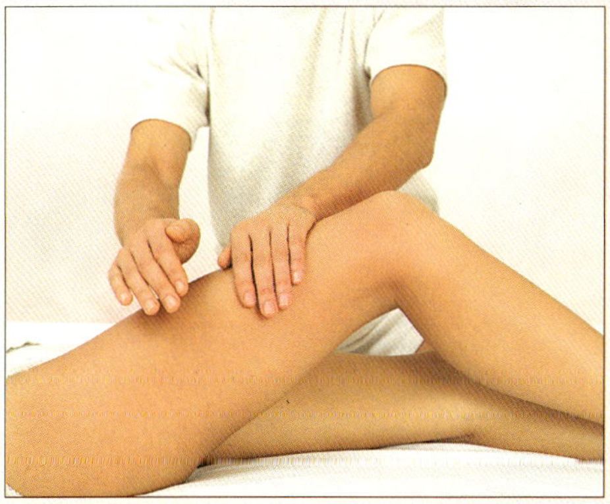

CLAPPING

À gauche : creusez la main. Appliquez-la fermement sur le muscle de la cuisse et décollez-la presque immédiatement en enchaînant les gestes rapidement. Faites intervenir l'autre main en alternance et procédez avec rapidité, en gardant la main recourbée de manière à piéger l'air au contact de la cuisse, ce qui produit un bruit de succion.

PERCUSSION AVEC LE TRANCHANT DE LA MAIN (MAINS OUVERTES)

À droite : gardez les mains détendues et ouvertes. Avec le tranchant, frappez d'un geste vif l'épaule de votre partenaire et relevez la main. « Hachez » sur toute la longueur de l'épaule, en répétant la séquence plusieurs fois et en gardant la main détendue, de manière à produire une série de claquements secs.

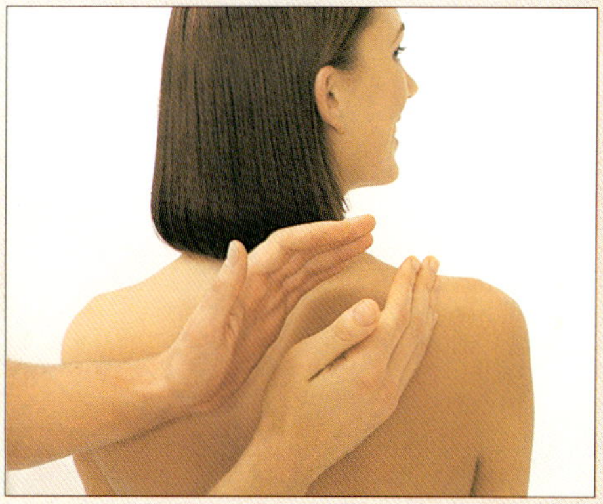

PERCUSSION AVEC LE TRANCHANT DE LA MAIN (POINGS FERMÉS)

Ci-dessous : fermez les poings sans les serrer, en gardant les poignets détendus. Frappez légèrement la plante du pied avec une main et relevez. Reprenez le mouvement en faisant travailler les mains en alternance. Couvrez ainsi toute la surface de la plante, en montant et en descendant. Procédez par gestes souples et légers, de manière à produire le claquement sec caractéristique. Ce mouvement stimule les différents points de pression sur le pied.

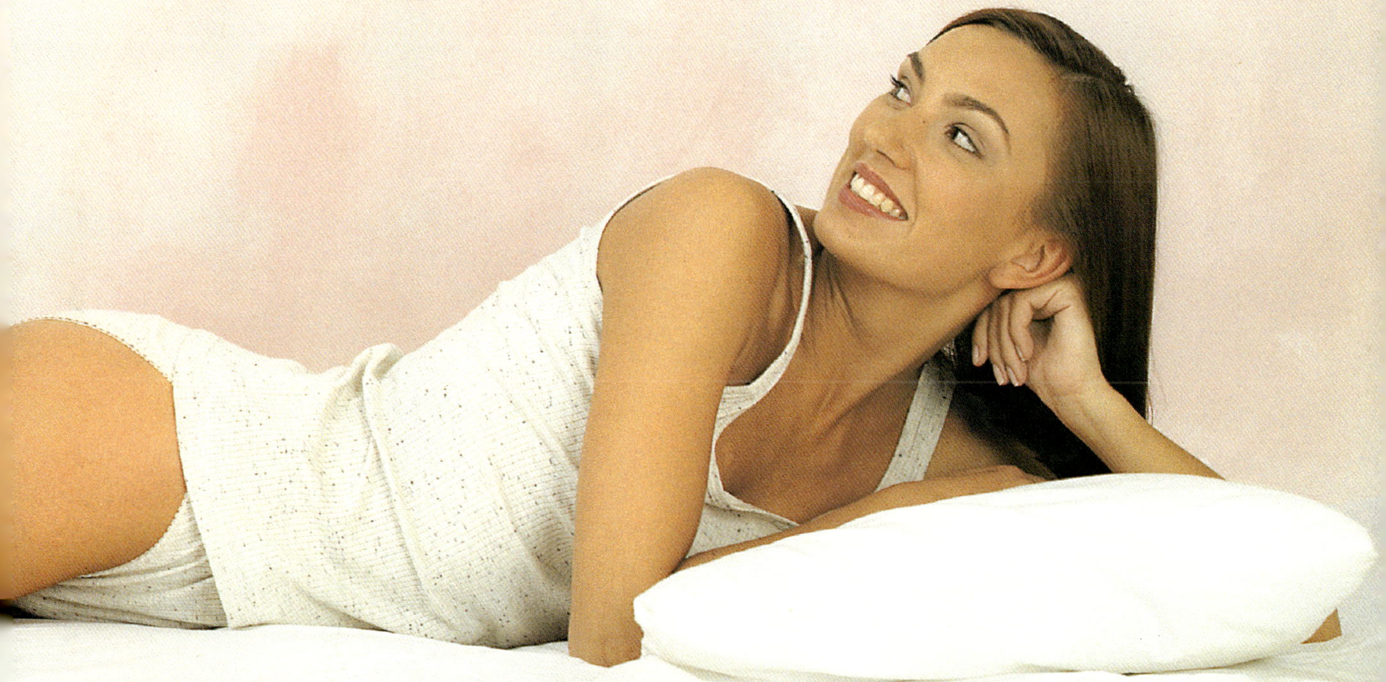

Shiatsu

Le shiatsu constitue par lui-même une thérapie très sophistiquée et très complexe. Cependant, il est possible d'inclure dans un massage classique quelques techniques relativement simples. Le principe repose sur le fait que l'on trouve sur les méridiens (lignes d'énergie) qui traversent notre corps de nombreux points de pression correspondant à tous nos organes. Si l'énergie d'un méridien est excessive ou insuffisante, le travail de ces points de pression permet de rétablir l'équilibre et de prévenir les maladies. Commencez par rechercher les points sur vous-même (un creux, une dépression, un endroit plus mou…). Appuyez avec le pouce ou l'index, puis relâchez progressivement la pression.

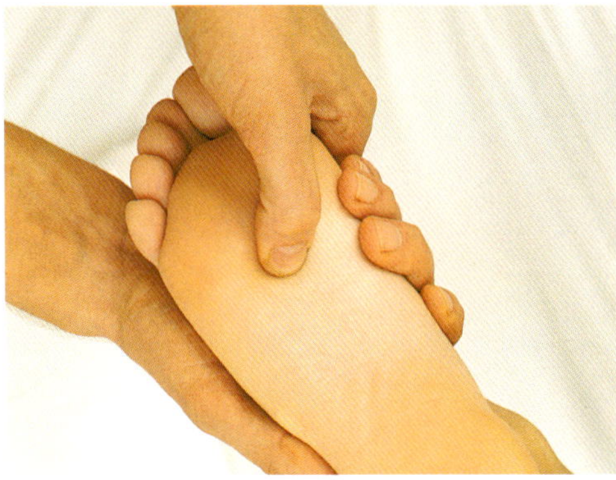

PARTIE ANTÉRIEURE DE LA PLANTE DU PIED

Posez votre pouce juste au-dessous de la partie antérieure de la plante, sur un point situé dans l'axe du deuxième orteil. Appuyez en maintenant la pression pendant trois secondes, puis relâchez progressivement. Ce point, qui correspond au foie, peut être sollicité pour stimuler le sujet, mais aussi pour le calmer ou le relaxer.

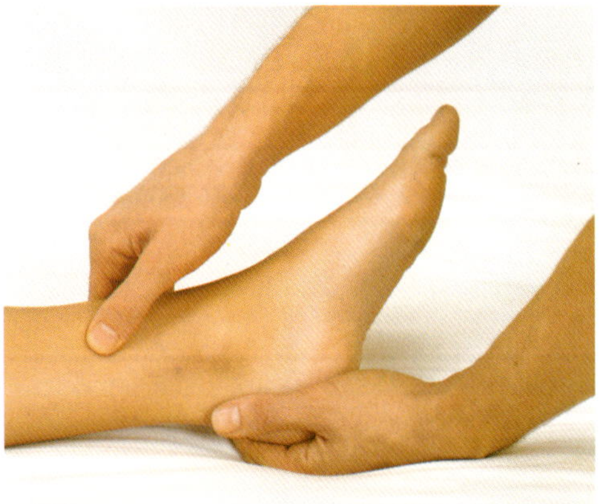

INTÉRIEUR DE LA CHEVILLE

Placez le pouce trois doigts au-dessus de la cheville, entre les os. Appuyez et maintenez la pression trois secondes, puis relâchez. Peut-être ce point vous semblera-t-il mou. Il stimule l'énergie de la rate, a un effet calmant, aide à soulager les règles douloureuses et à déclencher les contractions. Note : ne pas pratiquer ce mouvement sur les femmes enceintes.

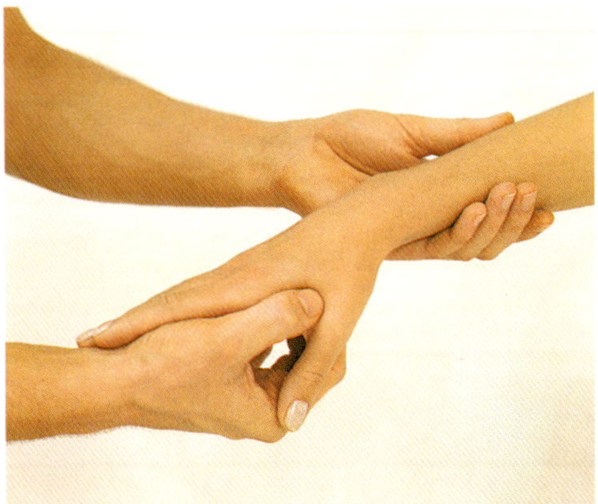

PALMATURE DU POUCE

Tenez la palmature du pouce et de l'index de votre partenaire entre votre pouce (dessous) et votre index (dessus). Pressez doucement pendant trois à cinq secondes, puis relâchez. En sollicitant ce point situé sur le méridien du gros intestin, on peut lutter contre les maux de tête, les refroidissements, les maux de dents et la constipation. Note : ne pas pratiquer ce mouvement sur les femmes enceintes.

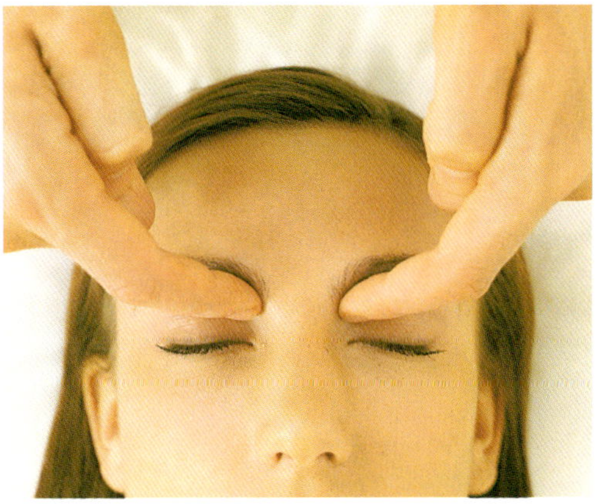

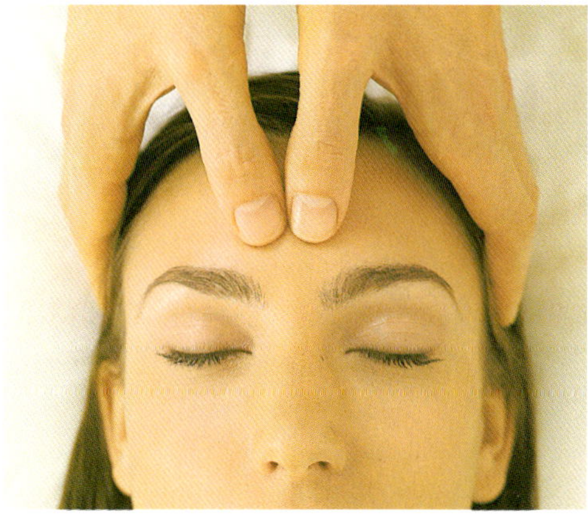

LE COIN INTÉRIEUR DE L'ŒIL

Placez l'index juste au-dessus du coin intérieur de l'œil. Recherchez la petite encoche située sous les sourcils dans l'axe des yeux. Appuyez doucement de chaque côté avec le doigt, maintenez la pression trois secondes, puis relâchez. Ce point, situé sur le méridien de la vessie, permet de soulager les maux de tête. N'appuyez pas trop fort, car il est très puissant.

LE MILIEU DU FRONT

Placez les pouces au milieu du front, juste au-dessus des sourcils. Appuyez doucement et relâchez. Répétez le mouvement en remontant progressivement vers le cuir chevelu. La stimulation de ces points situés sur le méridien gouverneur, qui traverse le milieu du corps, aide au relâchement de la tension et au bon moral du sujet.

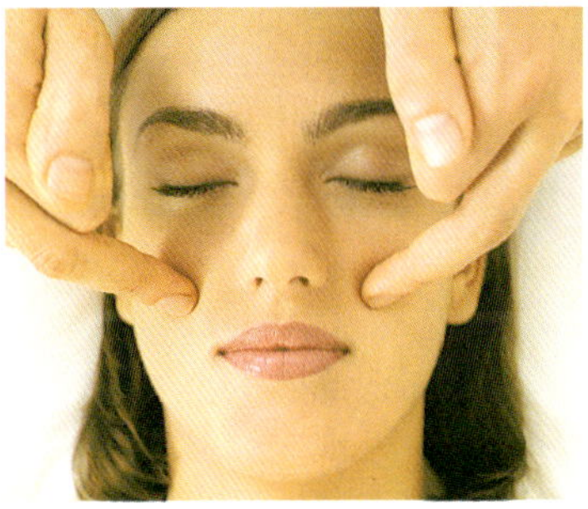

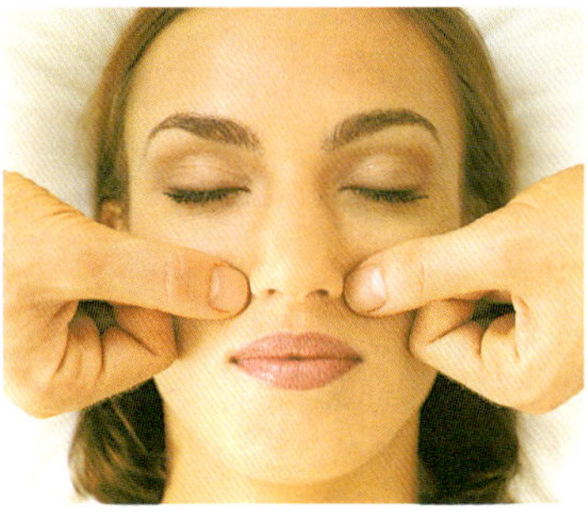

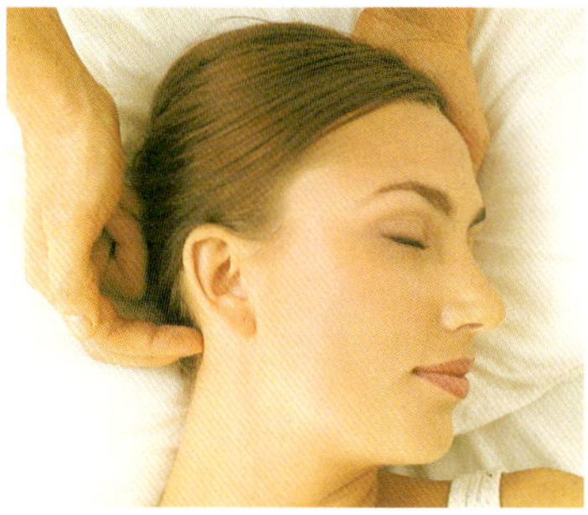

LES JOUES

Placez vos index de part et d'autre du nez, sous la crête inférieure de l'os zygomatique, et suivez cette ligne en direction de l'oreille jusqu'à ce que vous trouviez une encoche (elle se situe au tiers du chemin). Pressez en remontant sous l'os et relâchez. La stimulation de ces points aide à décongestionner le système respiratoire.

LES NARINES

Placez vos pouces de part et d'autre du nez, dans le creux situé juste au-dessous de la base des narines. Pendant trois secondes, appuyez à la fois vers le bas et en direction du nez, puis relâchez. La stimulation de ces points situés sur le méridien du gros intestin aide à dégager les sinus et le nez.

L'ARRIÈRE DE LA TÊTE

Appuyez du bout des doigts à la base du crâne, en remontant légèrement. Travaillez depuis la colonne vertébrale jusqu'à l'arrière de l'oreille, en stimulant trois points situés à intervalles réguliers sur cette trajectoire. La stimulation de ces points aide à soulager les maux de tête, les refroidissements et la tension.

Les articulations

Le travail sur les articulations implique que votre partenaire se décontracte totalement en observant la plus grande passivité pendant que vous effectuez les manipulations. Outre le fait qu'ils sont agréables, ces mouvements étirent et détendent les tissus situés autour des articulations, qui se resserrent généralement lorsque les muscles se contractent. Assurez-vous que votre partenaire se laisse aller de tout son poids ; veillez à le soutenir et procédez en douceur. N'essayez pas de le devancer : si vous ressentez la moindre résistance, relâchez la pression, et s'il se contracte, ralentissez le mouvement ou arrêtez-vous, jusqu'à ce qu'il soit à nouveau totalement détendu. Sinon, c'est lui qui effectuera le mouvement à votre place, ce qu'il ressentira comme inconfortable.

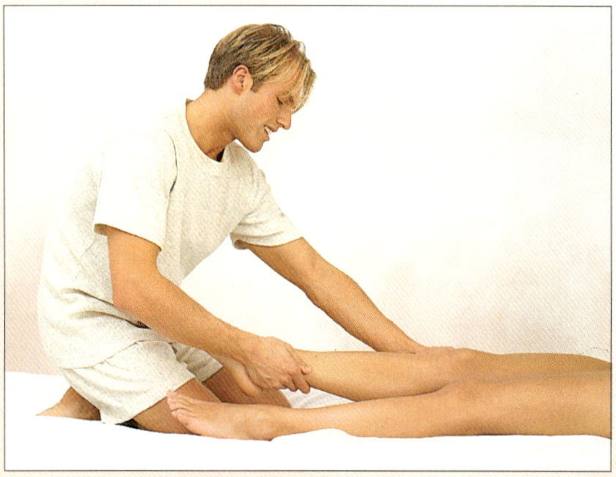

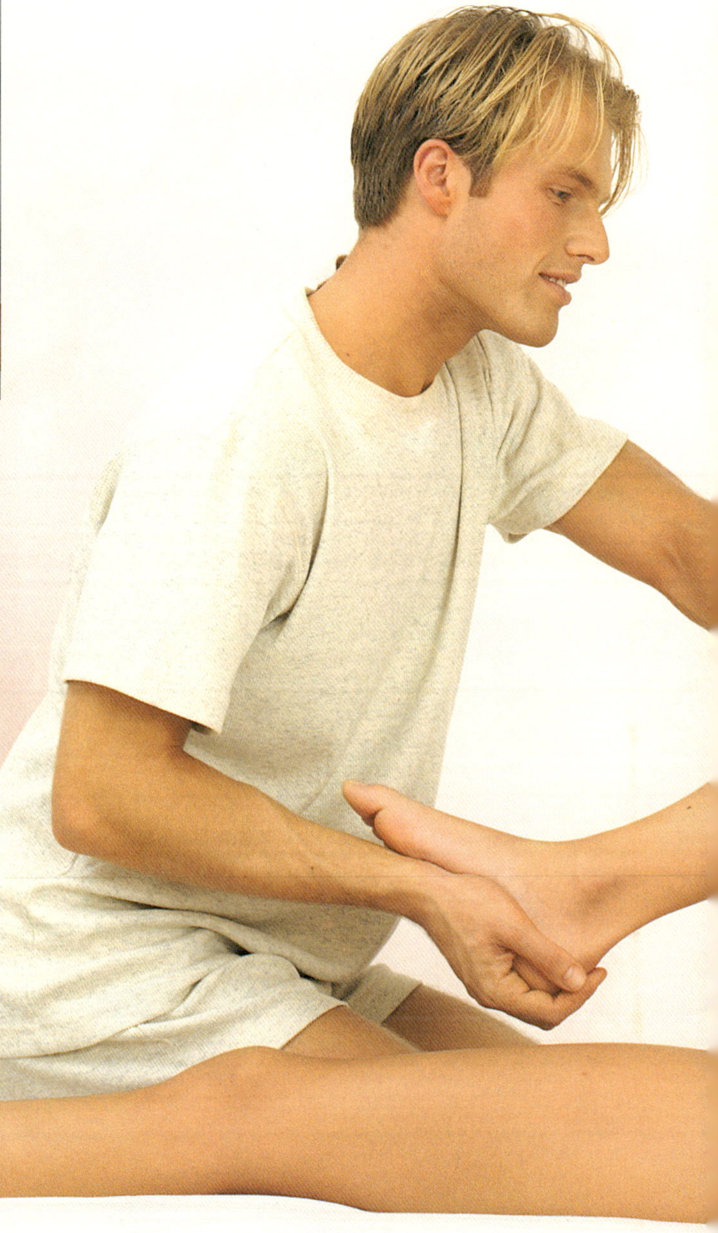

LA HANCHE

Votre partenaire étant allongé, soulevez-lui la jambe en la tenant au niveau du talon et du genou. Effectuez très lentement des mouvements circulaires, en vous assurant que l'articulation de la hanche est bien détendue. Ne persévérez pas s'il n'en est pas ainsi. Faites tourner la jambe trois fois dans chaque direction. Il n'est pas nécessaire d'effectuer des mouvements d'une trop grande ampleur – veillez simplement à ce que la hanche soit relâchée.

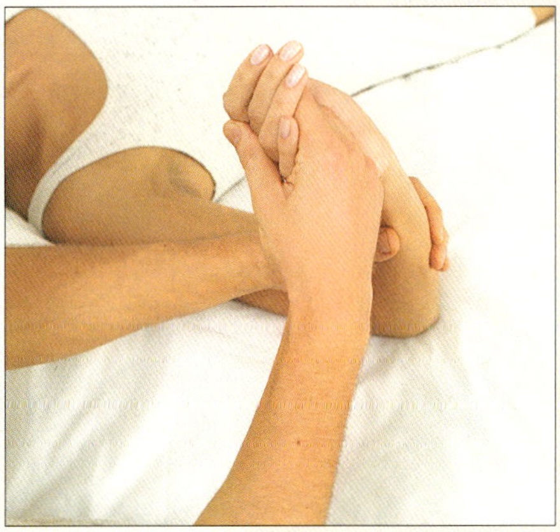

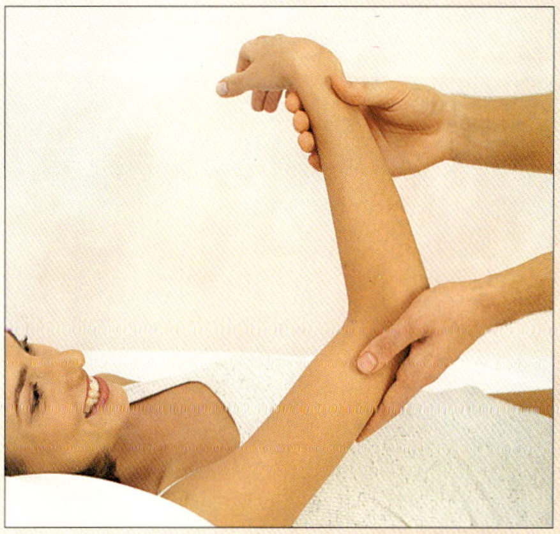

LE POIGNET

Relevez l'avant-bras en appui sur le coude, en tenant fermement la main de votre partenaire. Faites tourner son poignet lentement, trois fois dans chaque direction, en le fléchissant autant que possible. Ce faisant, soutenez le bras, que vous faites travailler avec votre autre main. Plus vous procéderez en douceur, meilleur sera le résultat.

L'ÉPAULE

Votre partenaire étant allongé, levez-lui le bras, que vous soutiendrez au niveau du poignet et du coude. Faites-le tourner trois fois, en dirigeant le mouvement avec vos mains. Effectuez des cercles aussi larges que possible, tout en procédant avec régularité et douceur. Reposez le bras avec délicatesse à la fin du mouvement,.

LA HANCHE

Soulevez la jambe de votre partenaire, en la tenant au talon et sous le genou. Repliez-la vers la poitrine. Appuyez jusqu'à ressentir une certaine résistance, relâchez progressivement, puis répétez le mouvement en appuyant davantage. Augmentez l'étirement en pressant sous le genou et sur le talon. Ce mouvement fait travailler l'articulation de la hanche et étire les muscles du bas du dos. Reposez la jambe avec douceur.

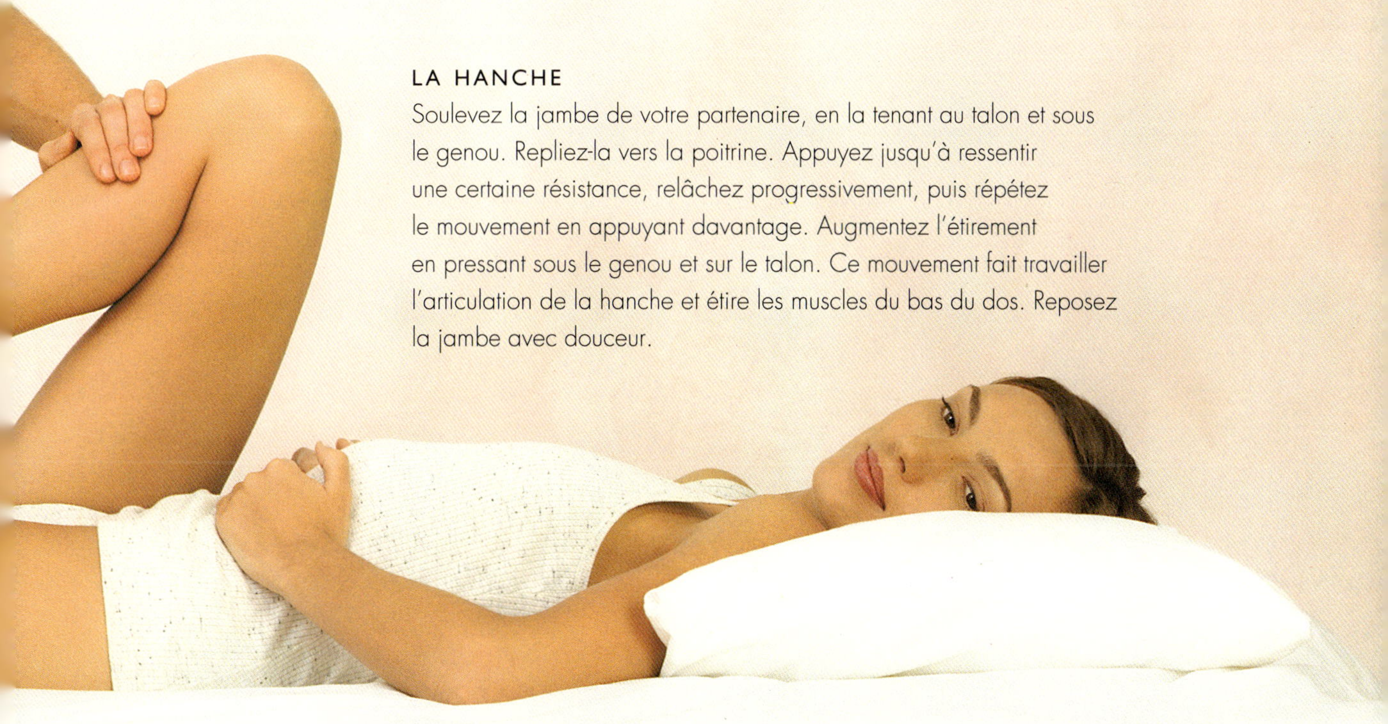

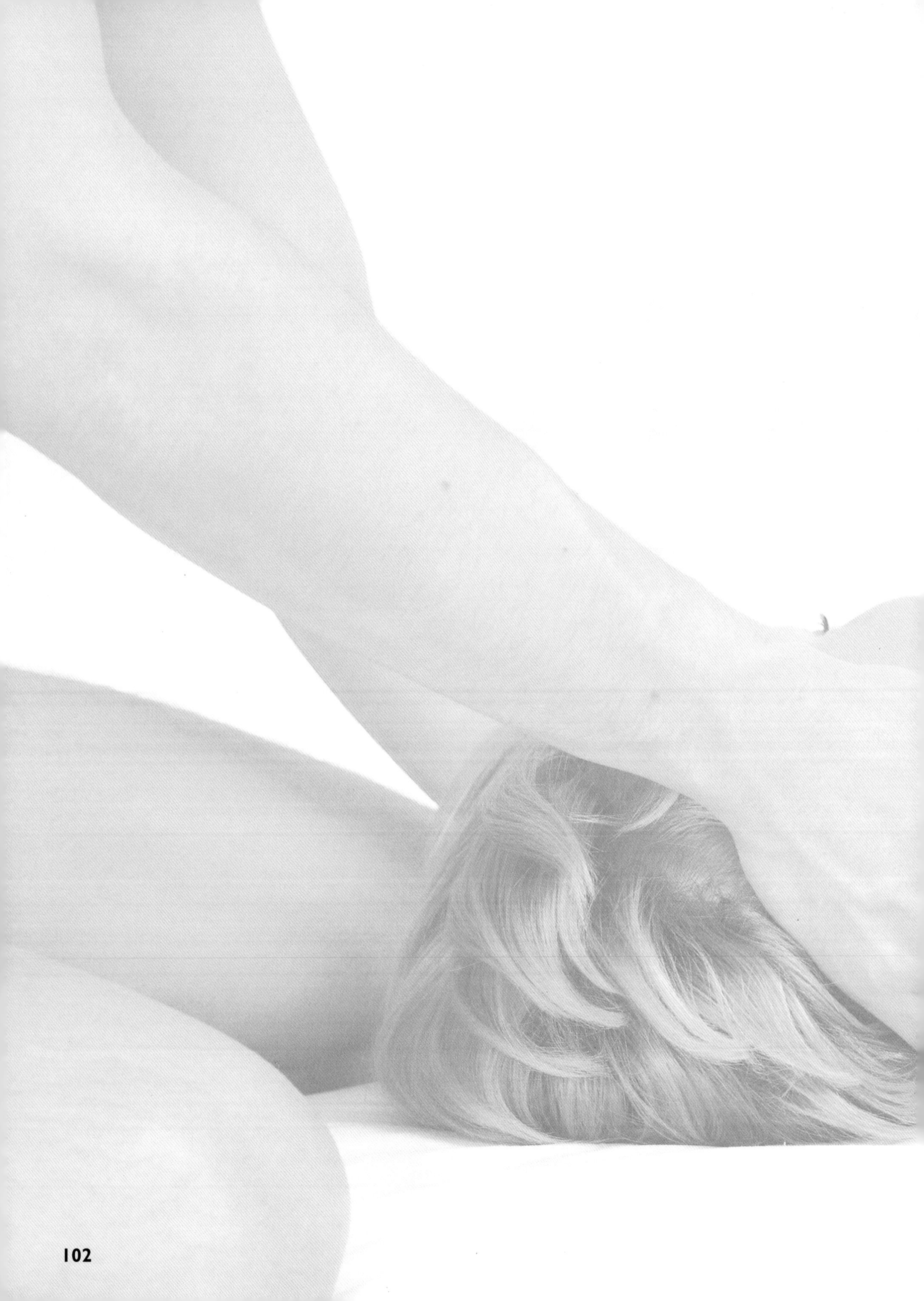

Techniques plus complexes

Ce chapitre aborde un massage plus complexe, faisant appel à des techniques nouvelles qui viennent compléter les mouvements que vous connaissez et que vous maîtrisez déjà. Si le fait de répéter les gestes appris précédemment est excellent sur le plan pratique et vous donne davantage confiance en vous-même, le type de massage décrit ici vous permettra de découvrir une nouvelle manière de procéder. Vous travaillerez en prêtant davantage d'attention au détail, ce qui vous obligera à vous concentrer sur la qualité et l'intensité de vos mouvements, et à adapter vos gestes aux muscles de votre partenaire. Vous devrez être à l'écoute de son corps et comprendre instinctivement s'il faut prolonger une séquence ou l'arrêter. Ce chapitre, qui inclut le massage des muscles, s'attarde particulièrement sur les points de pression et les étirements, ainsi que sur les articulations.

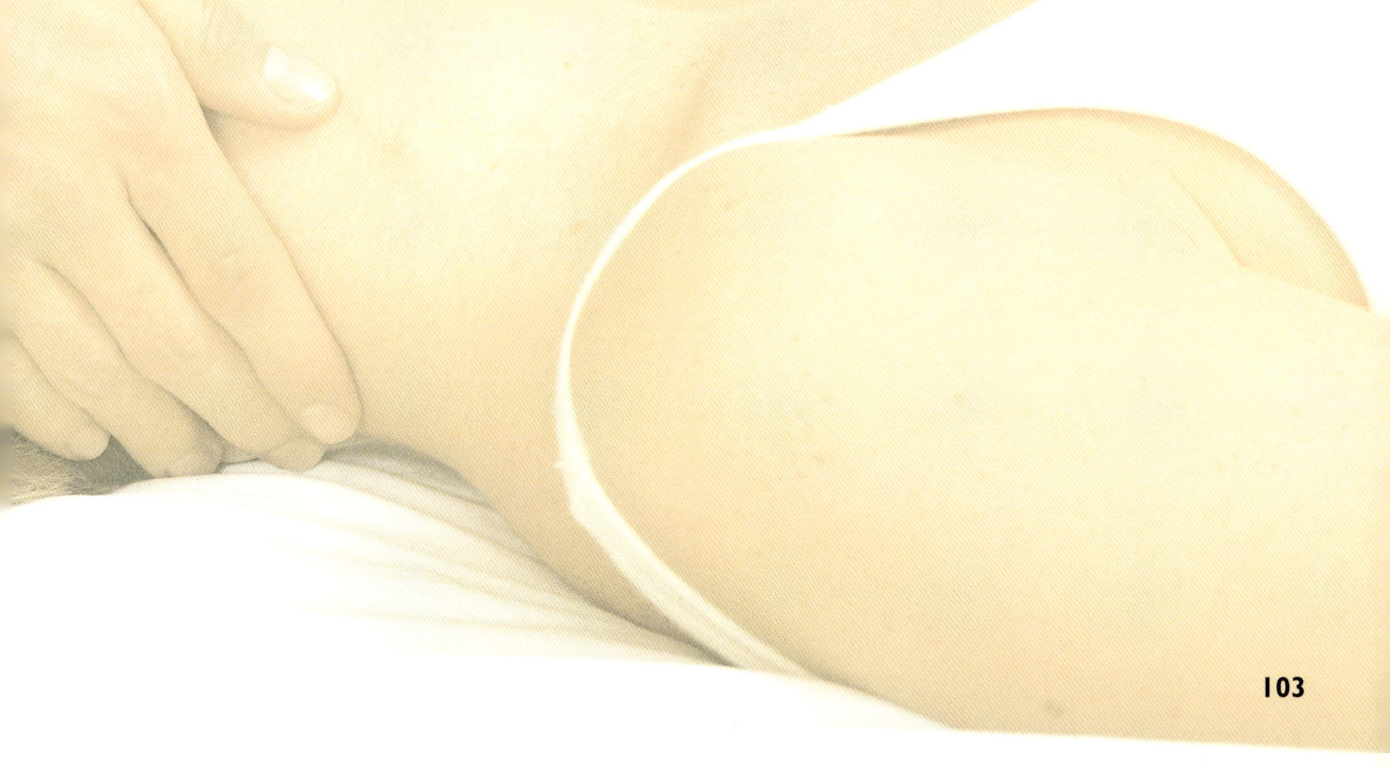

Le dos

Dans le chapitre consacré au massage classique, vous avez pu vous familiariser avec les mouvements amples permettant de balayer une surface importante du dos. Les techniques expliquées ici vous donneront l'occasion de vous concentrer sur des endroits plus précis, comme les points de tension, et vous permettront de travailler plus en profondeur le bas du dos et la région des épaules.

Dès le prime abord, entraînez-vous à rechercher les points de tension. Repérez les muscles de votre partenaire et attachez-vous à les assouplir en les massant. Vous distinguerez vite les gestes qui calment de ceux qui décontractent. Les mouvements d'effleurage et de repos ne sont pas abordés ici, mais n'oubliez pas de les inclure au début et à la fin de chaque séquence.

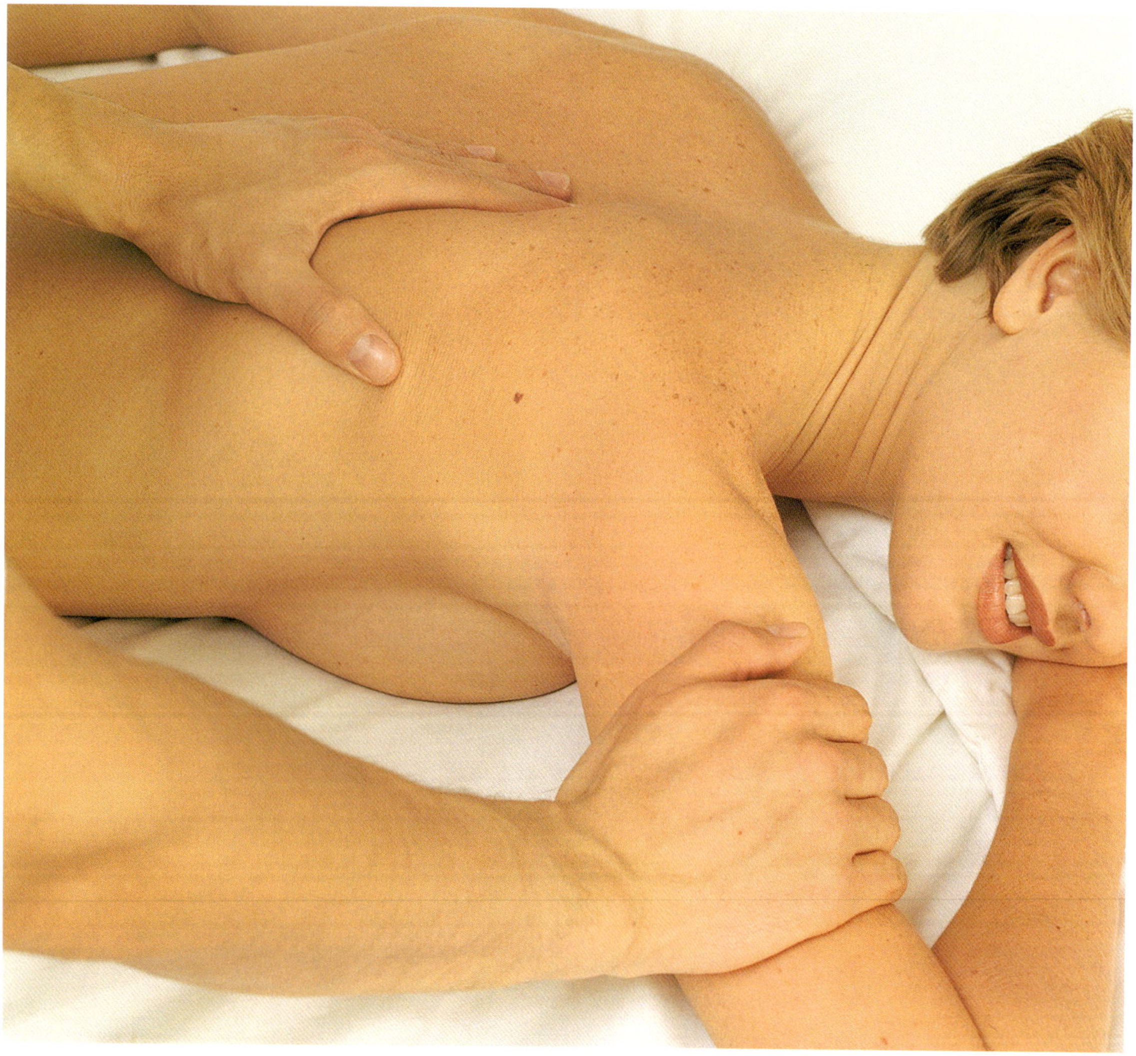

ASSOUPLISSEMENT DE L'ÉPAULE
D'abord, enduisez vos mains d'huile et effleurez le dos de votre partenaire. Faites glisser vos mains sur les côtés, en travaillant doucement autour de l'omoplate pour relâcher les tensions éventuelles et détendre toute cette région du dos. Utilisez pour ce faire le plat de la main, en vous attardant du bout des doigts sur les points qui vous paraissent particulièrement noués.

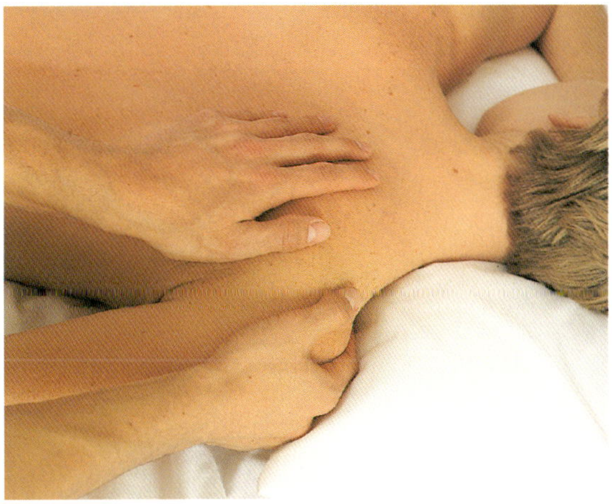

ÉTIREMENT DE L'ÉPAULE

À gauche : cet étirement est légèrement différent de celui que vous connaissez déjà. Prenez l'épaule de votre partenaire en sandwich, en glissant une main au-dessous et en posant l'autre au-dessus. Tirez doucement, plutôt droit vers vous que vers le haut. L'épaule doit bouger au fur et à mesure qu'elle se détend. Terminez en ramenant les mains vers vous.

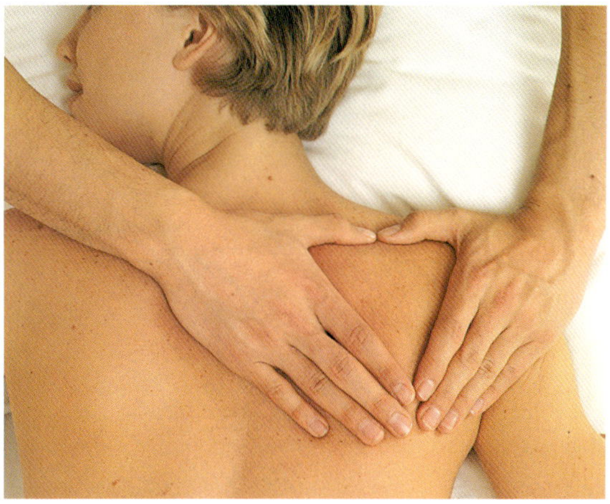

PÉTRISSAGE DE L'ÉPAULE

Ci-dessous : posez les deux mains sur l'épaule de votre partenaire. Pétrissez les muscles sur toute la longueur de l'épaule, en commençant au niveau du cou et en revenant en sens inverse. Répétez la séquence plusieurs fois. Appuyez vers l'extérieur avec les pouces, en particulier là où vous ressentez une certaine tension, et ramenez la masse vers vous avec vos autres doigts. Faites ainsi rouler les muscles en les tirant vers vous.

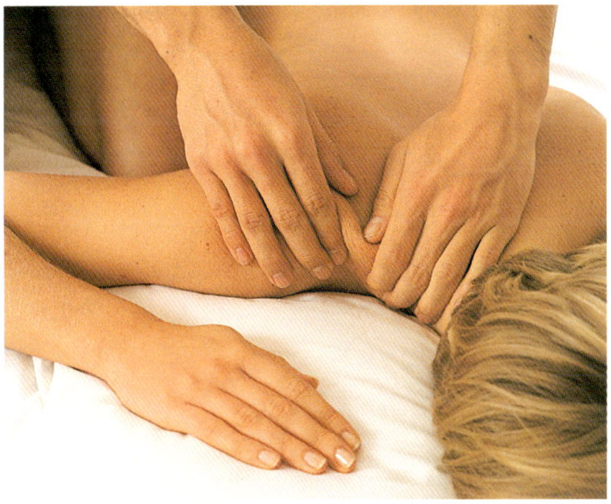

PRESSION SUR L'ÉPAULE

Ci-dessus : posez les pouces juste au-dessus de l'omoplate. En les gardant bien à plat, appuyez avec le coussinet sur les muscles de l'épaule, en commençant à la base du cou et en glissant en direction du bras. Relâchez la pression au niveau de l'articulation de l'épaule. Répétez le mouvement pour une meilleure détente.

PRESSION ET ÉTIREMENT DE L'ÉPAULE

À droite : appuyez sur le bord intérieur de l'omoplate avec le bout des doigts. Faites glisser ceux-ci en suivant le contour de cet os et remontez par l'extérieur, le long des aisselles, avec le plat de la main. Répétez ce mouvement plusieurs fois. Bouclez la manœuvre en pressant doucement l'épaule vers le bas et en effleurant légèrement les bras, comme au début de la séquence.

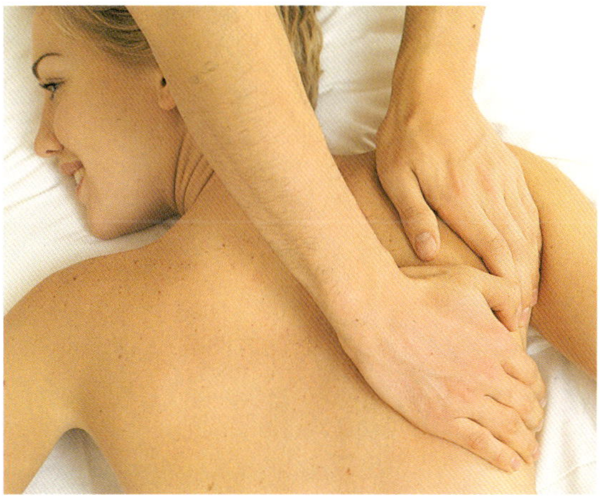

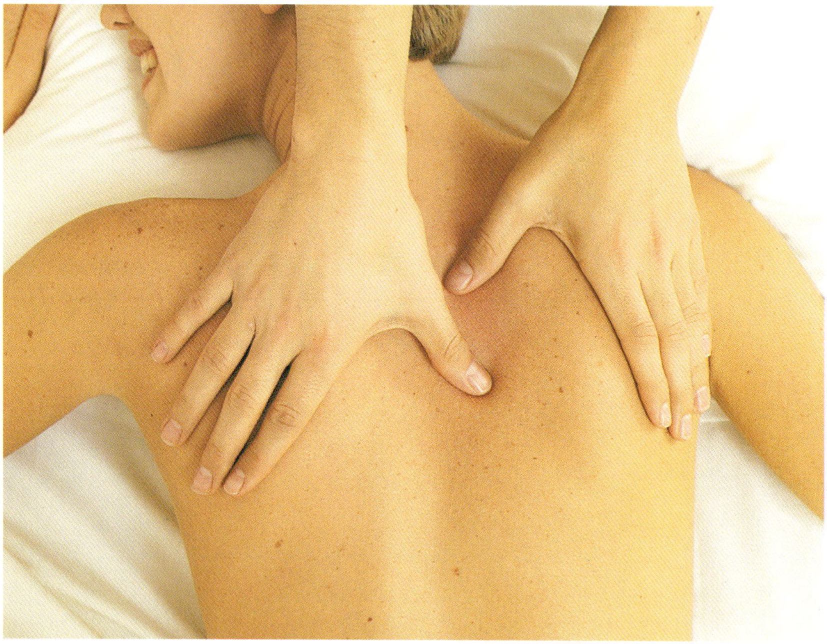

TRAVAIL SUR LA COLONNE VERTÉBRALE

Ci-dessus : en gardant la même position que précédemment, faites rouler vos pouces en alternance sur la longueur de la colonne vertébrale, de manière à relâcher les tensions éventuelles. Commencez juste au-dessous de la base du cou et travaillez jusqu'au bas du dos, en faisant rouler vos doigts sur la bande de muscles située le long de la colonne.

PRESSION DE L'OMOPLATE

Ci-dessous : placez-vous à côté de votre partenaire. Mettez-lui le bras derrière le dos. En lui soutenant l'épaule d'une main, appuyez avec l'autre en diagonale, vers l'omoplate depuis le côté de la colonne vertébrale. Gardez cette main bien à plat, en écartant le pouce et l'index de manière à épouser la forme de l'omoplate.

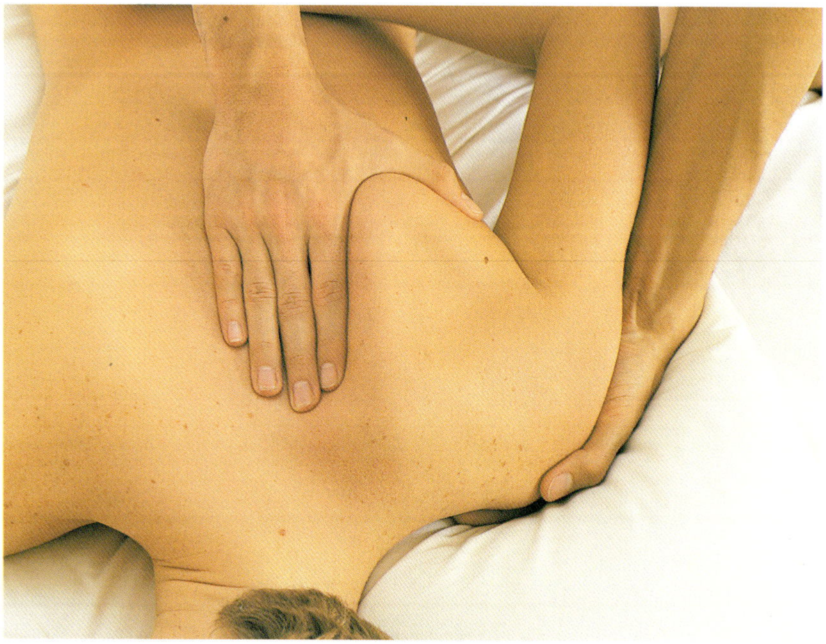

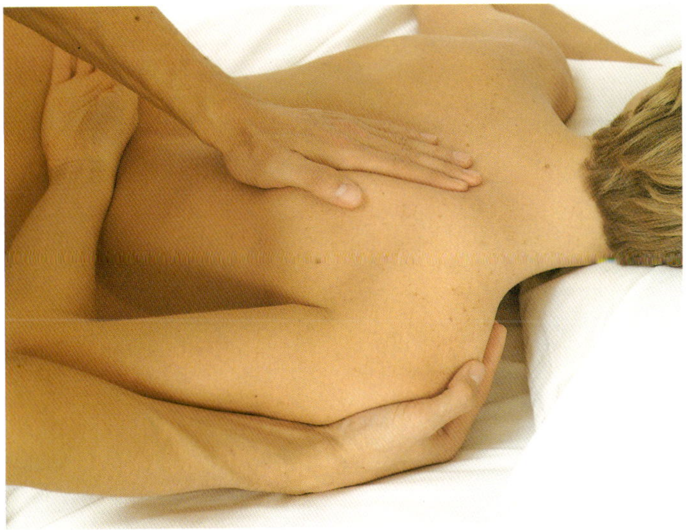

ÉTIREMENT DE L'ÉPAULE

1re étape

Glissez une main sous l'épaule de votre partenaire et placez l'autre dessus, à la base du cou. Recourbez les doigts sur les muscles et commencez à effectuer des étirements vers vous, en faisant glisser la main le long de l'intérieur de l'omoplate. Gardez les doigts bien à plat, en appuyant plus fermement aux endroits où vous ressentez une tension particulière.

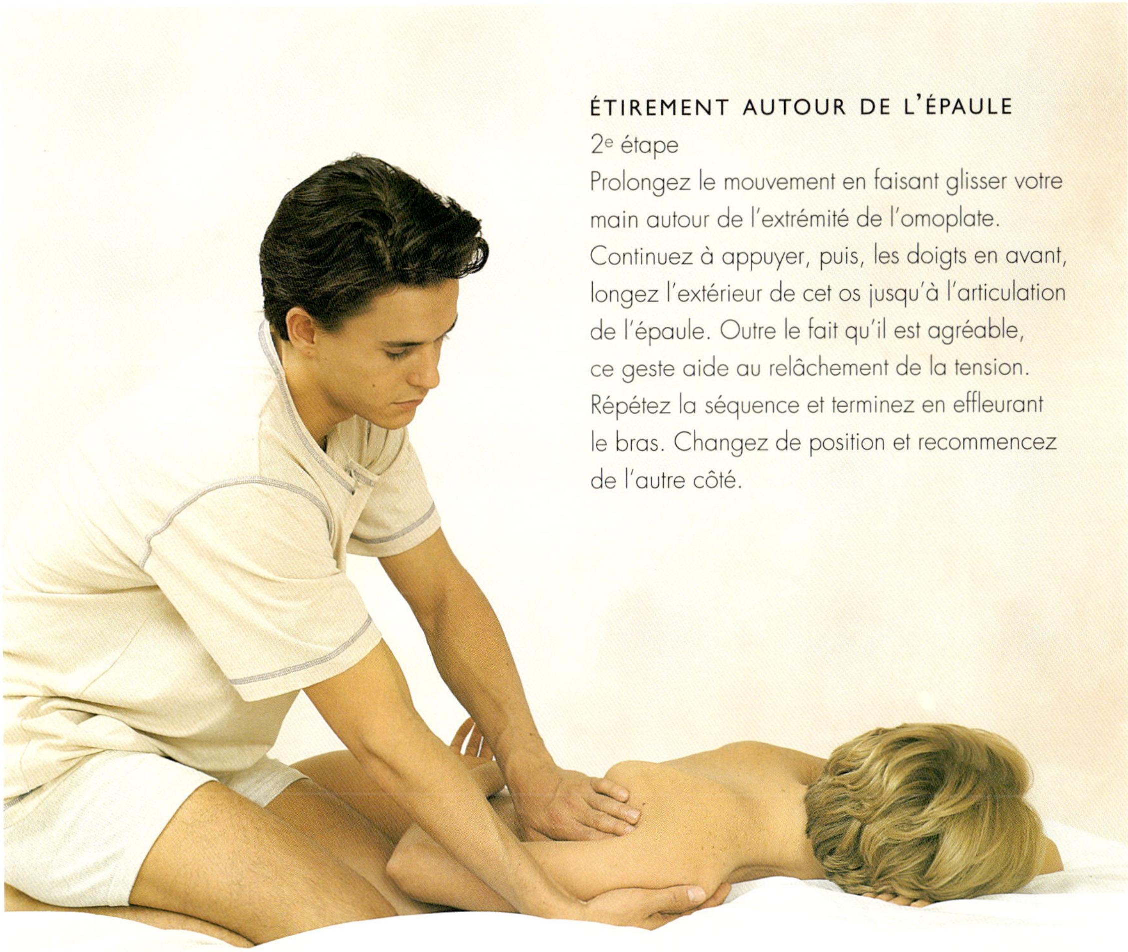

ÉTIREMENT AUTOUR DE L'ÉPAULE

2e étape

Prolongez le mouvement en faisant glisser votre main autour de l'extrémité de l'omoplate. Continuez à appuyer, puis, les doigts en avant, longez l'extérieur de cet os jusqu'à l'articulation de l'épaule. Outre le fait qu'il est agréable, ce geste aide au relâchement de la tension. Répétez la séquence et terminez en effleurant le bras. Changez de position et recommencez de l'autre côté.

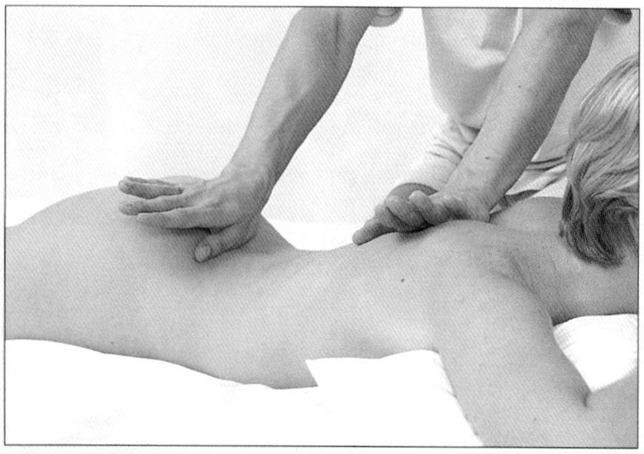

ÉTIREMENT DU BAS DU DOS

À gauche : commencez par effleurer le bas du dos. Placez vos mains ensemble au milieu du dos de votre partenaire. Faites ensuite glisser une main en direction du sacrum. Continuez l'étirement au-dessus de ce point, en tirant doucement dans la direction opposée avec l'autre main. Faites ce mouvement une fois seulement, en procédant avec précaution.

MOUVEMENTS CIRCULAIRES SUR LE SACRUM

À droite : placez vos mains l'une sur l'autre sur le sacrum de votre partenaire. Effectuez lentement des gestes circulaires dans le sens opposé des aiguilles d'une montre, en gardant les mains bien à plat et en appuyant avec celle du dessus. Travaillez en cercles plutôt larges pour relâcher la tension dans le bas du dos. Vérifiez auprès de votre partenaire que vous n'appuyez pas trop fort.

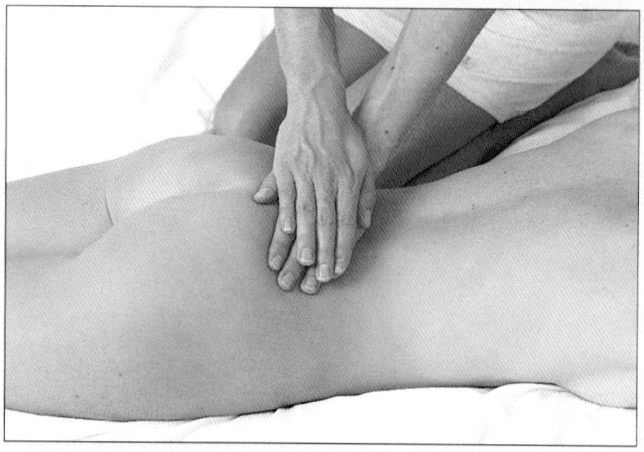

ÉTIREMENT AUTOUR DES HANCHES

Placez les deux mains l'une sur l'autre juste au-dessus de la hanche de votre partenaire, du côté le plus éloigné de vous. Appuyez en tirant sur les muscles droit devant vous. Prolongez le geste en effectuant des mouvements circulaires sur la hanche et ramenez ensuite les mains en les tirant sur le dessus de la fesse. Sollicitez le plat de la main pour la première partie du mouvement et terminez en appuyant avec la partie charnue de la paume. Répétez la séquence plusieurs fois.

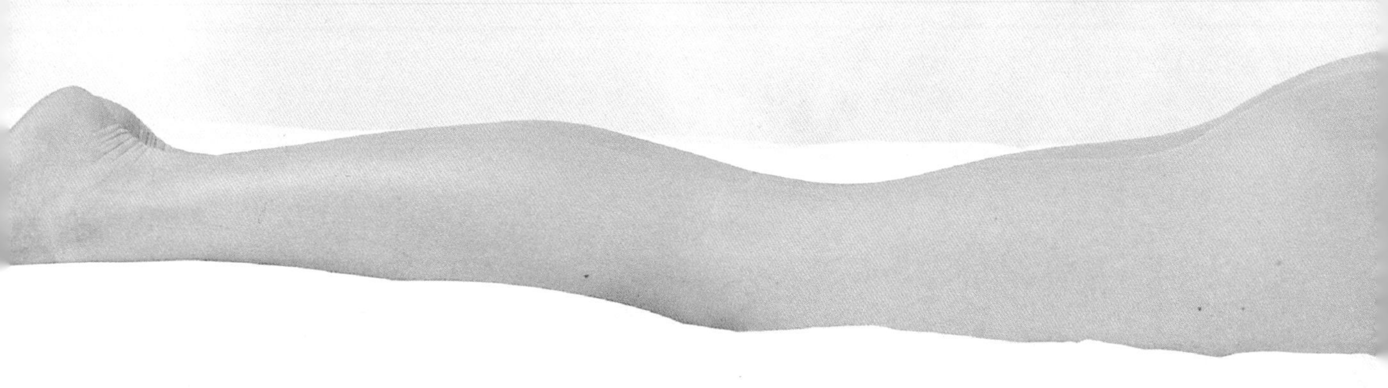

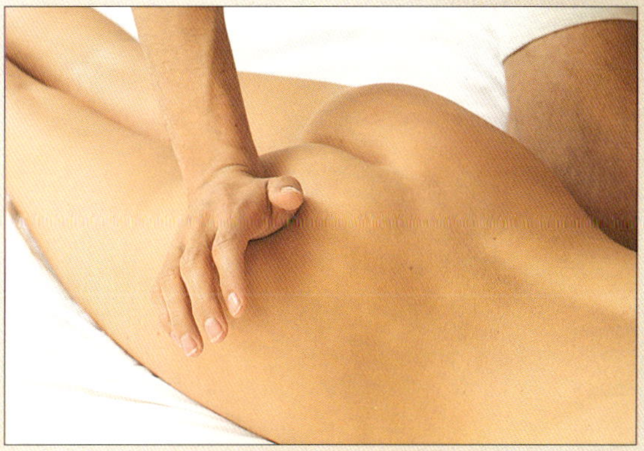

PRESSION DES PAUMES

En bouclant le mouvement précédent, levez la main qui est au-dessus et appuyez sur l'articulation de la hanche avec la paume de l'autre. Décollez les doigts et fléchissez le poignet en arrière, pour pouvoir exercer une pression plus ferme. Effectuez des cercles restreints, mais profonds, en travaillant en direction de l'articulation pour un relâchement plus efficace.

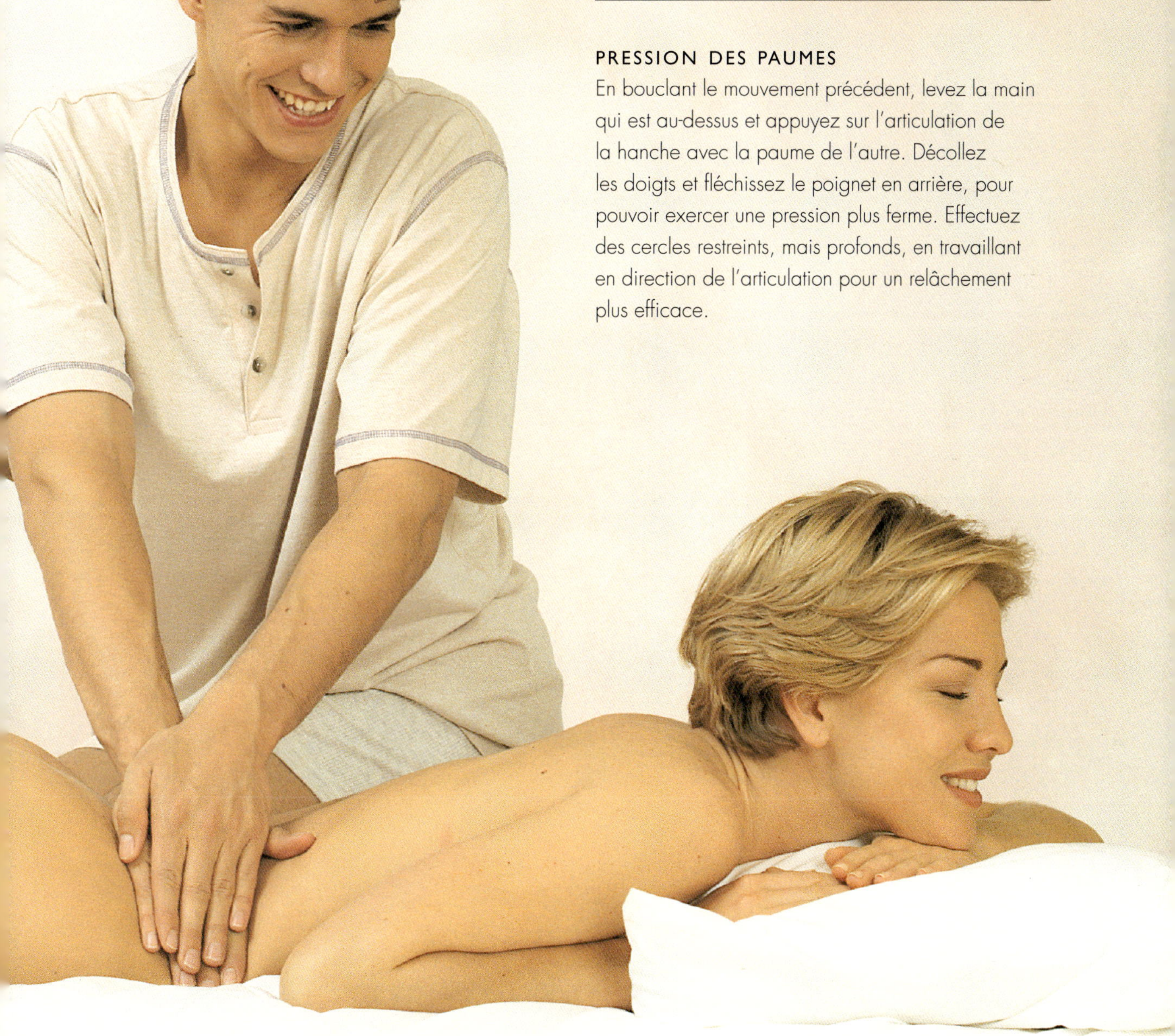

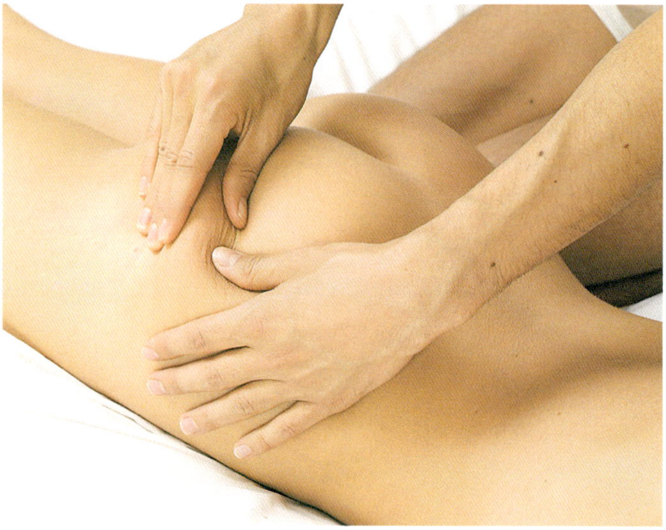

PÉTRISSAGE

Commencez à pétrir la fesse pour bien détendre les muscles. Appuyez avec le pouce et ramenez la masse vers vous avec vos autres doigts. Travaillez fermement cet endroit souple, en faisant intervenir les mains en alternance et à un rythme régulier. Concentrez-vous particulièrement sur les points de tension.

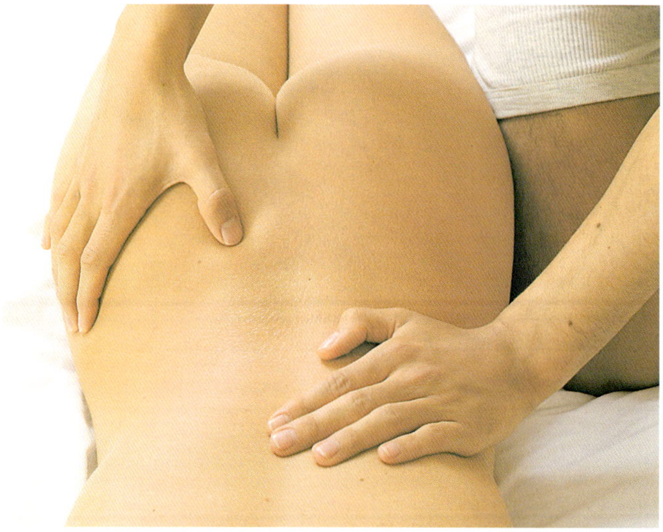

PRESSION CIRCULAIRE DU POUCE

Posez le pouce juste en haut du sacrum, sur le côté de la colonne vertébrale le plus éloigné de vous. Avec le bout du pouce, effectuez de petits mouvements circulaires vers l'extérieur, en passant sur la région du sacrum. Vérifiez auprès de votre partenaire que vous n'appuyez pas trop fort. Répétez le mouvement en décalant progressivement le pouce vers le bas de la colonne.

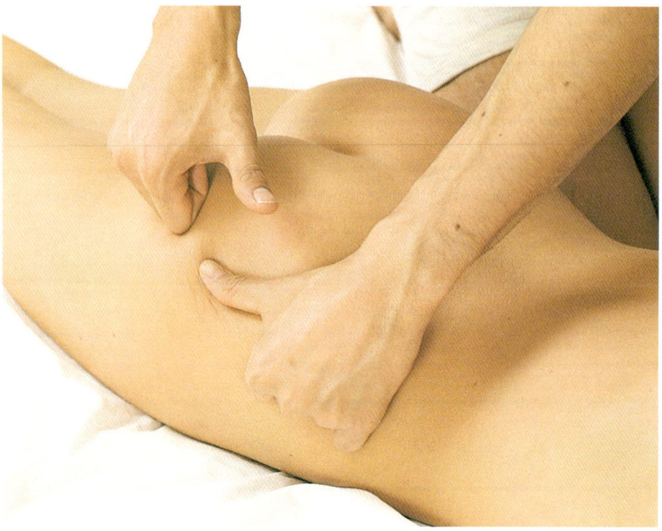

PRESSION GLISSÉE DU POUCE

Faites rouler le pouce sur la fesse en diagonale, depuis le sacrum vers la hanche. Faites intervenir les pouces en alternance, de manière à produire l'effet d'un mouvement ondulatoire continu. Appuyez seulement sur les régions souples et musclées ; répétez le mouvement plusieurs fois. Outre le fait qu'il est agréable, ce geste permet de dissiper la tension.

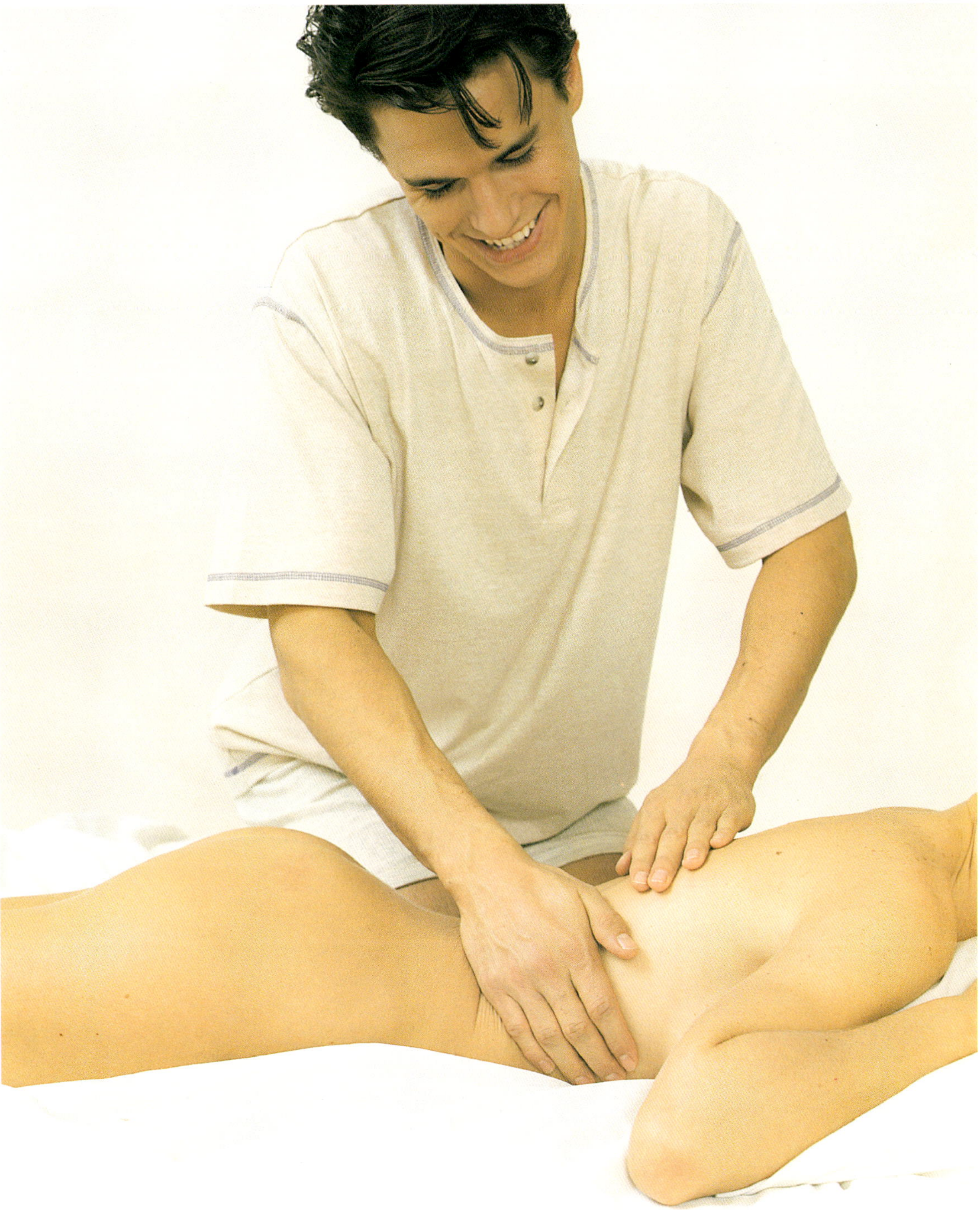

ÉTIREMENT

Amorcez un étirement sur le côté, en commençant au niveau de la fesse pour terminer à l'épaule. Glissez une main sous votre partenaire, puis faites-la revenir vers vous. Répétez la séquence en faisant travailler vos mains en alternance, par gestes souples, mais fermes, de manière à faire bouger le corps du sujet au rythme du massage. Tenez -vous le plus près possible de lui et effectuez des mouvements plus amples au fur et à mesure que vous remontez.

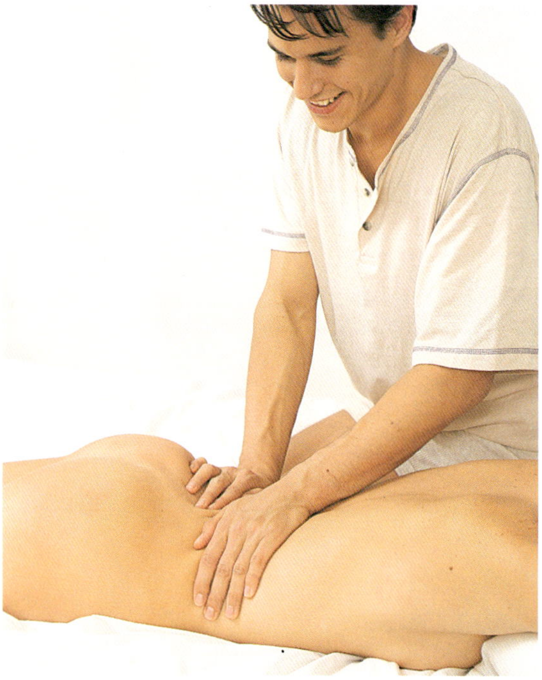

TORSION

Posez une main au bas du dos de votre partenaire, à l'extrémité la plus éloignée de vous, et placez l'autre juste au-dessus de la hanche, près de vous. Ramenez en tirant vers vous la main la plus éloignée, tout en effectuant de l'autre le mouvement contraire. Les muscles se tordent légèrement au moment où vos mains se croisent. Prolongez le mouvement jusqu'à ce que les mains soient à nouveau à l'opposé l'une de l'autre. Répétez la séquence plusieurs fois.

ÉTIREMENT AVEC LES AVANT-BRAS

Penchez-vous au-dessus de votre partenaire. Posez les avant-bras joints au milieu de son dos, du côté de la colonne vertébrale le plus éloigné de vous. Retournez les avant-bras et séparez-les doucement en les faisant glisser l'un vers l'épaule et l'autre vers la hanche. Appuyez le mouvement de votre poids pour bien étirer. Répétez la séquence en vous plaçant du côté opposé.

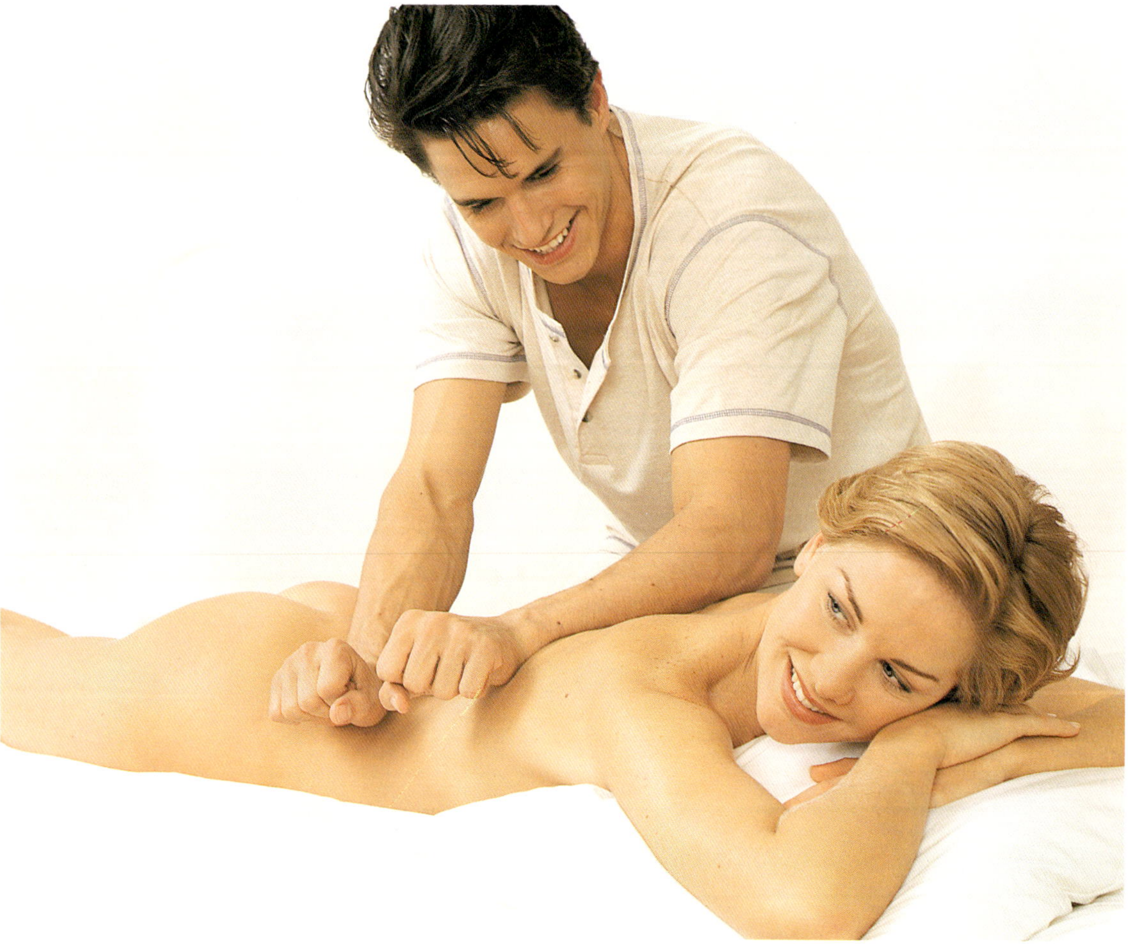

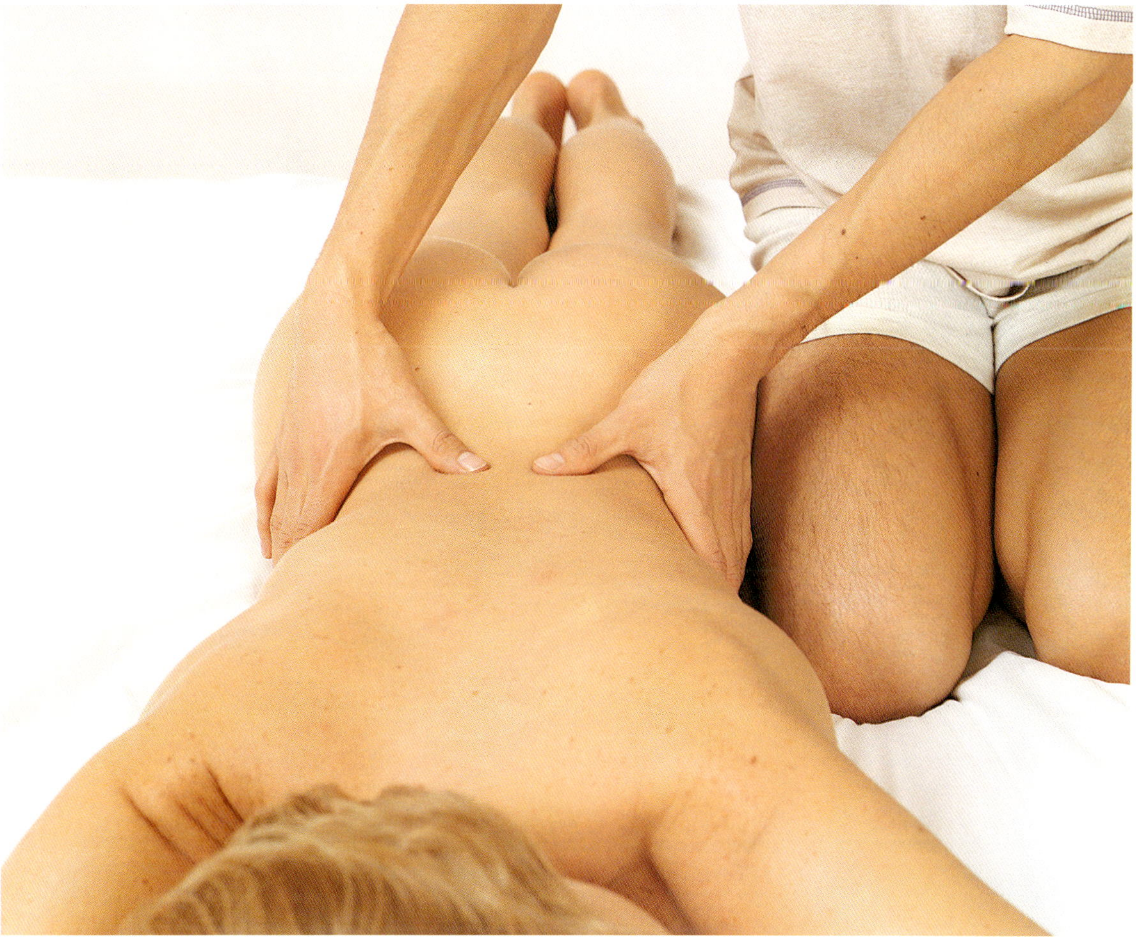

MOUVEMENTS CIRCULAIRES SUR LA COLONNE VERTÉBRALE

Placez les mains au bas de la colonne vertébrale de votre partenaire, les coussinets des pouces reposant sur les muscles situés de part et d'autre de la colonne. Effectuez de petits mouvements circulaires en remontant le long de cette bande de muscles, vos mains glissant en direction du cou. Enchaînez avec souplesse le mouvement de pression et la manœuvre circulaire. Relâchez en douceur à la base du crâne.

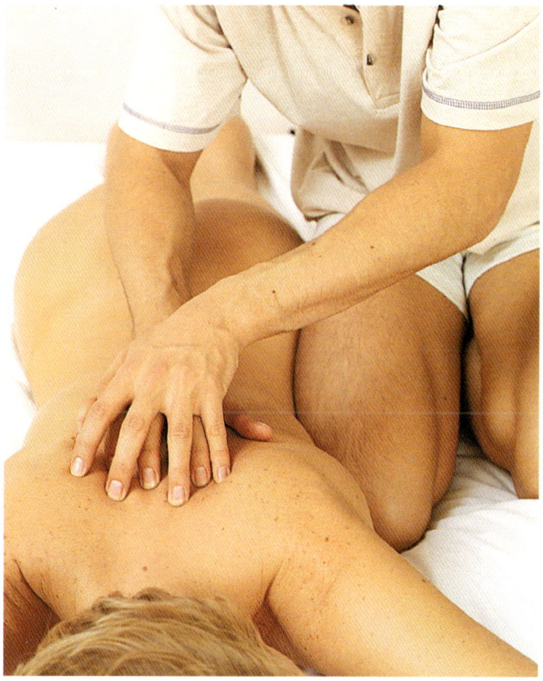

PEIGNAGE DE LA COLONNE

Placez vos mains ensemble en haut de la colonne vertébrale et effectuez un mouvement de peignage vers le bas. Utilisez les coussinets des doigts pour tirer sur les muscles situés de part et d'autre de la colonne, afin de relâcher la tension et de donner au sujet un sentiment d'étirement. Laissez reposer vos mains sur le dos.

L'arrière des jambes

Maintenant que votre sensibilité est plus aiguisée et que vous connaissez mieux les muscles de votre partenaire, vous pouvez vous concentrer sur les parties des jambes où vous ressentez une tension plus installée. Vous travaillerez davantage en profondeur si vous sollicitez les pouces et la paume des mains. Vous devrez plus que jamais être attentif à votre partenaire et vérifier auprès de lui que la fermeté de vos gestes lui convient. Certaines femmes trouveront douloureux le massage des mollets ; l'extérieur des cuisses peut aussi se révéler une partie sensible. Si votre partenaire craint les chatouilles dans la région des cuisses, procédez par mouvements fermes et assurés. Avant d'effectuer des étirements, assurez-vous que le sujet ne souffre pas des hanches ni des genoux.

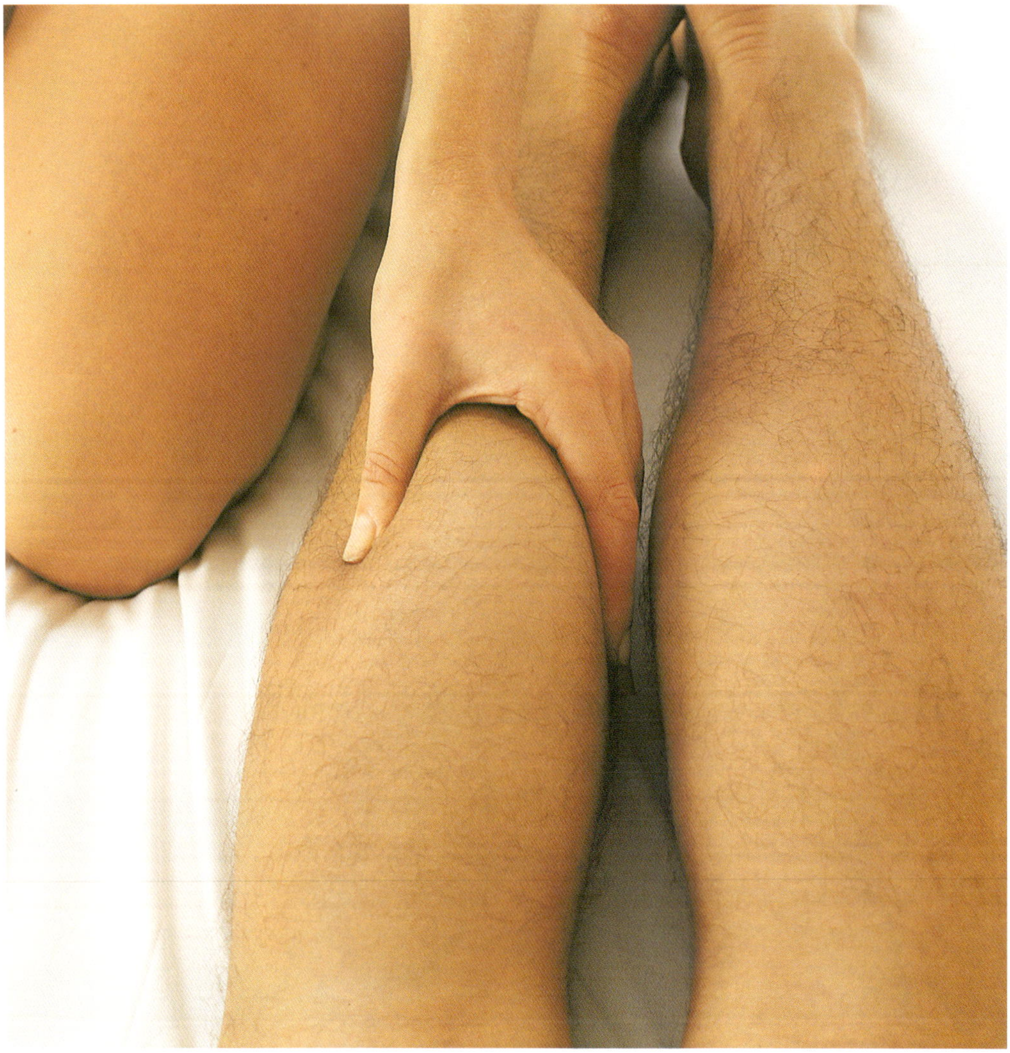

PRESSION DES MOLLETS

Effleurez d'abord la jambe, puis placez une main sur le mollet, avec le pouce d'un côté et les autres doigts de l'autre. Effectuez des mouvements de pression sur les muscles, cette fois en appuyant avec le pouce sur les parties contractées. Frottez, appuyez et pressez sur les points de tension, en sollicitant les deux mains pour appuyer plus fermement. Relâchez la pression aux abords du genou.

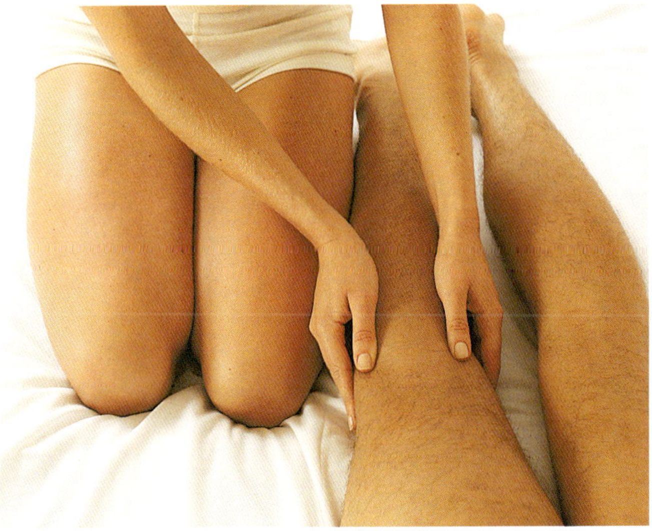

ÉTIREMENT TRANSVERSAL DU GENOU

Entourez de vos mains la jambe de votre partenaire, en plaçant les pouces ensemble au milieu du creux situé à l'arrière du genou. Faites glisser vos mains en directions opposées, en tirant légèrement sur le creux avec les pouces. Outre le fait qu'il est agréable, ce mouvement permet de relâcher la tension au niveau de l'articulation.

PRESSION DE LA CUISSE

Faites glisser les deux mains sur l'arrière de la cuisse, au-dessus du genou. Placez votre pouce et vos autres doigts de part et d'autre des muscles. Pesez de votre poids en appuyant et remontez le long de la cuisse, en relâchant la pression aux abords de la fesse. Répétez la séquence plusieurs fois.

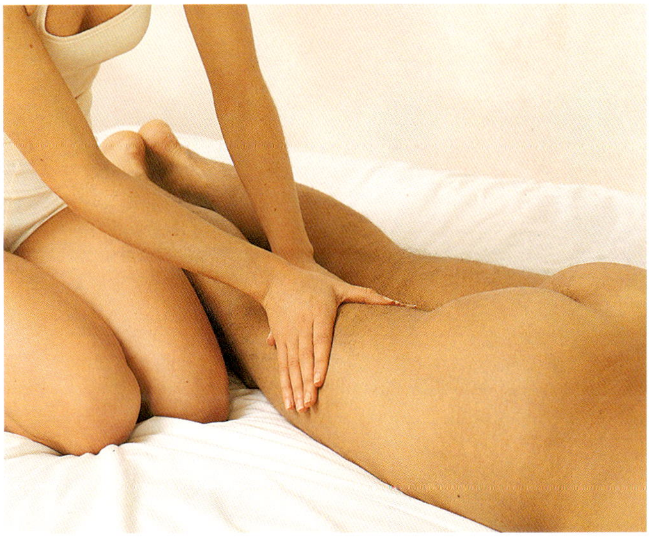

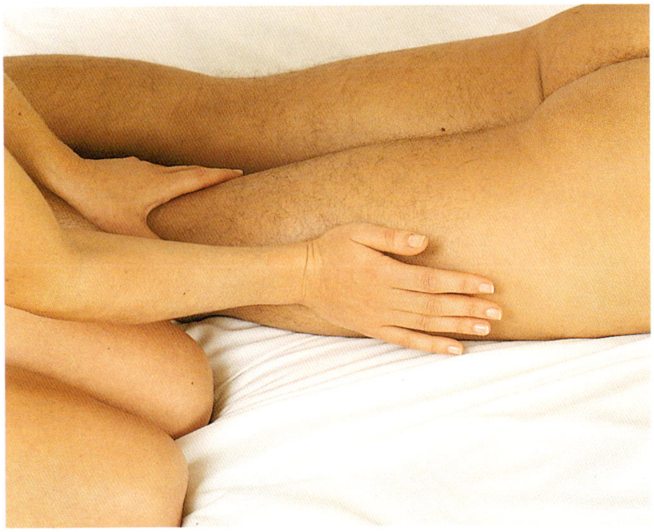

PRESSION DE LA PAUME

Effectuez avec votre paume des mouvements de pression tout le long de l'extérieur de la cuisse. Fléchissez le poignet en arrière et relevez les doigts de manière à appuyer plus fermement avec la partie charnue de la paume. Commencez au-dessus du genou et effectuez un mouvement de pression continu en remontant sur le côté de la jambe. Terminez au niveau des hanches. Répétez la séquence.

PÉTRISSAGE DE LA CUISSE

Pétrissez l'arrière et l'extérieur de la cuisse, en appuyant avec le pouce et en ramenant la masse vers vous avec les autres doigts. Montez et descendez ainsi le long de la cuisse, en vous attardant sur les points de tension. Relâchez la pression aux abords des articulations du genou et de la hanche.

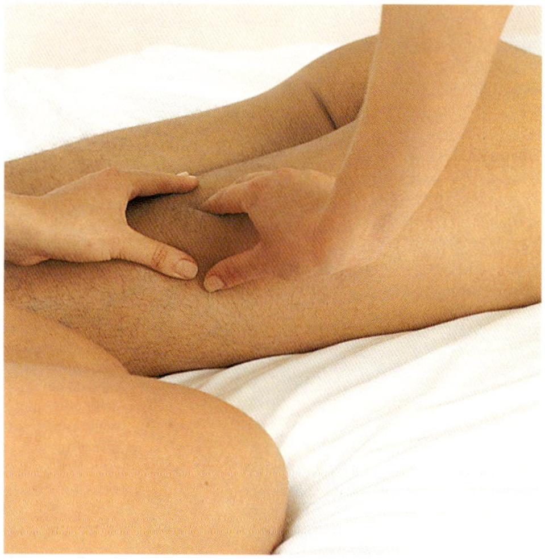

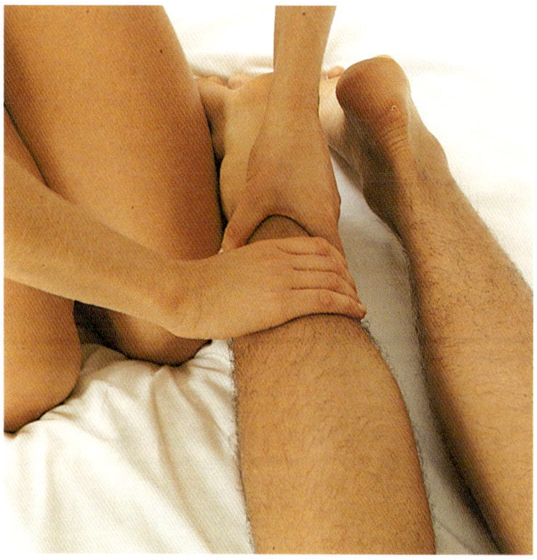

TORSION DE LA JAMBE

Placez une main sur l'intérieur de la cuisse de votre partenaire et l'autre du côté le plus proche de vous. Tirez vers vous la main la plus éloignée, tout en effectuant le mouvement contraire avec l'autre. Tordez légèrement le muscle au moment où vos mains se croisent. Répétez la séquence en descendant progressivement, et terminez avec des gestes plus légers aux abords de la cheville.

ÉTIREMENT DE LA JAMBE

Assis aux pieds de votre partenaire, posez une main sur son talon et l'autre sous son pied. Penchez-vous en arrière en tirant doucement sur la jambe, tout en veillant à garder le dos droit. Sollicitez davantage la main inférieure, pour induire un mouvement depuis la hanche.

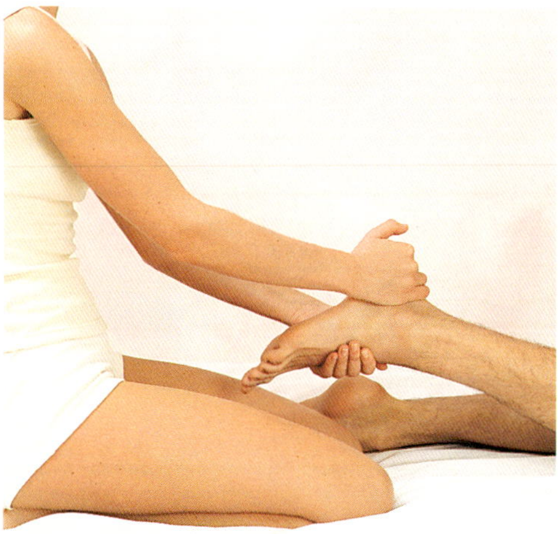

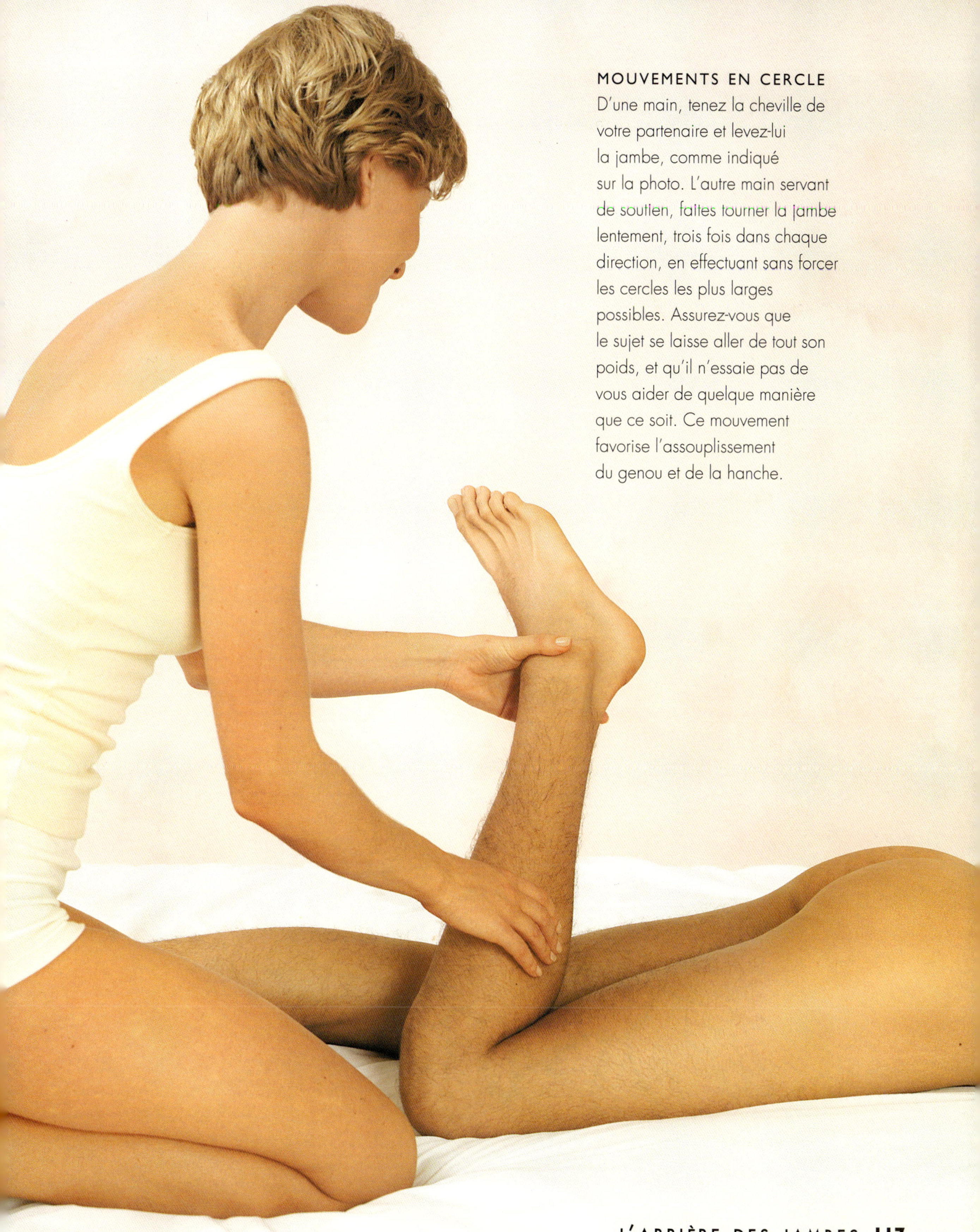

MOUVEMENTS EN CERCLE
D'une main, tenez la cheville de votre partenaire et levez-lui la jambe, comme indiqué sur la photo. L'autre main servant de soutien, faites tourner la jambe lentement, trois fois dans chaque direction, en effectuant sans forcer les cercles les plus larges possibles. Assurez-vous que le sujet se laisse aller de tout son poids, et qu'il n'essaie pas de vous aider de quelque manière que ce soit. Ce mouvement favorise l'assouplissement du genou et de la hanche.

Les pieds

Le massage de la partie arrière du corps ne serait pas complet sans un travail sur les pieds et les chevilles. Pour cette étape importante de la séance, comme pour les mouvements passifs sur la cheville, il est préférable que le sujet soit allongé sur le ventre. La plante des pieds, qui présente de nombreux récepteurs cutanés ainsi que des points de réflexologie, est une zone très sensible : le massage de cette partie du corps peut se révéler relaxant, mais également avoir des répercussions sur tous les organes. Travaillez la surface entière de la plante pour donner à votre partenaire une sensation de plénitude, mais procédez en douceur sur la voûte. Les sujets chatouilleux se porteront mieux s'ils se détendent complètement.

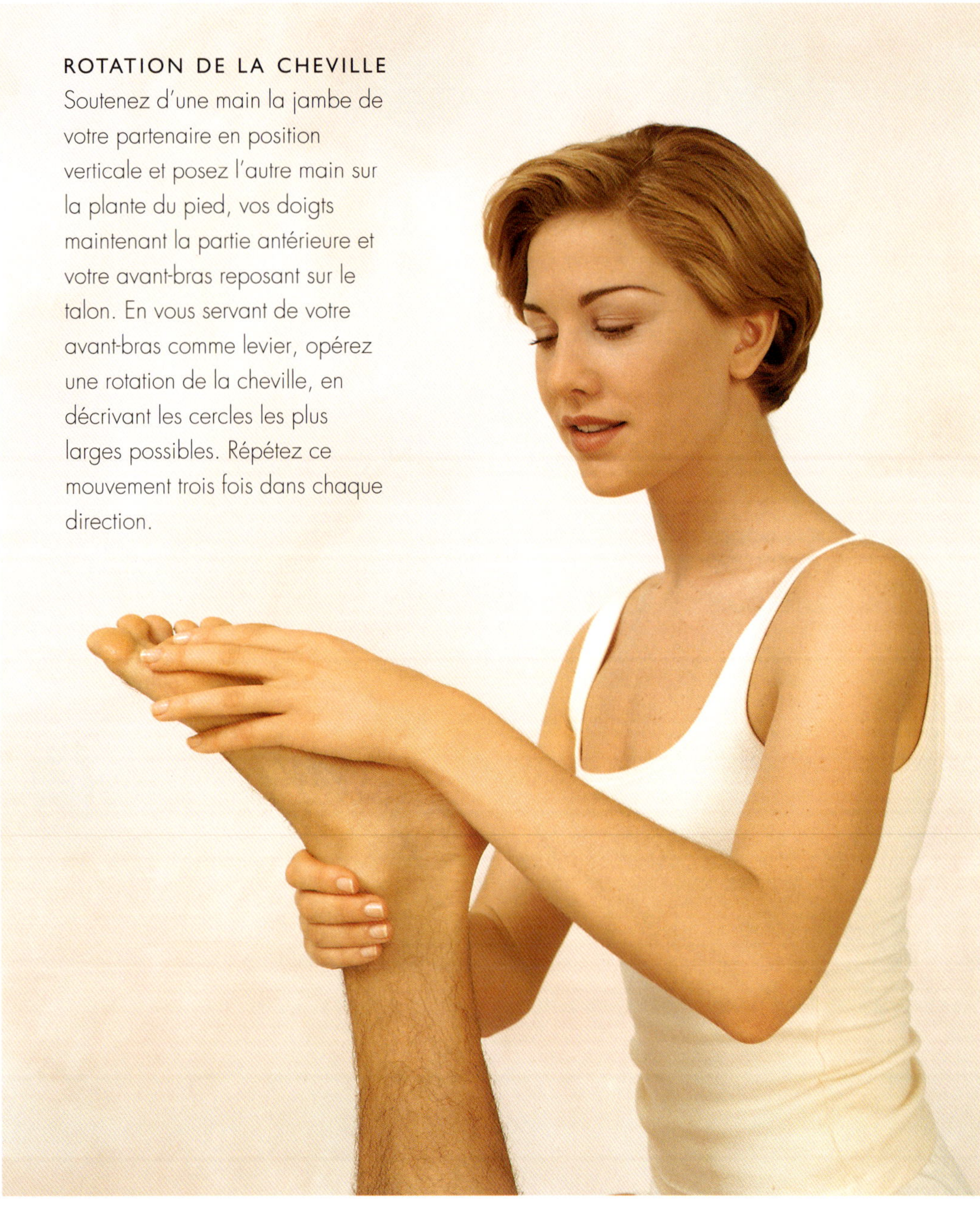

ROTATION DE LA CHEVILLE
Soutenez d'une main la jambe de votre partenaire en position verticale et posez l'autre main sur la plante du pied, vos doigts maintenant la partie antérieure et votre avant-bras reposant sur le talon. En vous servant de votre avant-bras comme levier, opérez une rotation de la cheville, en décrivant les cercles les plus larges possibles. Répétez ce mouvement trois fois dans chaque direction.

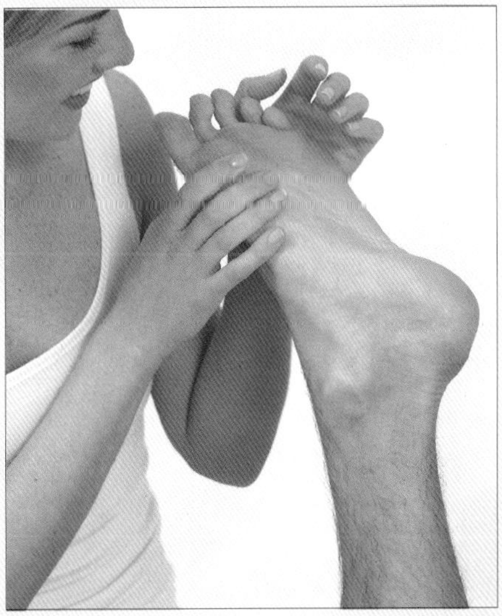

TORSION DU PIED

Tenez le pied de votre partenaire par les côtés entre vos paumes. Tirez vers le bas avec une main et poussez vers le haut avec l'autre, de manière à tordre légèrement le pied. Prolongez le mouvement jusqu'à ce que vous ressentiez une résistance, puis répétez le mouvement en sens inverse. Cette séquence permet d'étirer les muscles et induira une sensation de détente chez votre partenaire.

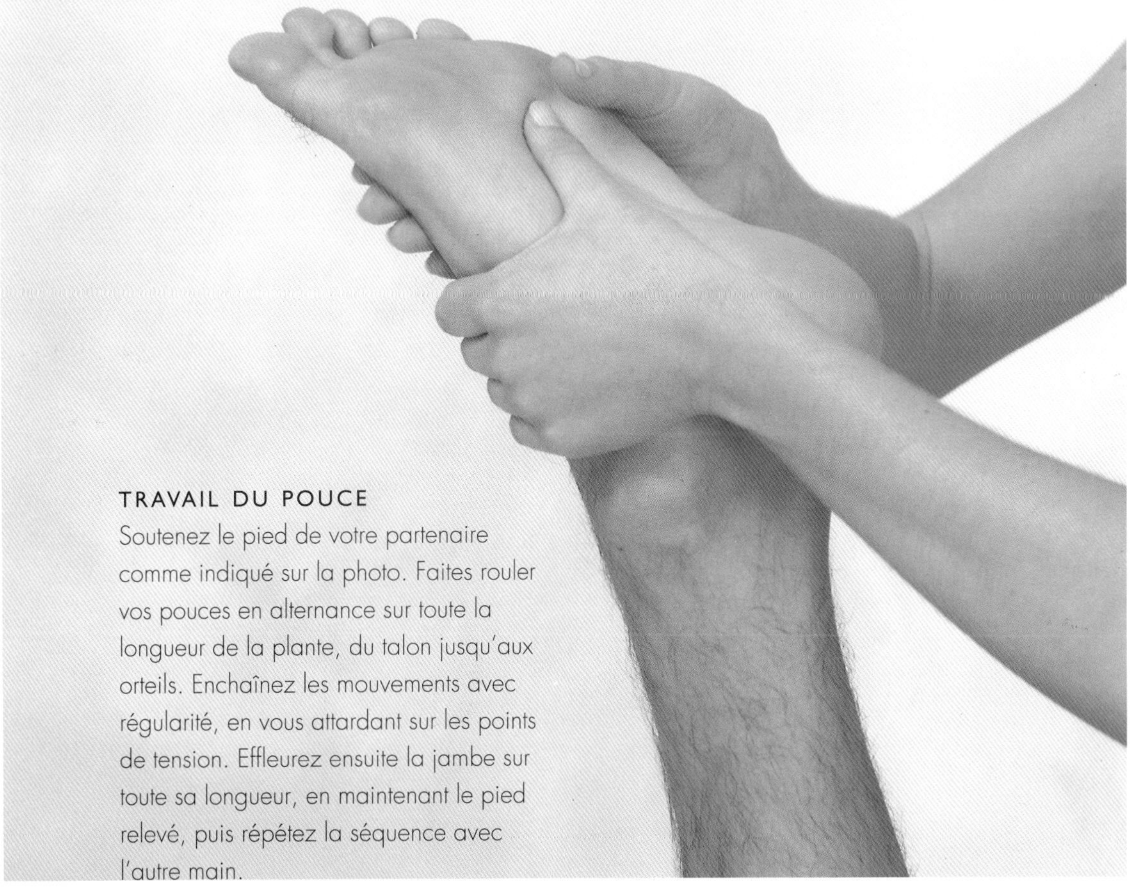

TRAVAIL DU POUCE

Soutenez le pied de votre partenaire comme indiqué sur la photo. Faites rouler vos pouces en alternance sur toute la longueur de la plante, du talon jusqu'aux orteils. Enchaînez les mouvements avec régularité, en vous attardant sur les points de tension. Effleurez ensuite la jambe sur toute sa longueur, en maintenant le pied relevé, puis répétez la séquence avec l'autre main.

Le cou

Ce massage permet à la fois d'étirer la colonne vertébrale et de travailler les muscles du cou. Pour ma part, dans toutes les séances, je traite ces deux parties à la suite l'une de l'autre. Pendant le massage, concentrez-vous sur chaque mouvement, ressentez l'assouplissement des muscles et le relâchement de la tension au niveau du cou. En effet, la contraction des muscles du dos et des épaules a généralement des répercussions sur le cou et peut être la cause de maux de tête. Les derniers mouvements d'assouplissement que l'on effectue sur la tête peuvent soulager de tels maux. Prenez toujours votre temps lorsque vous travaillez la région du cou, le massage de cette zone et du dos étant généralement celui que les gens apprécient le plus.

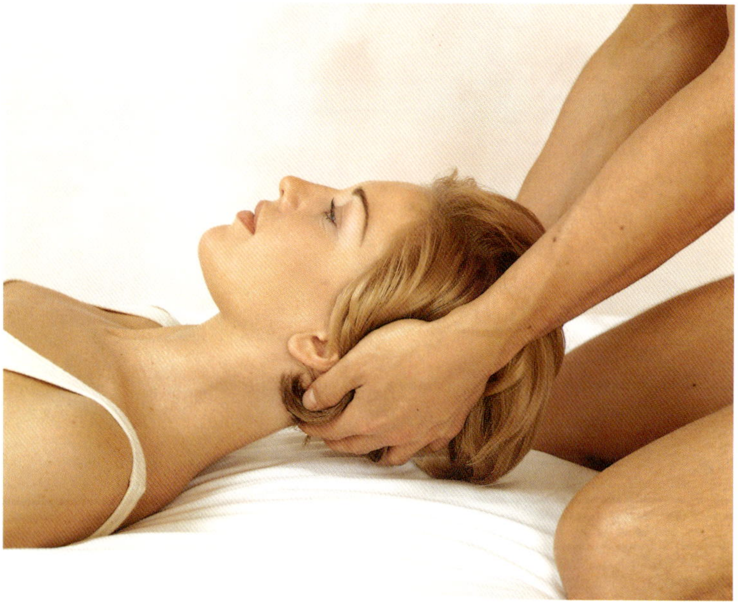

ÉTIREMENT DU COU

Assis derrière la tête de votre partenaire, placez vos mains, que vous aurez préalablement huilées, en haut de sa poitrine. Appuyant du bout des doigts, tirez vers l'extérieur, au-dessus des épaules et derrière le cou, et finissez en entourant la base du crâne. Ensuite, tirez sur la tête droit vers vous, en faisant basculer le menton légèrement en arrière et en étirant la colonne vertébrale. Glissez vos doigts sous la tête, puis relâchez.

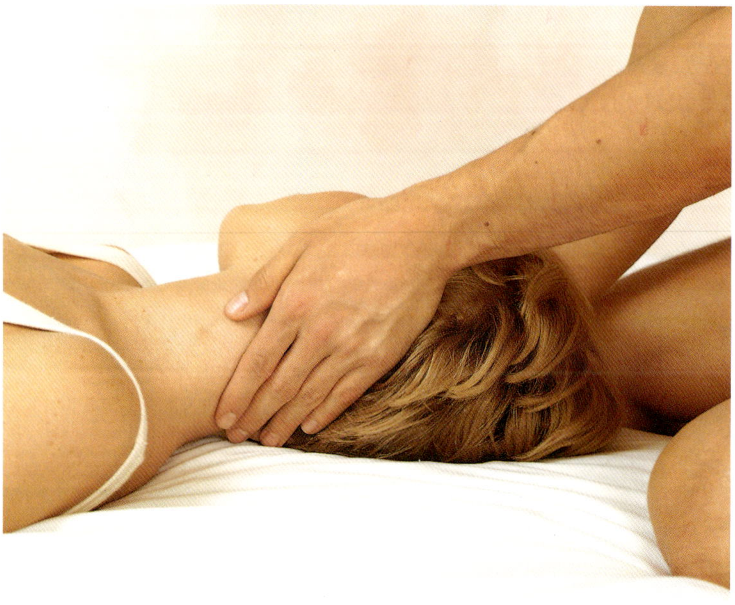

TRAVAIL DU COU

Placez vos mains de part et d'autre du cou de votre partenaire. Soutenez-lui le crâne d'une main et remontez l'autre le long des muscles du cou, de manière à faire tourner la tête dans le sens opposé. Répétez la séquence en faisant alterner les mains pour que la tête roule doucement d'un côté à l'autre. Veillez à ce que votre partenaire soit totalement détendu pendant cet exercice.

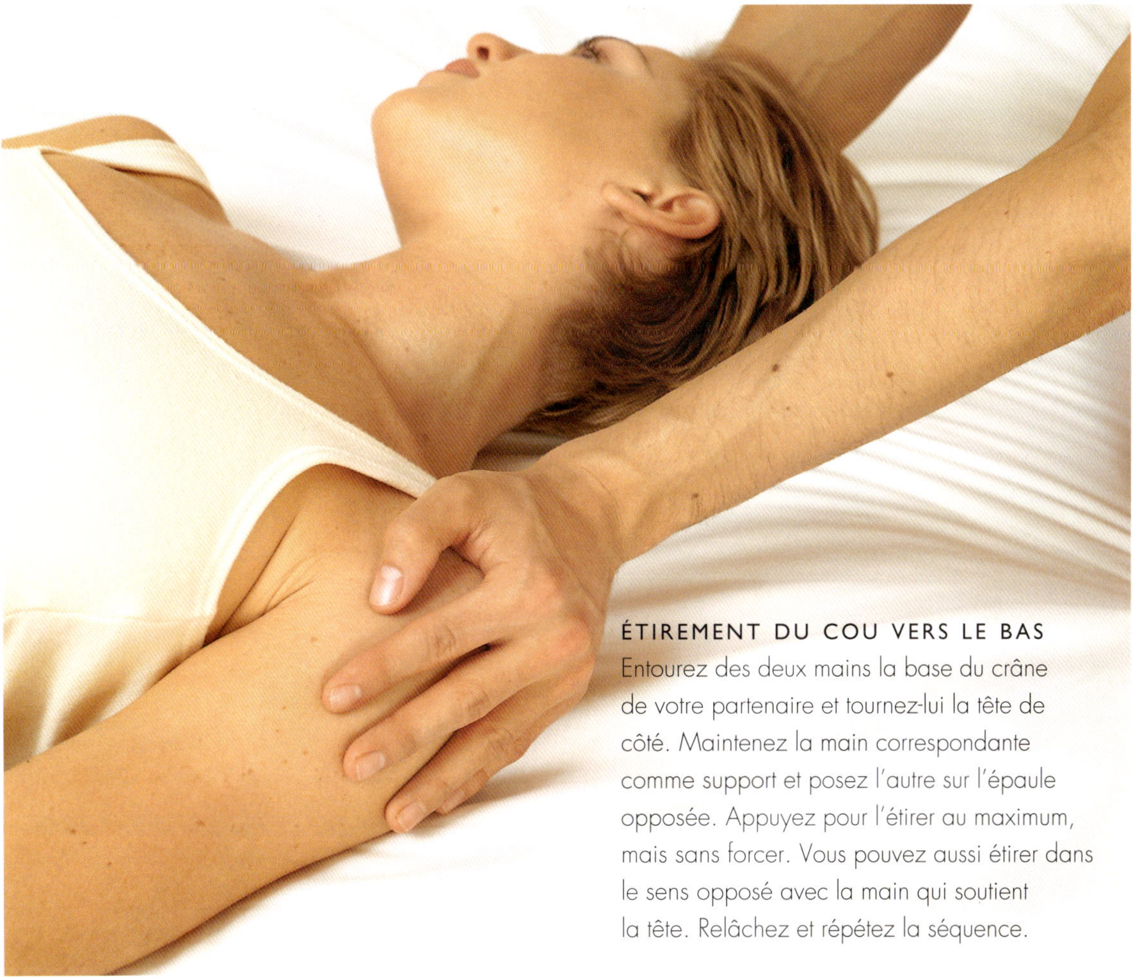

ÉTIREMENT DU COU VERS LE BAS

Entourez des deux mains la base du crâne de votre partenaire et tournez-lui la tête de côté. Maintenez la main correspondante comme support et posez l'autre sur l'épaule opposée. Appuyez pour l'étirer au maximum, mais sans forcer. Vous pouvez aussi étirer dans le sens opposé avec la main qui soutient la tête. Relâchez et répétez la séquence.

ÉTIREMENT DU COU SUR LE CÔTÉ

Maintenez en place la main qui soutient la tête et glissez l'autre le plus loin possible sous le dos de votre partenaire (celui-ci ne doit pas bouger pour essayer de vous aider), en prenant soin de longer le côté de la colonne vertébrale. Appuyez du bout des doigts et tirez sur les muscles en remontant vers la base du crâne. Relâchez la pression aux abords du cou. Répétez le mouvement pour bien décontracter toute cette zone.

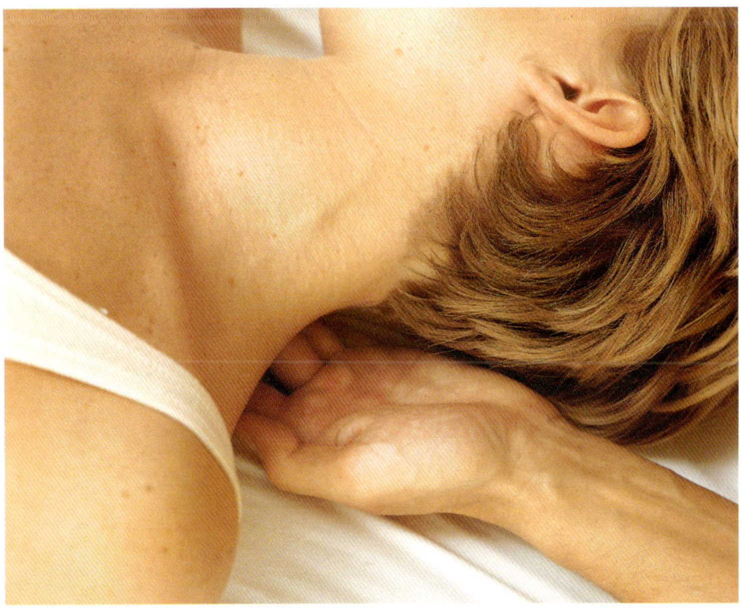

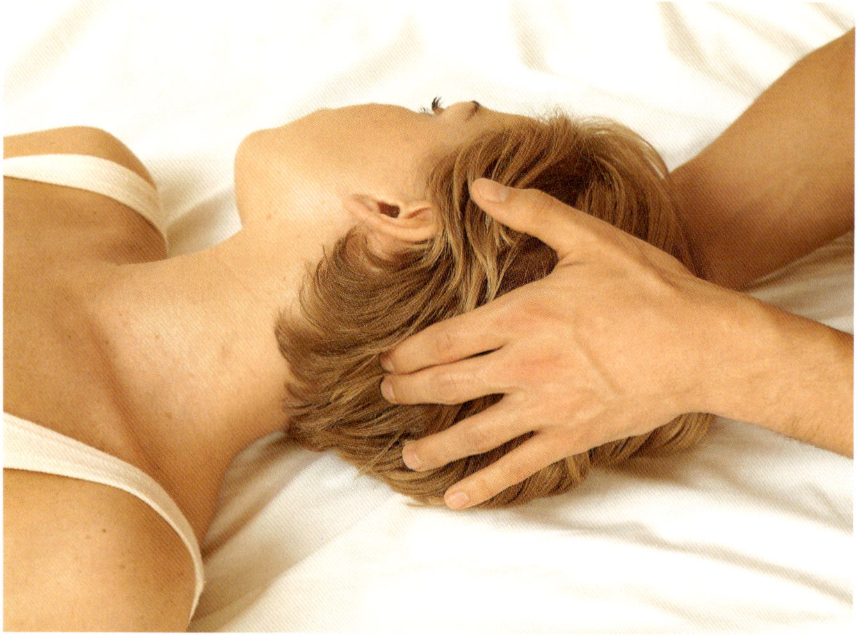

PRESSION SOUS LA TÊTE

Ci-dessus : repérez la protubérance osseuse située à la base du crâne et placez vos doigts juste au-dessous, sur le côté de la colonne vertébrale. Appuyez délicatement en remontant. Pressez plus fermement si votre partenaire se sent à l'aise et relâchez. Répétez la séquence à un rythme régulier, en allant de la protubérance vers l'oreille.

ROTATION DE LA TÊTE

Ci-dessous : arquez la main et appuyez du bout des doigts sur le cuir chevelu, tout en effectuant sur place une rotation avec la main. Procédez à la fois avec précaution et précision – la peau doit bouger. Levez la main, puis répétez le mouvement. Travaillez avec fermeté sur toute la surface du cuir chevelu, sans changer la position des doigts.

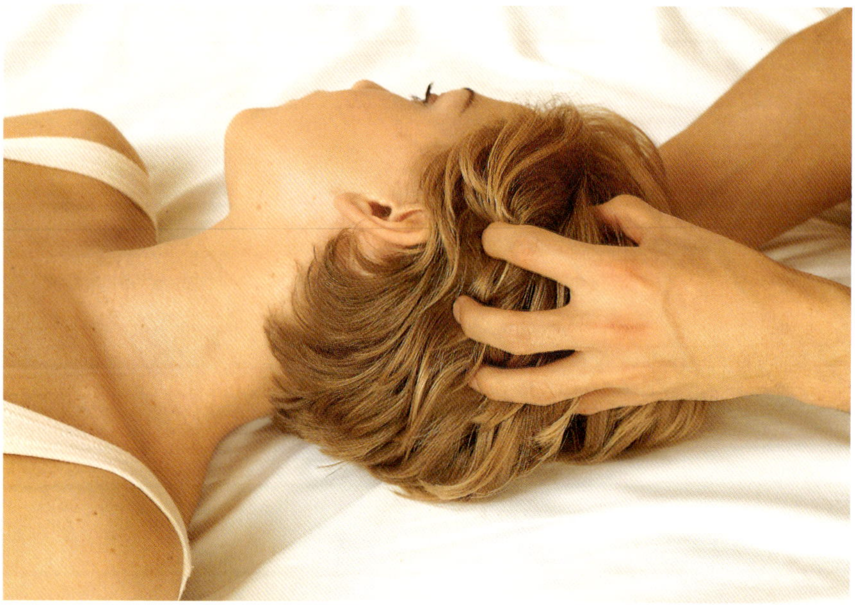

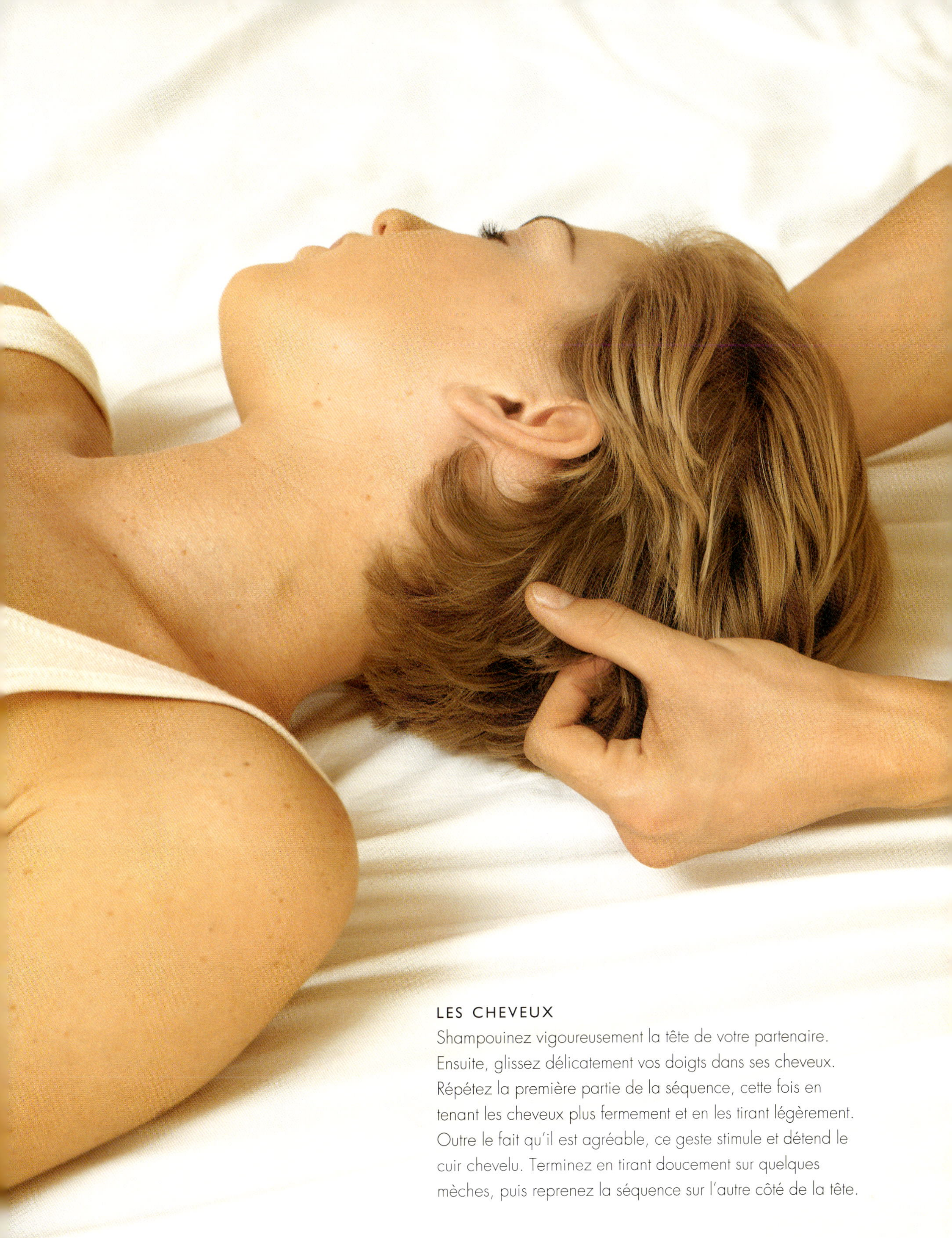

LES CHEVEUX

Shampouinez vigoureusement la tête de votre partenaire. Ensuite, glissez délicatement vos doigts dans ses cheveux. Répétez la première partie de la séquence, cette fois en tenant les cheveux plus fermement et en les tirant légèrement. Outre le fait qu'il est agréable, ce geste stimule et détend le cuir chevelu. Terminez en tirant doucement sur quelques mèches, puis reprenez la séquence sur l'autre côté de la tête.

Le visage

En massant le visage, vous travaillerez quelques-uns des nombreux points de pression qui s'y trouvent. Vous procéderez avec précision, vos doigts devant être sensibles à la position des muscles et réceptifs à leur réaction. Faites intervenir le bout des doigts, en utilisant comme repère la structure osseuse. En travaillant le front, essayez d'être le plus détendu possible, de manière à aider votre partenaire à se décontracter. Un esprit dispos conjugué à un toucher assuré et régulier font des merveilles ! Terminez les mouvements vers le haut. C'est très bon signe si le sujet roule les yeux sous ses paupières.

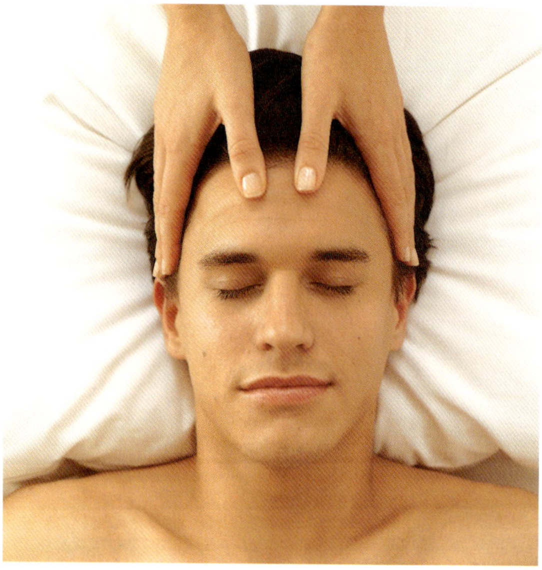

ÉTIREMENT TRANSVERSAL SUR LE FRONT

Placez les mains sur les côtés de la tête, les pouces étant posés à plat au milieu du front. Tirez-les doucement à l'opposé l'un de l'autre en direction des tempes, jusqu'à la naissance du cuir chevelu. Appuyez avec toute la longueur du pouce, en relâchant la pression à la fin du mouvement. Répétez la séquence deux fois.

PRESSION SUR LES ORBITES 1re étape

Posez le bout des doigts sur le bord supérieur des orbites, au niveau de la racine du nez. Appuyez vers le haut, déplacez vos doigts le long des sourcils, en pressant et en relâchant à intervalles réguliers. Suivez la courbe naturelle de l'os jusqu'à son extrémité, mais évitez de masser directement les yeux.

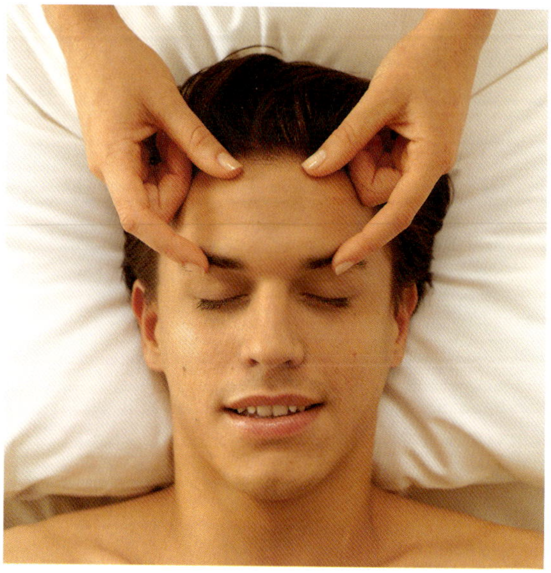

PRESSION SUR LES ORBITES 2e étape

Prolongez le mouvement en longeant le dessous du bord inférieur de l'orbite. Commencez à l'aplomb de l'extrémité de l'œil et pressez à intervalles réguliers, cette fois-ci avec le coussinet du pouce, le long de l'os zygomatique. Travaillez en direction du nez et relâchez la pression sur la fin du mouvement.

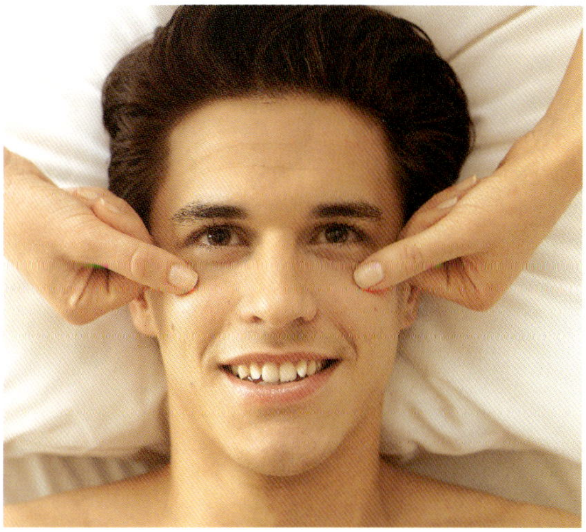

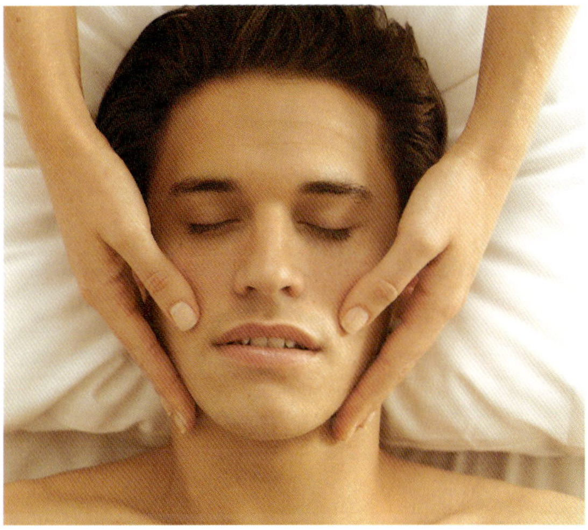

ÉTIREMENT DE L'OVALE

Posez les mains sur les côtés du visage de votre partenaire, les coussinets du pouce étant placés immédiatement sous les pommettes. Appuyez doucement et longez l'os zygomatique en remontant légèrement vers le haut, sans tirer sur la peau. Relâchez la pression aux abords des oreilles.

ÉTIREMENT DES JOUES

Posez les pouces de part et d'autre du nez, juste au-dessus de l'os zygomatique. Tirez sur toute la longueur de la joue en direction des oreilles. Procédez avec précision. Revenez à proximité du nez, en plaçant les doigts légèrement plus haut que précédemment, et répétez le mouvement. Travaillez en progressant vers le haut jusqu'à couvrir toute la surface de la joue.

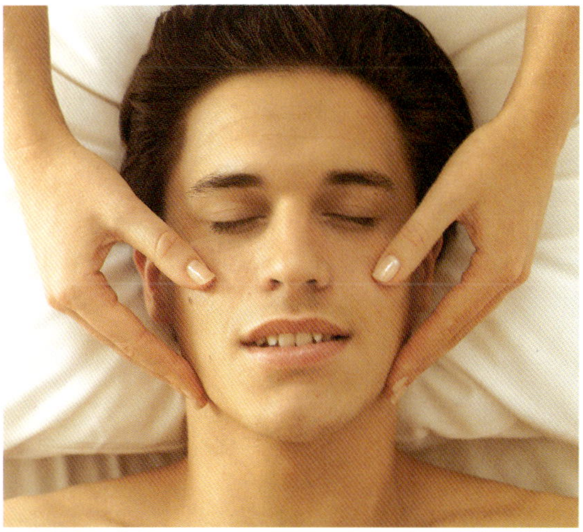

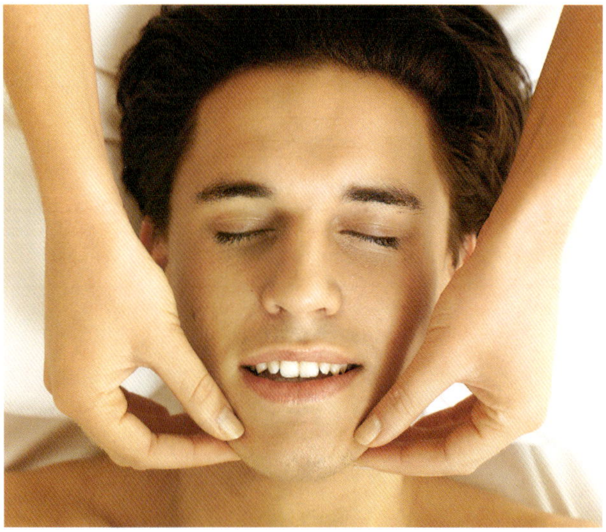

PINCEMENT DE LA MÂCHOIRE

Posez les pouces sur le menton de votre partenaire, les autres doigts étant dessous. Pincez doucement les muscles et la chair entre le pouce et l'index, et effectuez ces mouvements de pression à intervalles réguliers, en remontant vers l'extérieur le long de la mâchoire. Terminez le mouvement au niveau des oreilles.

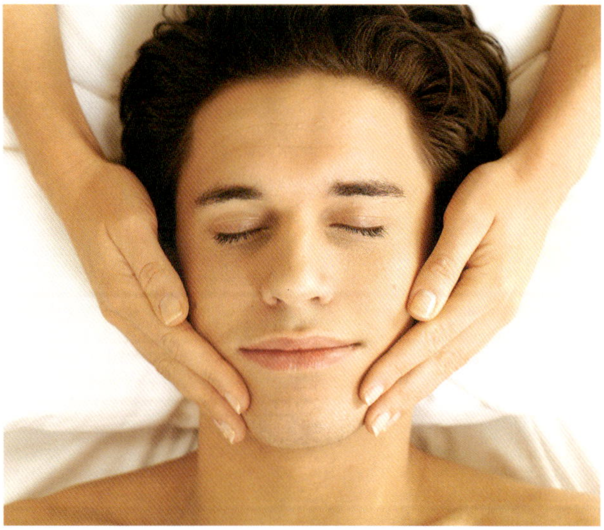

ÉTIREMENT DU MENTON

Revenez au milieu du menton. Entourez-le de vos mains, cette fois-ci en joignant le bout des doigts au milieu, comme indiqué sur la photo. Tirez doucement vos mains en sens opposés, en direction des oreilles, à la fois au-dessus et au-dessous de la mâchoire. Ce mouvement lent et prolongé est excellent pour le relâchement de la tension.

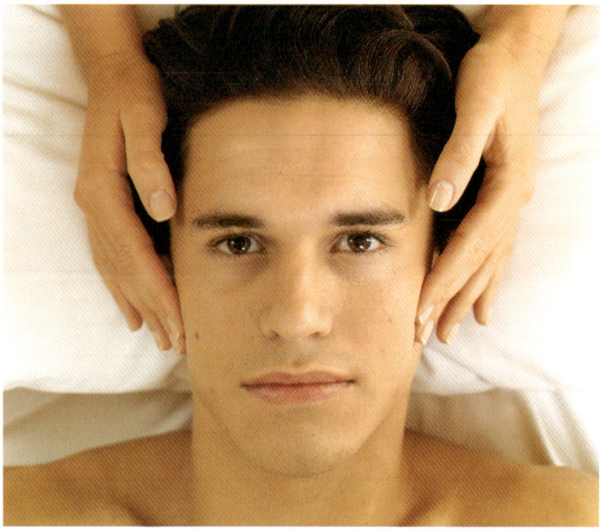

MOUVEMENTS CIRCULAIRES SUR LA MÂCHOIRE

Maintenant, faites glisser les doigts au niveau des muscles de la mâchoire. Du bout des doigts, effectuez des mouvements circulaires sur ces muscles, de manière à travailler en profondeur. Incitez le sujet à se relaxer si vous ressentez une certaine tension. Le fait d'ouvrir légèrement la mâchoire facilitera les choses. Ce mouvement décontracte en profondeur et soulage les maux de tête.

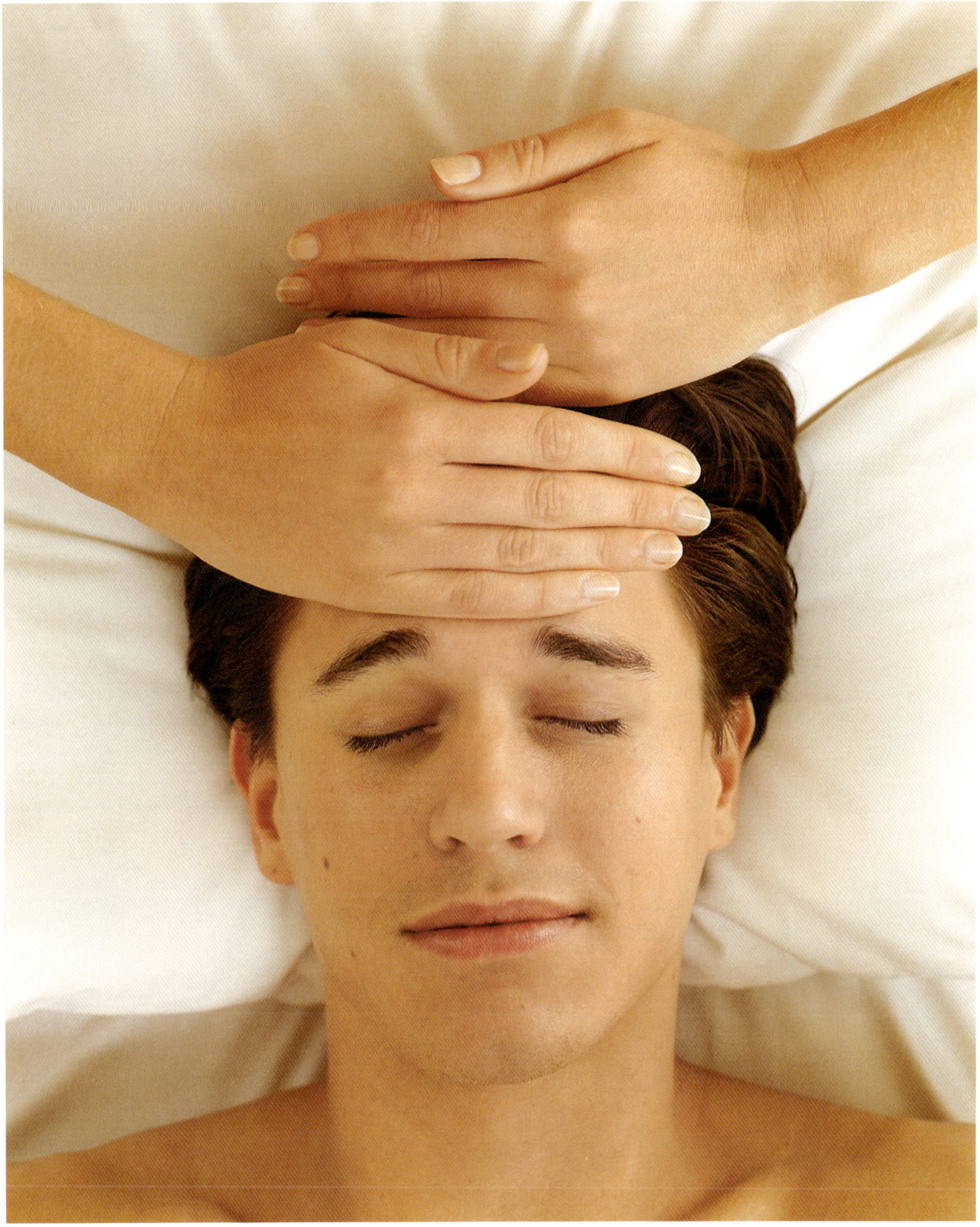

CARESSE SUR LE FRONT

Pour terminer le massage du visage, posez une main sur le front de votre partenaire, juste au-dessus des sourcils. Remontez avec douceur vers la naissance du cuir chevelu et décollez légèrement la main vers la fin du mouvement. Répétez le geste en faisant alterner les mains. Finissez en posant délicatement vos mains sur les yeux.

Les bras

Les mouvements de pression décrits ci-après couvrent une plus grande surface des bras que ceux expliqués précédemment. Profitez de cette occasion pour affiner votre sensibilité, en prêtant davantage d'attention aux muscles et en repérant du bout des doigts les éventuelles zones de tension. Vous effectuerez aussi les mouvements avec davantage de précision et d'efficacité. Les étirements et les mouvements circulaires permettront un meilleur assouplissement et induiront chez votre partenaire une sensation de relâchement, en particulier au niveau de l'articulation de l'épaule. Procédez avec assurance et souplesse, pour que le sujet se sente en confiance et puisse se détendre totalement. Si vous sentez qu'il se contracte, ralentissez le rythme ou arrêtez-vous momentanément.

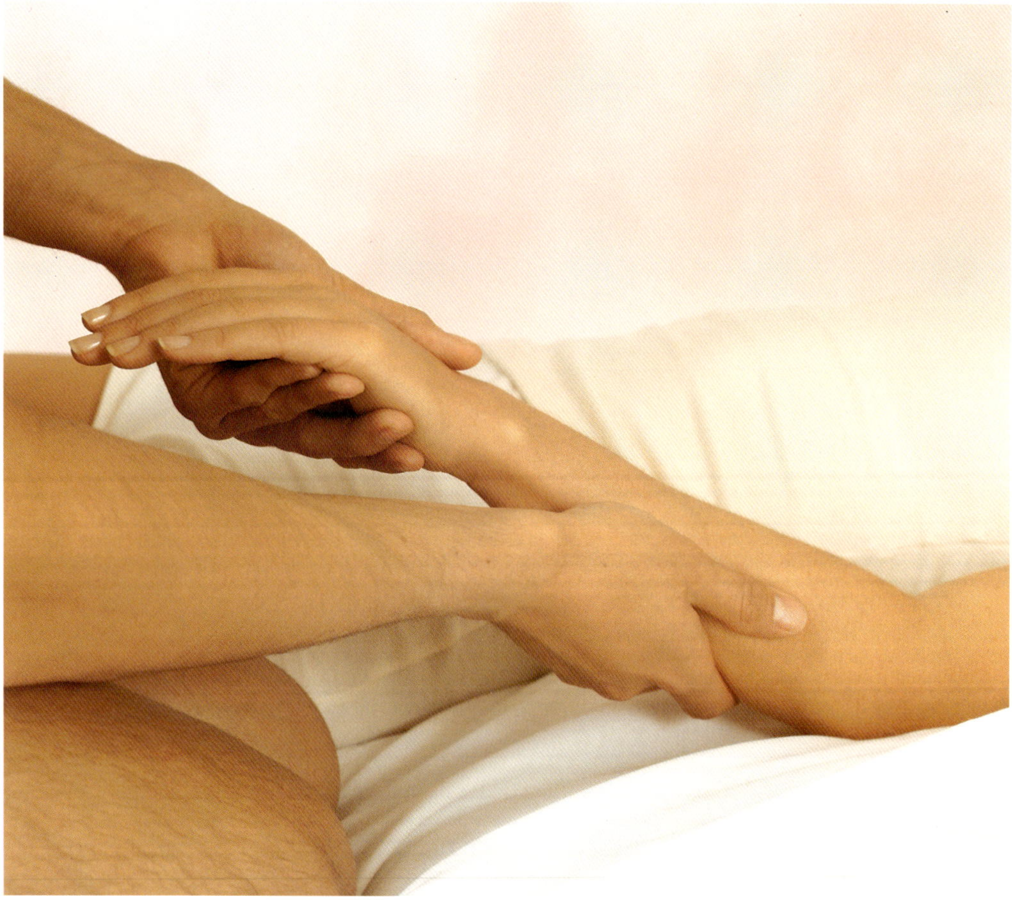

PRESSION SUR L'AVANT-BRAS

Effleurez le bras sur toute sa longueur. D'une main, soutenez l'avant-bras ; de l'autre, effectuez des mouvements de pression entre le pouce et les autres doigts, en remontant du poignet au coude. Intervertissez la position des mains de manière à travailler l'autre côté du bras, toujours en procédant en direction du coude. Répétez le mouvement, en suivant à chaque fois une ligne de muscles jusqu'à l'articulation. N'hésitez pas à appuyer avec fermeté : le résultat n'en sera que meilleur.

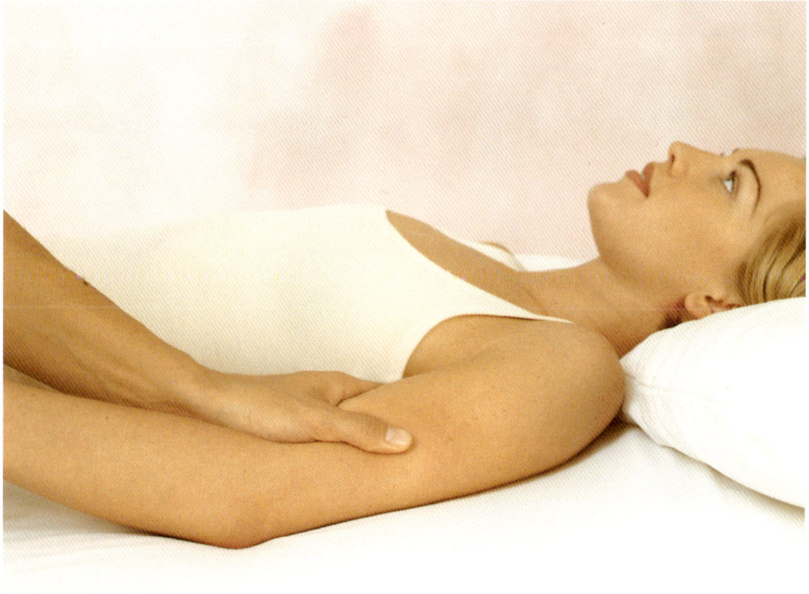

PRESSION SUR LE BRAS 1re étape
Ci-dessus : d'une main, soutenez l'avant-bras de votre partenaire. De l'autre, pressez ses biceps entre votre pouce et vos autres doigts. Travaillez en soulevant légèrement le muscle, en essayant de faire relâcher les éventuels points de tension avec le pouce et l'index. Répétez le mouvement en diminuant la pression aux abords des aisselles.

PRESSION SUR LE BRAS 2e étape
Ci-dessous : soulevez le bras de votre partenaire et fléchissez son avant-bras au-dessus de son cou ou de son front (dans cette position, le bras tiendra tout seul). Enroulez vos mains autour de son bras, juste au-dessous du coude, comme indiqué sur la photo. Appuyez avec fermeté en descendant et terminez au niveau de l'épaule. Répétez la séquence deux fois.

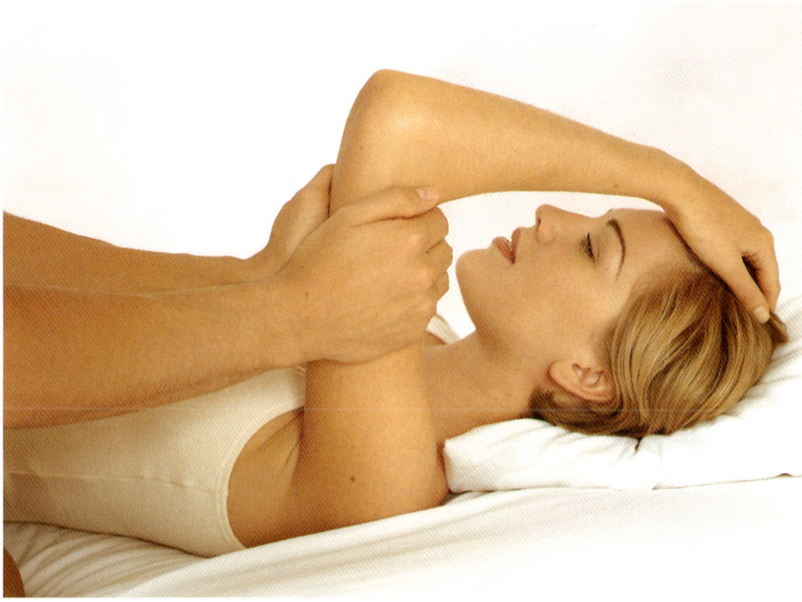

MOUVEMENT CIRCULAIRE SUR LE BRAS

Photo principale : soulevez le bras de votre partenaire en tenant son poignet d'une main et en soutenant son coude de l'autre. Effectuez une rotation du bras, en veillant à ce que l'articulation de l'épaule soit bien détendue. Guidez le mouvement de vos mains et procédez par gestes amples, mais sans forcer. Répétez le mouvement trois fois.

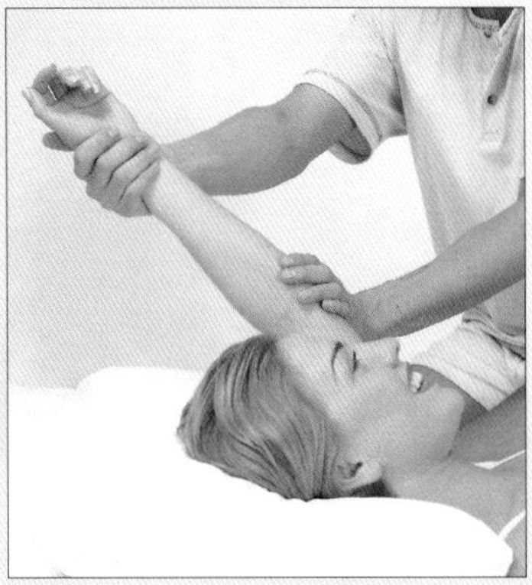

ÉTIREMENT

Étirez le bras de votre partenaire, toujours en tenant son poignet d'une main et en soutenant son coude de l'autre. Lorsque le bras est bien déplié, tirez légèrement en arrière, derrière la tête. Relâchez, puis relevez le bras et tirez à nouveau en arrière.

PÉTRISSAGE DU BRAS

Le bras de votre partenaire étant posé à plat, commencez à pétrir les muscles situés sur le devant. Appuyez avec le pouce et ramenez la masse vers vous avec vos autres doigts, en vous attardant sur les points de tension. Revenez plusieurs fois sur les mêmes endroits, en opérant très progressivement.

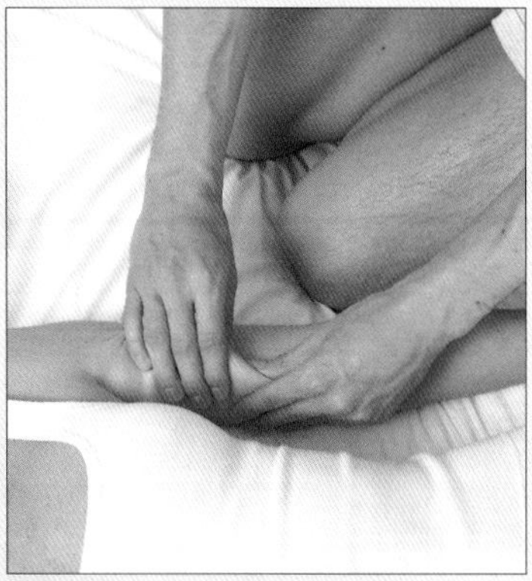

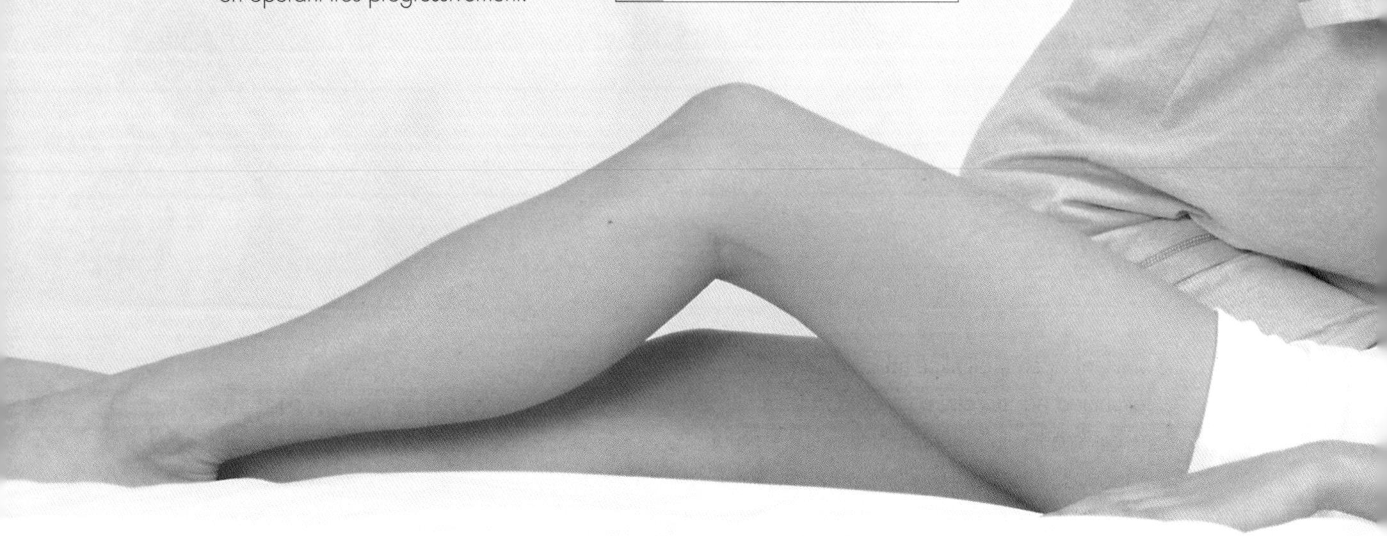

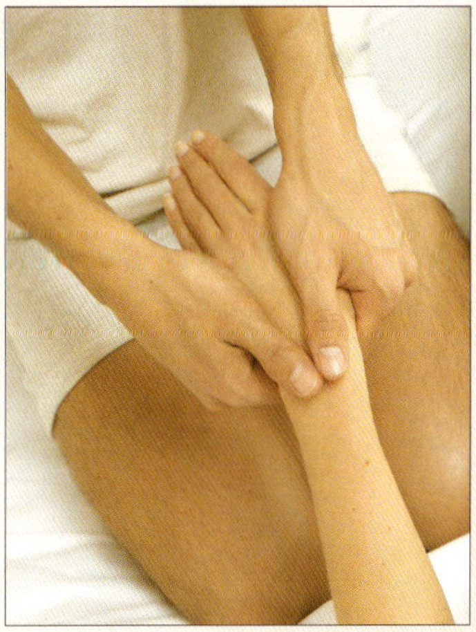

ÉTIREMENT TRANSVERSAL DE LA MAIN

Entourez de vos mains l'avant-bras de votre partenaire, vos pouces étant l'un contre l'autre au milieu et pointés devant vous. Tirez-les lentement vers l'extérieur, en appuyant davantage avec la base des pouces. Répétez le mouvement en descendant le long du bras. Procédez de la même manière sur la main, en arquant celle-ci entre le pouce et les autres doigts.

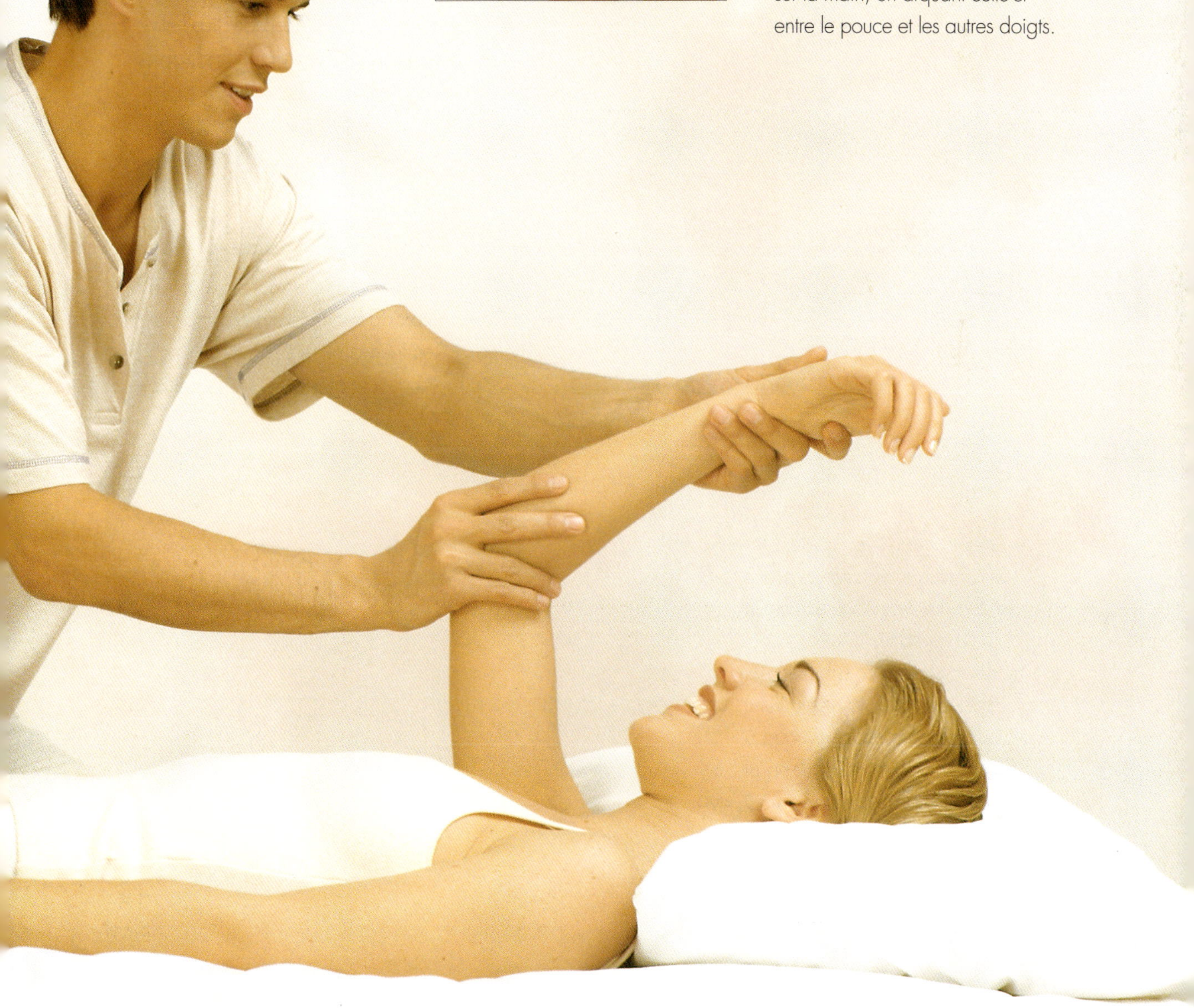

Les mains

La plupart des gens apprécient de se faire masser les mains. Elles présentent, comme sur les pieds, de nombreux points de pression très sensibles, qui réagissent bien au toucher. Prenez le temps de travailler les paumes en profondeur, en n'oubliant pas le poignet ni l'articulation des doigts. Procédez avec lenteur et précision, en essayant de trouver le juste équilibre entre délicatesse et efficacité. Le massage des mains permet d'évacuer la tension par le bout des doigts. Il doit être complété par des gestes toniques et stimulants. Le massage des extrémités des doigts et des orteils est un moment important de toute séance. Le fait de concentrer l'attention du sujet sur toutes les parties du corps lui procure une sensation de plénitude et de bien-être.

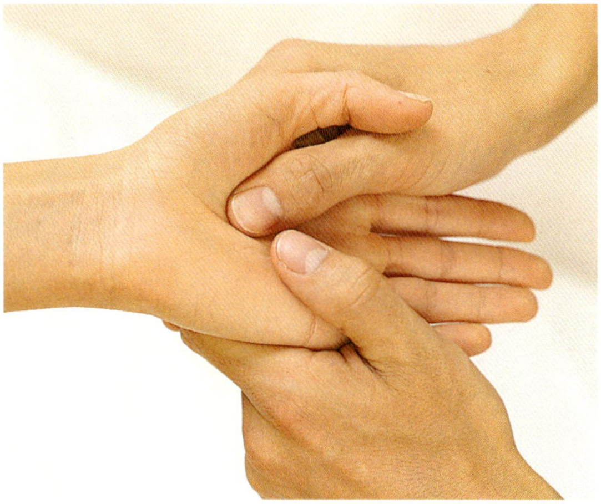

PRESSION CIRCULAIRE DU POUCE SUR LA PAUME

Tenez la main de votre partenaire comme indiqué sur la photo. Appuyez sur la paume avec le coussinet du pouce ; effectuez sur place de petits mouvements circulaires, tout en pressant vers l'extérieur. Appuyez davantage pour travailler plus en profondeur. Couvrez ainsi l'entière surface de la paume (y compris la base du pouce), en utilisant les deux mains à la fois si vous le jugez nécessaire.

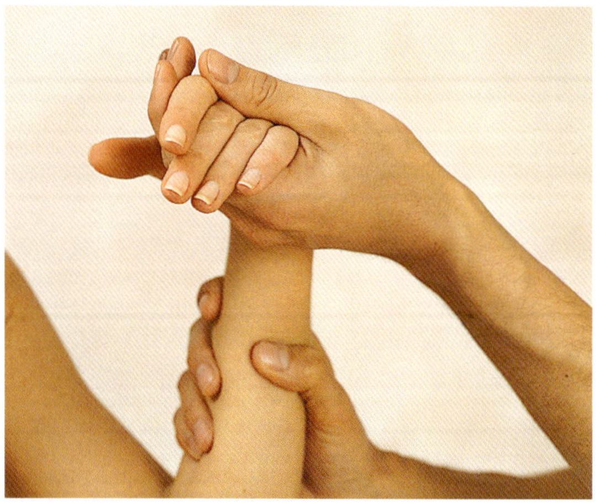

ROTATION DU POIGNET

D'une main, tenez celle de votre partenaire ; de l'autre, soutenez-lui l'avant-bras. Tirez la main vers l'avant, mais sans forcer, et effectuez lentement des mouvements de rotation aussi amples que possible. Faites tourner deux fois dans chaque direction, en appuyant plus fermement sur la main si vous le jugez nécessaire.

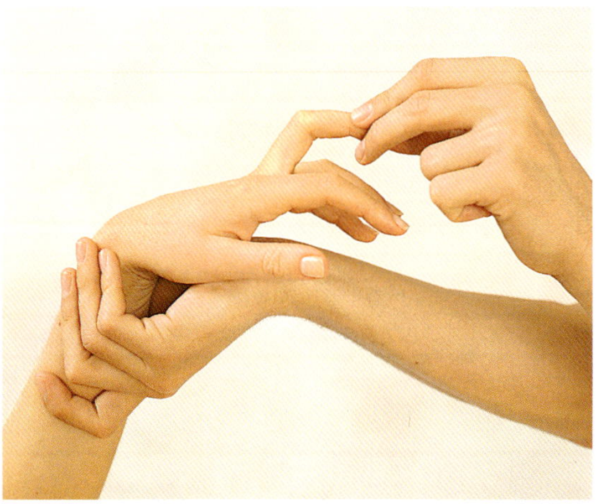

MOBILISATION DES DOIGTS

D'une main, soutenez l'avant-bras de votre partenaire, comme indiqué sur la photo. Attrapez l'extrémité d'un de ses doigts entre votre pouce et votre index, et effectuez une petite rotation, une fois vers vous et une fois en arrière. Cet exercice est excellent pour l'articulation des doigts. Procédez ainsi avec chaque doigt. Incitez votre partenaire à se relâcher totalement et à ne pas essayer de vous aider de quelque manière que ce soit.

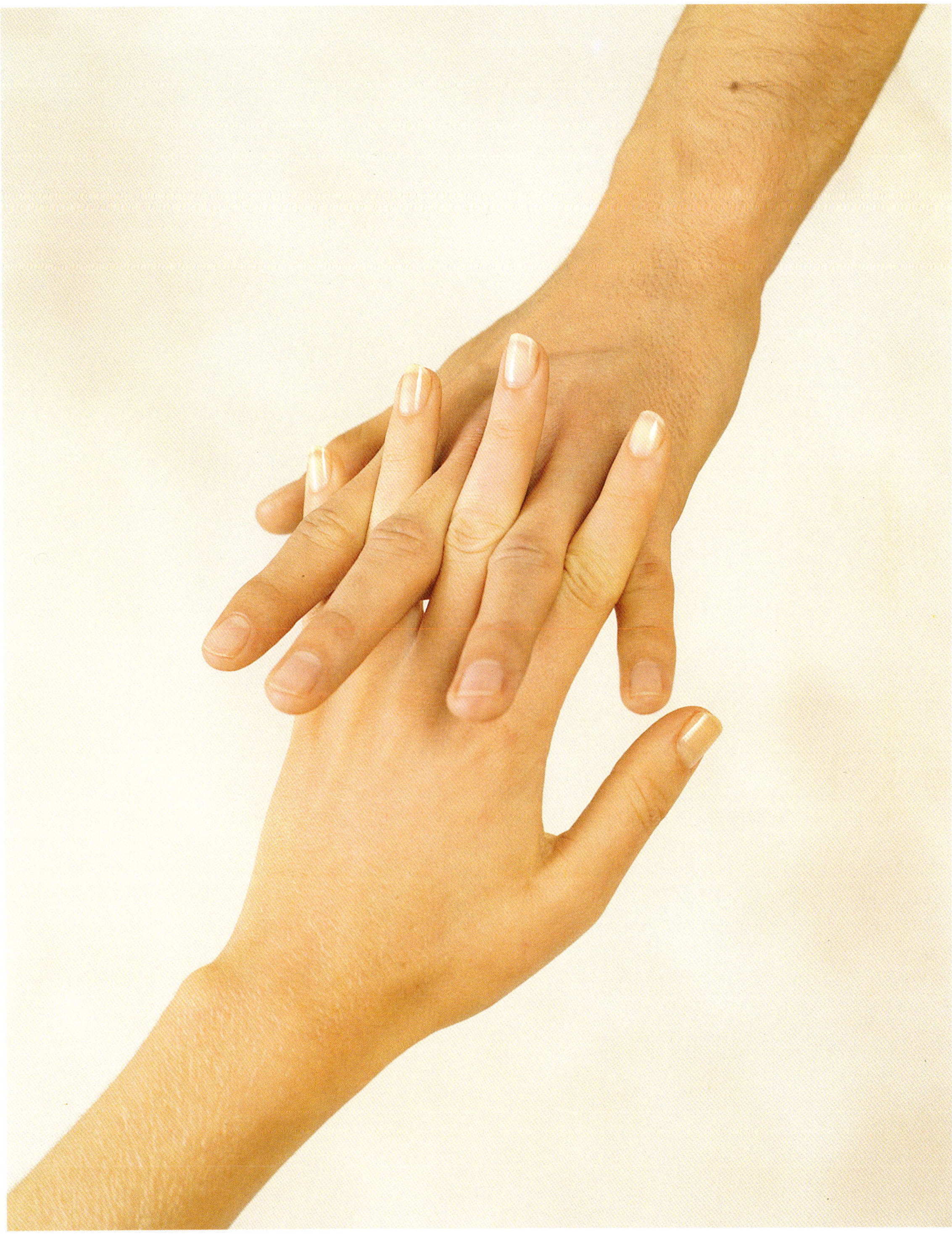

ENTRELACEMENT DES DOIGTS

Pour commencer, tordez légèrement le bout de chaque doigt de votre partenaire, comme dans l'étape précédente. Ensuite, entrelacez sa main et la vôtre (voir photo). Appuyez avec fermeté, puis retirez rapidement votre main. Ce mouvement tonique et stimulant est une variation de l'étirement. Effleurez le bras, puis répétez le mouvement avec l'autre main.

La poitrine

Nous aborderons ici de nouveaux mouvements à effectuer sur la poitrine, en particulier sur les pectoraux, sur la cage thoracique et entre les côtes. Chez les hommes, il arrive souvent que les pectoraux soient relativement développés ; si c'est le cas de votre partenaire, vous devrez l'inciter à se relaxer pour mieux travailler en profondeur. S'il a tendance à retenir son souffle, en particulier, vous devrez l'encourager à se laisser aller et à respirer naturellement. La finalité de cette séquence est de décontracter les muscles du haut de la poitrine, en effectuant des mouvements de relaxation sur la cage thoracique et en travaillant entre les côtes. L'association de ces gestes induit une sensation d'amplitude et de relâchement, et permet une meilleure mobilité de la cage thoracique. Il vous faudra peut-être un certain temps pour bien les maîtriser.

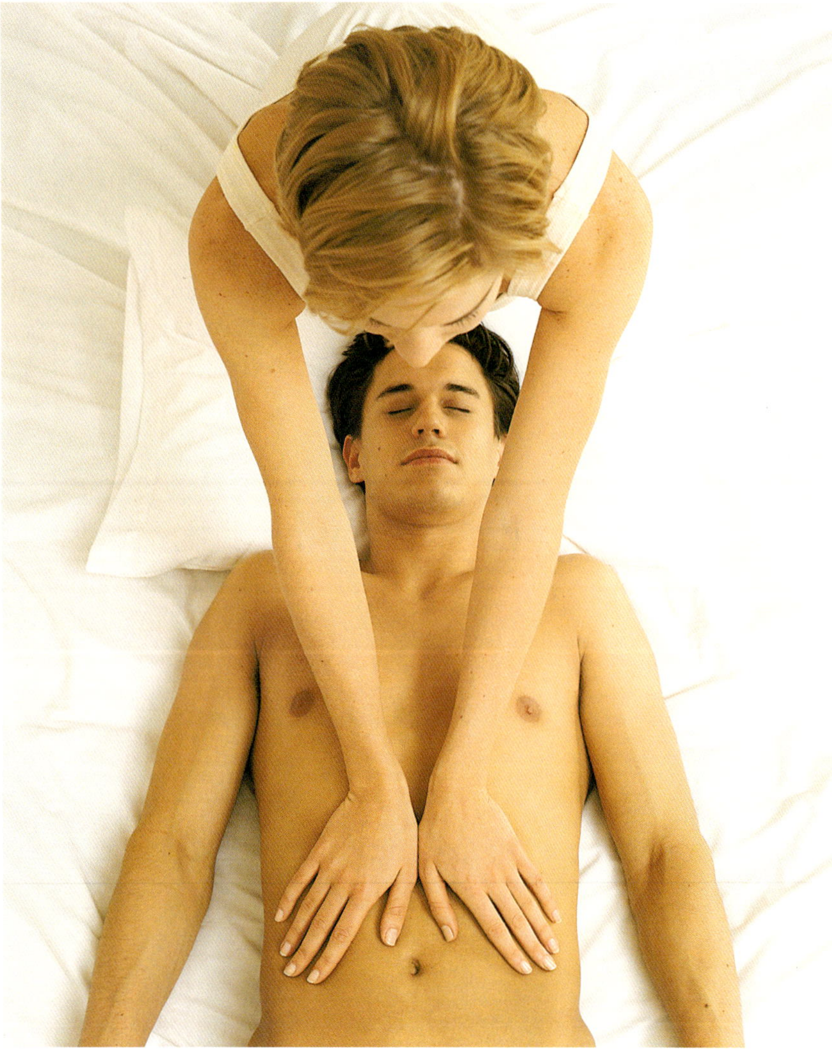

ÉTIREMENT DES CÔTES

Installez-vous derrière la tête de votre partenaire. Effleurez le haut de sa poitrine, puis faites glisser vos mains au milieu, jusqu'à l'extrémité de la cage thoracique. Séparez-les à ce niveau ; appuyez fermement sur les côtes, tout en poussant vers l'extérieur de manière à amener vos mains sur les côtés (en évitant de passer sur le plexus solaire).

MOUVEMENTS CIRCULAIRES

Les mains posées bien à plat sur les côtes, effectuez lentement, en remontant vers les aisselles, des mouvements circulaires les plus amples possibles, en procédant parallèlement à un étirement sur toute la zone. Revenez ensuite à l'extrémité de la cage thoracique et répétez la séquence trois fois. Veillez à ne pas perdre l'équilibre pendant que vous travaillez ainsi.

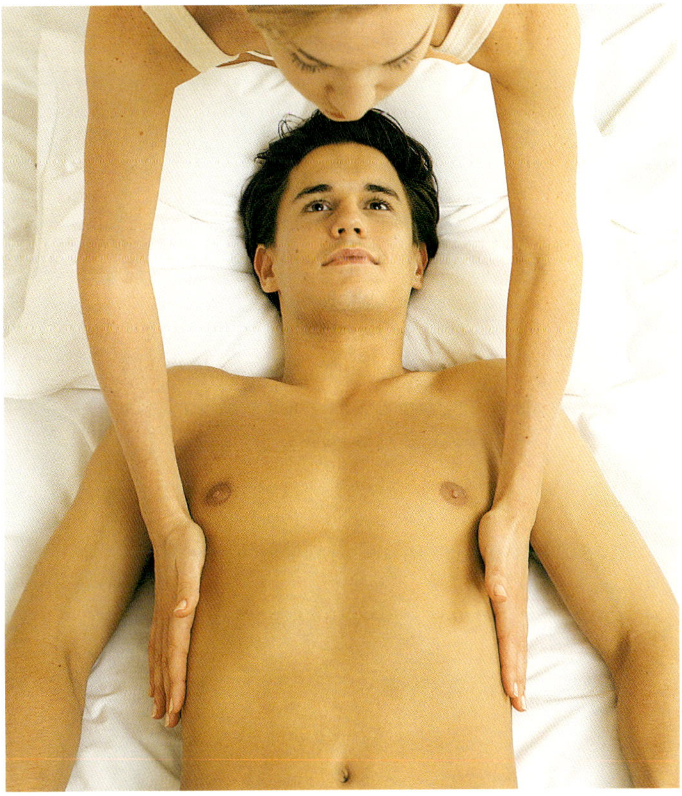

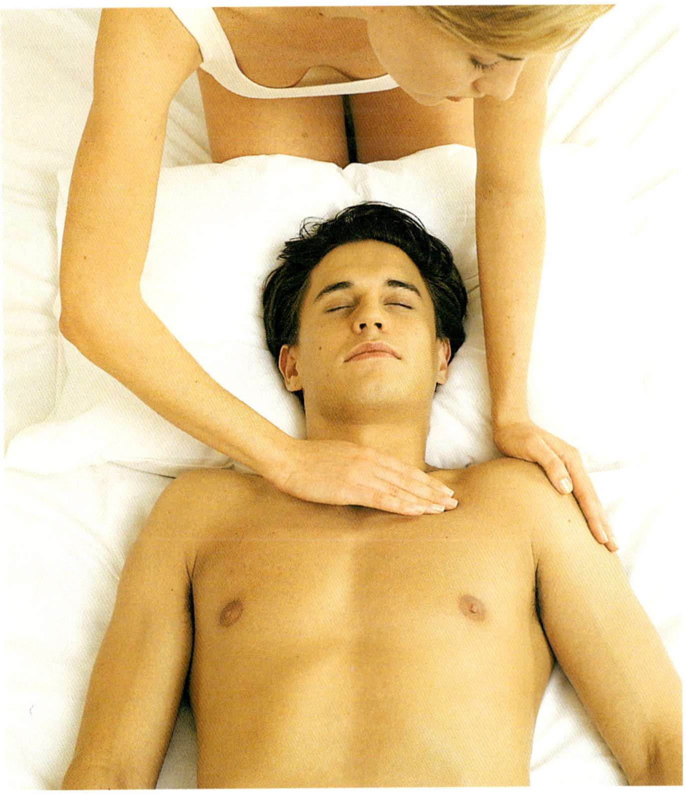

PRESSION SUR LA POITRINE

Posez une main sur l'épaule de votre partenaire pour vous soutenir (photo) et placez l'autre en haut de sa poitrine, sur le côté du sternum. Appuyez du bout des doigts le long des côtes, en direction de l'articulation de l'épaule. Répétez la séquence deux fois, en reprenant à chaque fois un peu plus bas sur la poitrine. Dans le cas d'une femme, veillez à ne pas masser les seins directement, mais une pression entre les côtes est toujours agréable.

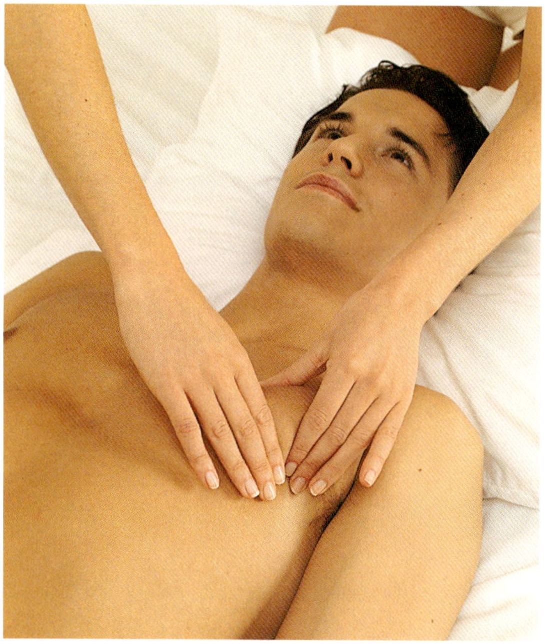

PÉTRISSAGE DES PECTORAUX

Légèrement penché au-dessus de votre partenaire, pétrissez-lui les muscles pectoraux, en évitant les tétons. Appuyez avec le pouce et ramenez la masse vers vous avec les autres doigts. Dans le cas d'une femme, la surface à masser sera plus restreinte. Des mouvements fermes sont particulièrement recommandés pour la relaxation.

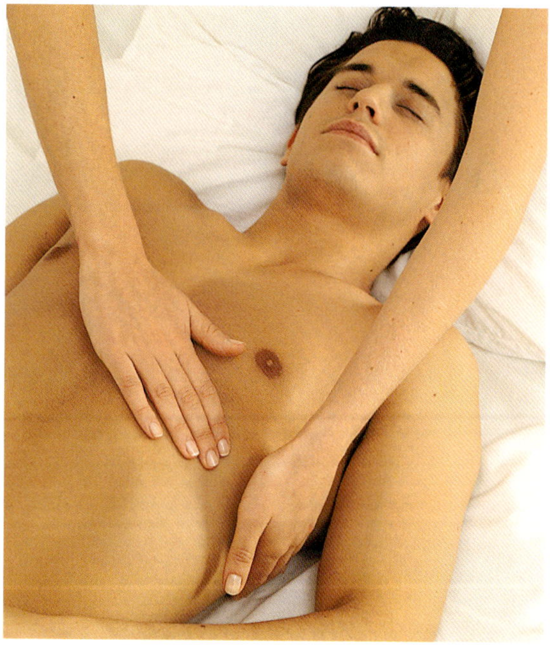

ÉTIREMENT DES CÔTES

Légèrement penché au-dessus de votre partenaire, posez une main juste sous sa cage thoracique. Ramenez la main vers vous en tirant, puis faites intervenir l'autre main. Remontez alternativement vers le milieu de la poitrine ou vers l'épaule. Répétez la séquence sur l'autre moitié du corps.

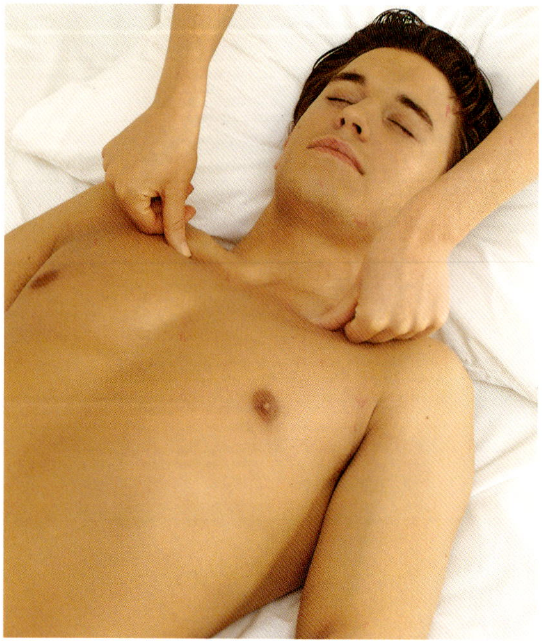

ÉTIREMENT TRANSVERSAL DES CÔTES

Placez le coussinet des pouces de part et d'autre du sternum, dans le creux situé juste au-dessous de la clavicule. Appuyez fermement – des deux côtés en même temps – en direction de l'articulation de l'épaule et relâchez la pression sur la fin du mouvement. Répétez la séquence deux fois de plus, en terminant sur l'épaule. Ce geste procure au sujet une très agréable sensation de relâchement au niveau de la poitrine.

PRESSION SUR L'ÉPAULE

Posez les mains sur les épaules de votre partenaire et appuyez avec fermeté vers le bas. Vous pouvez exercer la pression sur les deux épaules en même temps, ou sur chaque épaule alternativement, en les étirant chaque fois un peu plus. Procédez avec précision et terminez en effleurant le plus loin possible le long des bras.

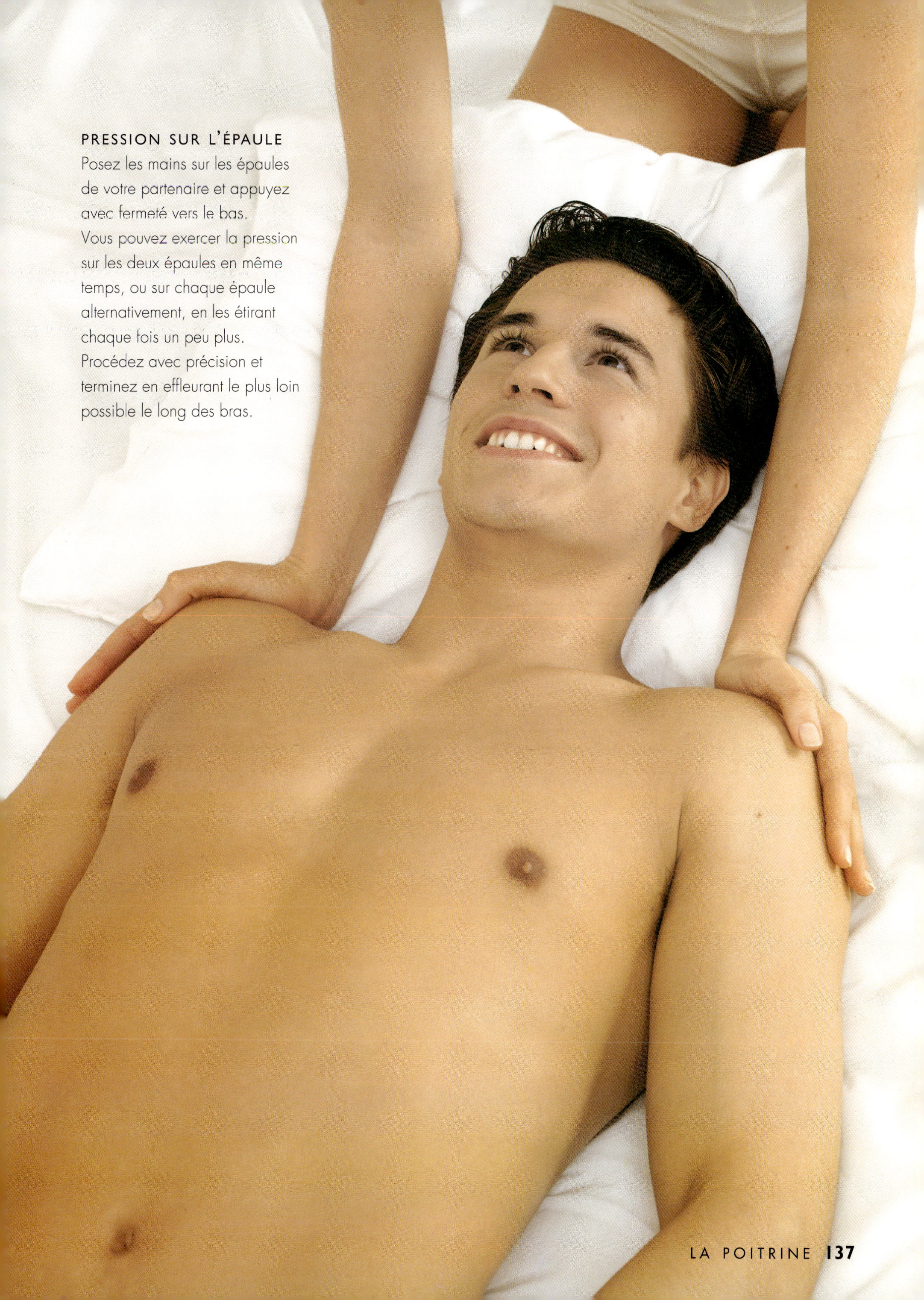

L'abdomen

Pour cette région du corps, vous pouvez compléter les techniques de base que vous maîtrisez déjà par des mouvements plus précis, comme la pression circulaire ou le pétrissage. Ne massez jamais en profondeur, cette zone étant très sensible et peu protégée. Chez les hommes en particulier, l'abdomen est une région plutôt sensuelle – procédez donc avec discrétion et écourtez la séance si nécessaire. Travaillez toujours en douceur, car il y a ici des points de pression extrêmement importants, ainsi que des lignes d'énergie qui contrôlent directement les organes, dont le fonctionnement peut être ralenti par le stress. Des gestes assurés et relaxants peuvent donner d'excellents résultats en libérant les énergies et en rétablissant la respiration à partir de l'abdomen.

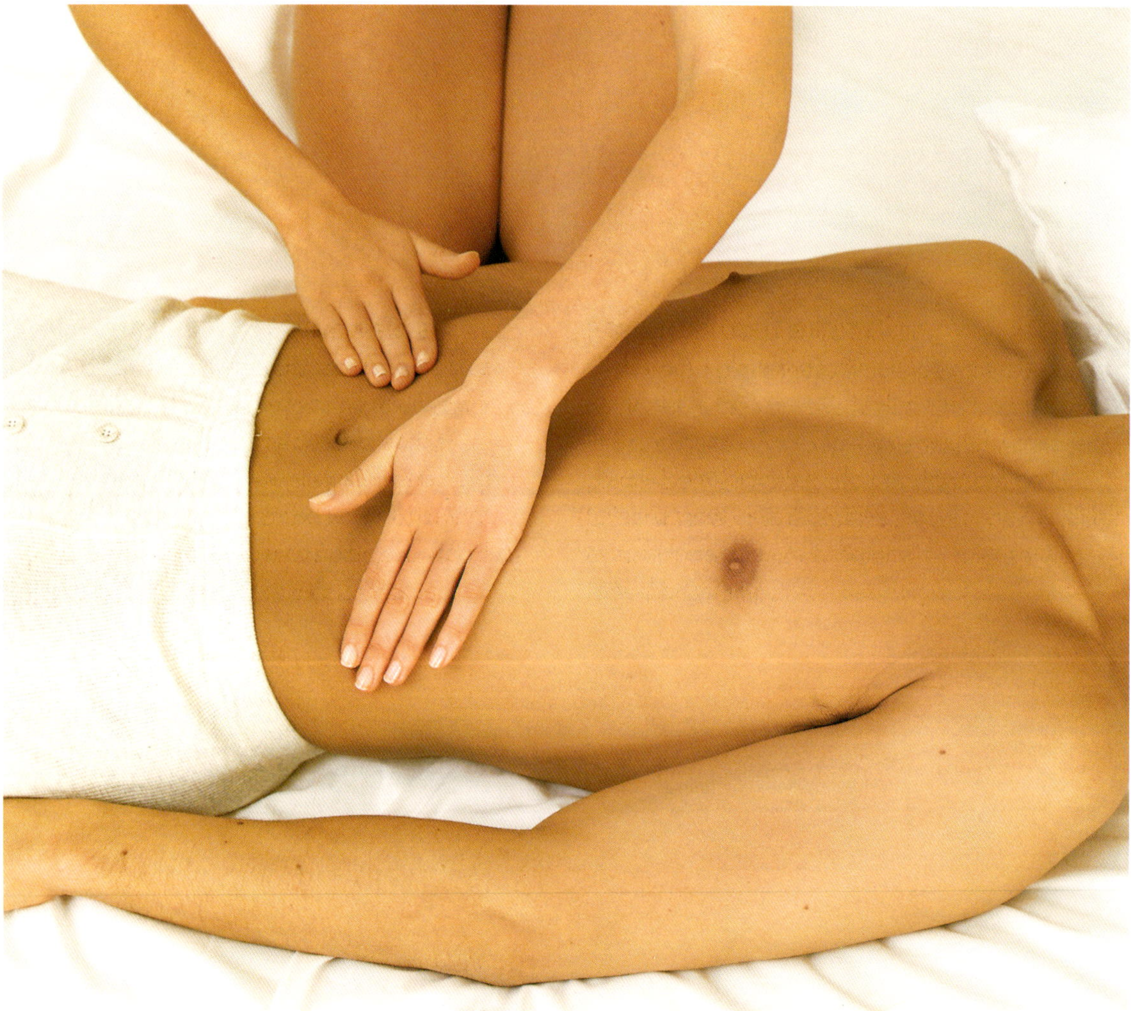

MOUVEMENTS CIRCULAIRES

Placez-vous à côté de votre partenaire et huilez légèrement toute la surface de son abdomen. Effectuez avec le plat de la main de larges mouvements circulaires dans le sens des aiguilles d'une montre, en procédant par gestes doux et calmants, et en recherchant les éventuelles zones de tension. Lorsque vos mains se croisent, décollez l'une pour la passer de l'autre côté, en enchaînant le mouvement à la suite de l'autre. Gardez toujours une main en contact avec le corps de votre partenaire, afin de lui donner le sentiment qu'il s'agit d'un mouvement continu.

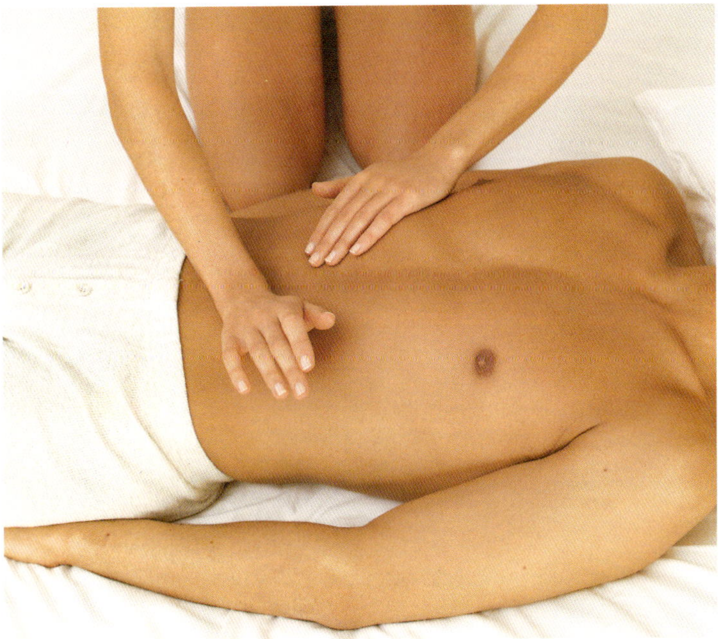

MOUVEMENTS CIRCULAIRES AVEC LA PAUME DE LA MAIN

Ci-dessus : effectuez des mouvements circulaires en exerçant la pression avec la partie charnue de la paume. Balayez la surface en cercles dont vous réduirez régulièrement l'amplitude, en particulier là où vous ressentez une certaine tension. Laissez reposer légèrement l'autre main sur le corps de votre partenaire.

MOUVEMENTS CIRCULAIRES DU BOUT DES DOIGTS

Ci-dessous : poursuivez sur le même rythme, en appuyant cette fois du bout des doigts. Pour accroître la pression et la préciser, posez les doigts d'une main sur ceux de l'autre. Répétez la manœuvre circulaire, mais en effectuant de petits mouvements sur place. Ne travaillez pas trop en profondeur.

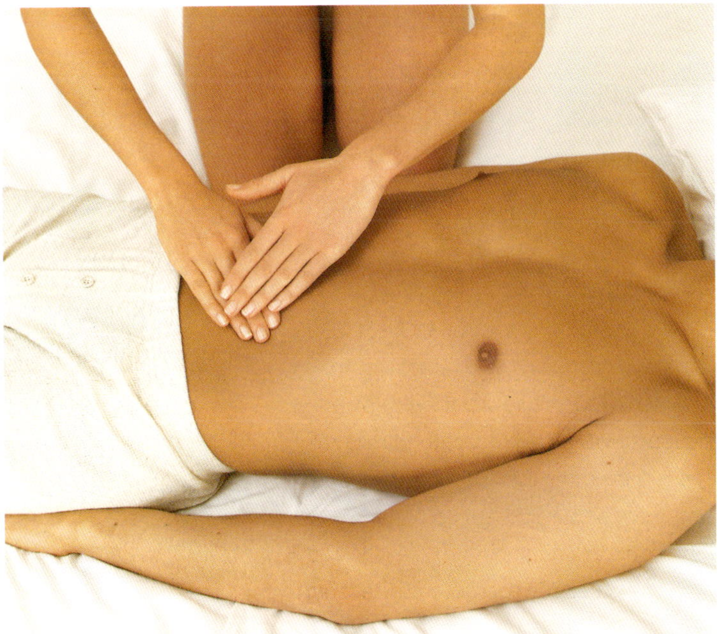

PÉTRISSAGE

Légèrement penché au-dessus de votre partenaire, pétrissez les muscles situés sur le côté, entre l'extrémité de la cage thoracique et la hanche. Appuyez avec le pouce, et ramenez vers vous la masse de muscle avec vos autres doigts, en effectuant de petits roulés. Travaillez sur toute la longueur, sans déborder sur l'abdomen proprement dit. Ce mouvement est agréable, en particulier la torsion du muscle.

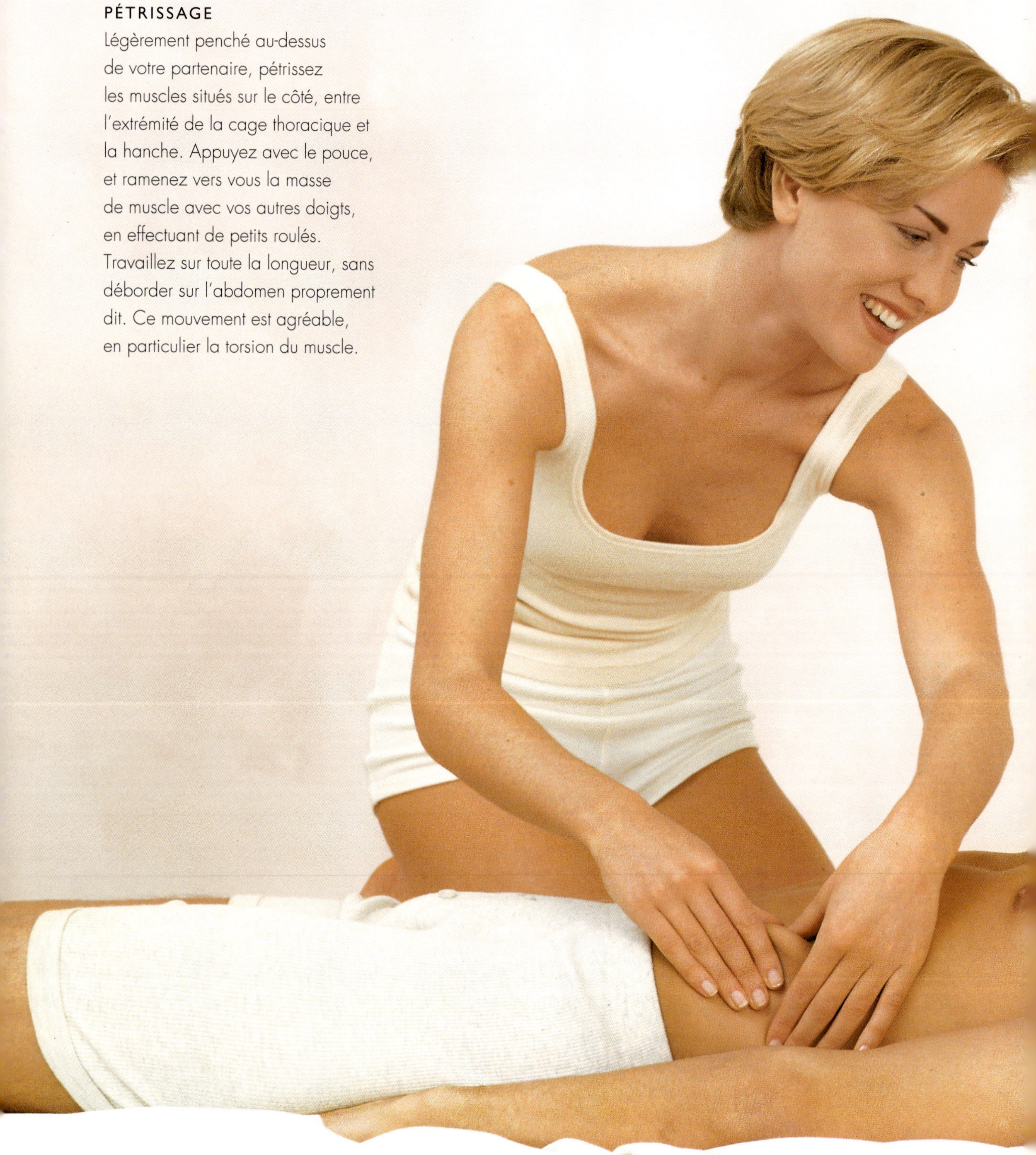

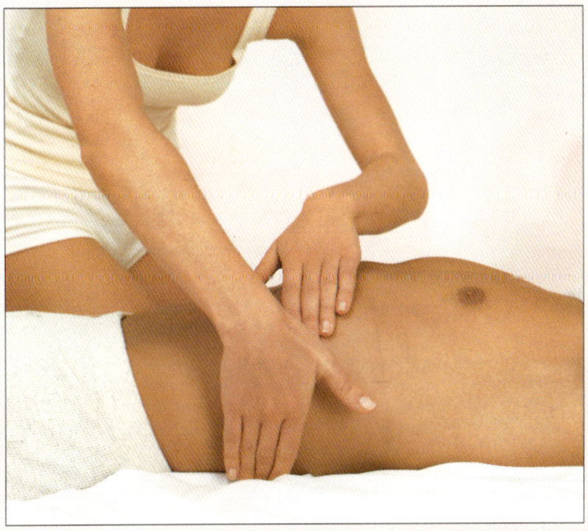

ÉTIREMENT

À gauche : glissez une main sous votre partenaire, juste au-dessus du niveau des hanches. Ramenez-la vers vous en tirant au-dessus de l'abdomen et, dans le même temps, commencez à effectuer le même mouvement de l'autre main. Enchaînez ainsi pendant quelques instants, puis changez de côté.

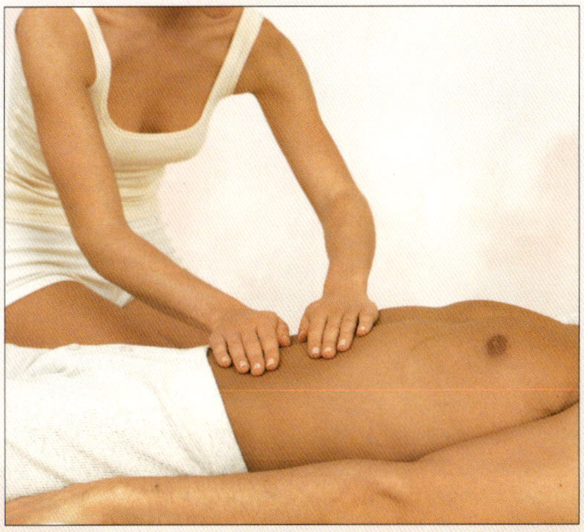

REPOS

À droite : posez vos mains avec douceur sur l'abdomen de votre partenaire et restez ainsi un moment, en laissant bouger vos mains au rythme de sa respiration. Ressentez l'énergie qui se dégage de vos mains et concentrez-vous sur des pensées positives. Puis levez les mains imperceptiblement.

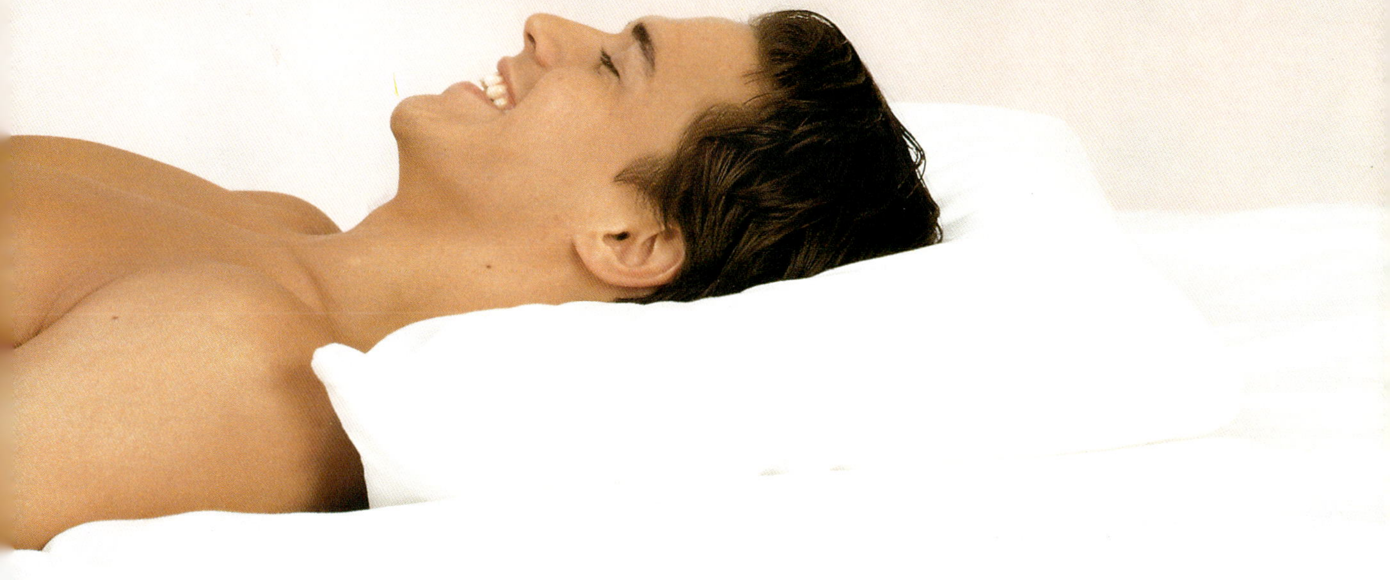

Le devant des jambes et des pieds

C'est la dernière étape du massage complexe. Ralentissez le rythme pour que votre partenaire ait l'impression que la séance se prolonge ! Vous ajouterez aux pressions, torsions et pétrissages habituels des mouvements de pression avec la paume qui permettent un travail en profondeur, ainsi que des manœuvres à proximité du genou. Attardez-vous également sur le devant des cuisses, où les muscles ont besoin d'être travaillés, mais en douceur car ils sont sensibles. Le massage des pieds constitue la « cerise sur le gâteau » – il permet d'évacuer la tension par le biais des orteils. Votre partenaire appréciera certainement le mouvement de balancement qui induit une extraordinaire sensation de relâchement et clôt la séquence sur une note tonique.

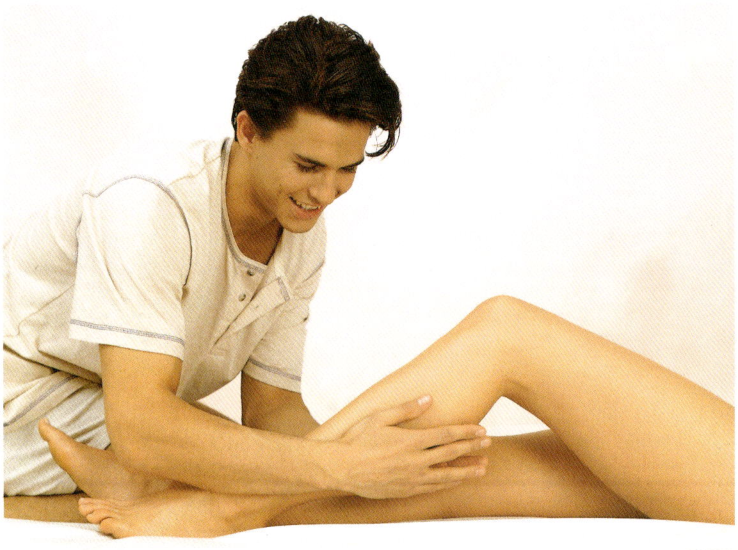

PRESSION SUR LE MOLLET

Agenouillé aux pieds de votre partenaire, effleurez sa jambe sur toute la longueur, puis commencez à effectuer des mouvements de pression sur le mollet, comme expliqué dans les chapitres précédents. Pour travailler plus en profondeur, appuyez avec les paumes sur les côtés du mollet et remontez en direction du genou. Répétez la séquence plusieurs fois sur toute la longueur de la jambe.

MOUVEMENTS CIRCULAIRES SUR LE GENOU

Placez les pouces juste au-dessous de la rotule. Effectuez de petits mouvements circulaires, en appuyant vers le genou et en restant le plus près possible de celui-ci. Remontez en longeant la rotule et en faisant travailler les pouces en même temps. Une pression ferme sera efficace pour le relâchement des tensions.

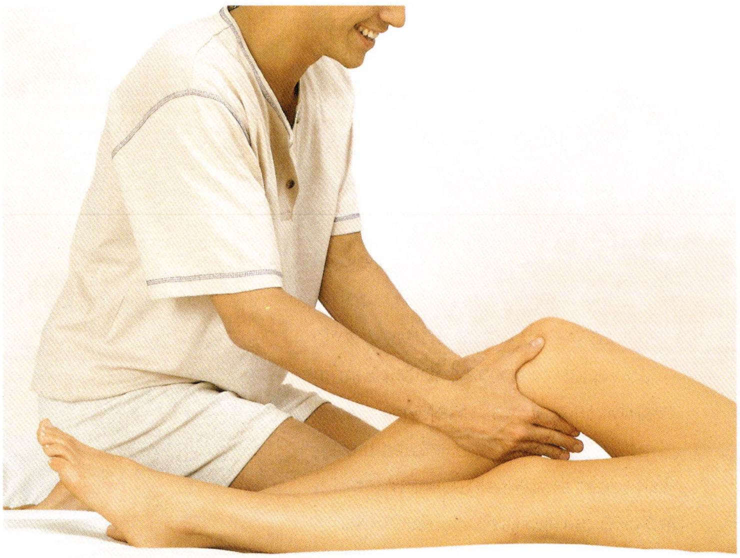

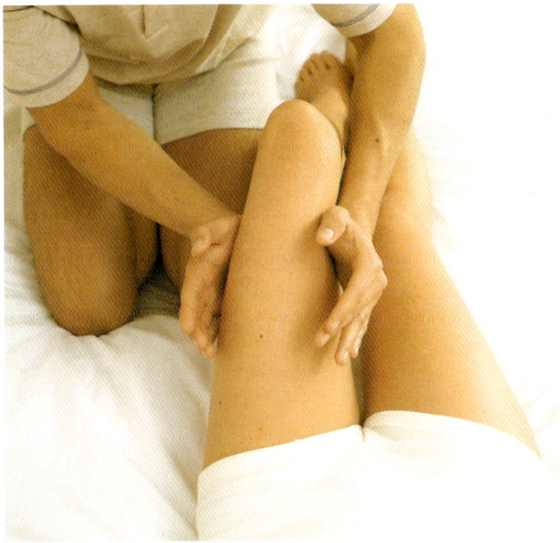

PRESSION SUR LA CUISSE

Remontez le long du corps de votre partenaire, tout en continuant à effectuer avec les paumes des pressions sur la cuisse jusqu'au niveau de la hanche. Travaillez toute la longueur des muscles situés sur le devant, et attardez-vous sur les points de tension.

PRESSION AVEC LES PAUMES

Posez la main sur le genou de votre partenaire, comme indiqué sur la photo, de manière à lui soutenir la jambe. Appuyez avec la paume de l'autre main sur le côté de la cuisse, depuis le genou jusqu'à la hanche. Effectuez ce mouvement au moins deux fois et veillez à ne pas appuyer trop fortement, cette zone pouvant être assez sensible, voire douloureuse.

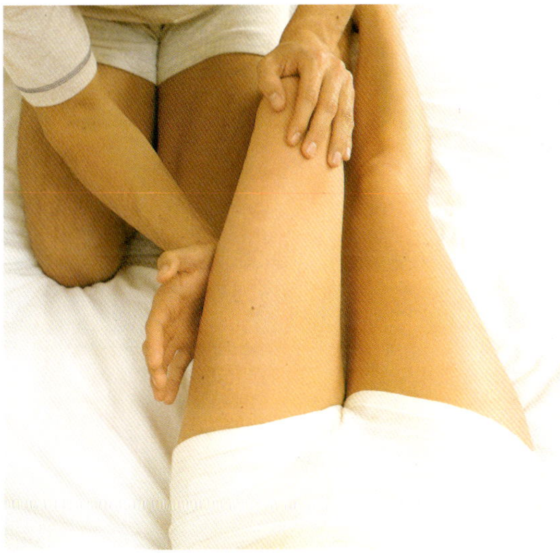

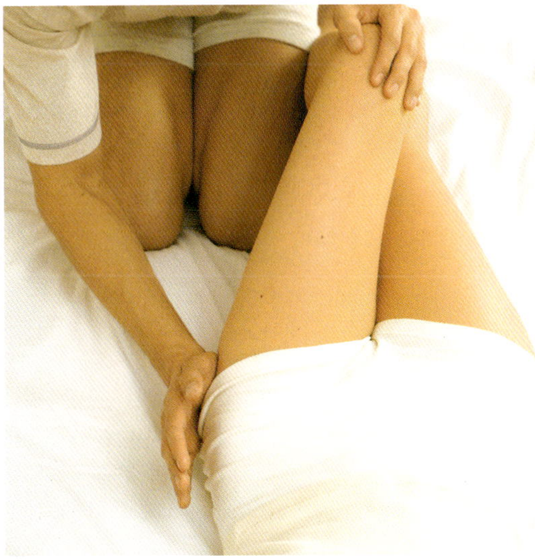

MOUVEMENTS CIRCULAIRES SUR LES HANCHES

En terminant le mouvement précédent, posez la paume de la main en haut de la cuisse de votre partenaire, dans la courbe située juste au-dessus de la hanche. Effectuez trois mouvements en cercle vers l'extérieur, en appuyant avec la paume pour travailler plus en profondeur. Ce mouvement est à la fois calmant et relaxant.

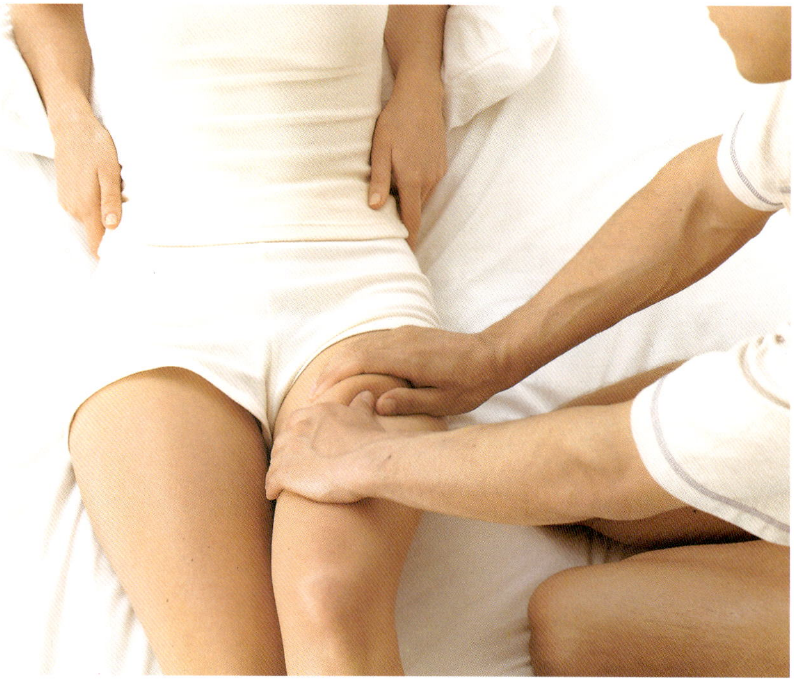

PÉTRISSAGE DE LA CUISSE

Ci-dessus : assis perpendiculairement à votre partenaire, pétrissez les muscles situés sur le devant de sa cuisse, puis en ramenant la masse vers vous avec vos autres doigts dans un geste ample. Travaillez ainsi en montant et en redescendant sur toute la longueur de la cuisse jusqu'au niveau du genou.

BALANCEMENT DU GENOU

Ci-dessous : ce mouvement intervient au milieu de la torsion. Effectuez tout d'abord des mouvements de torsion depuis le haut de la cuisse. Puis entourez de vos mains, sans serrer, le genou de votre partenaire et opérez un balancement d'un côté à l'autre pour relâcher les tensions éventuelles.

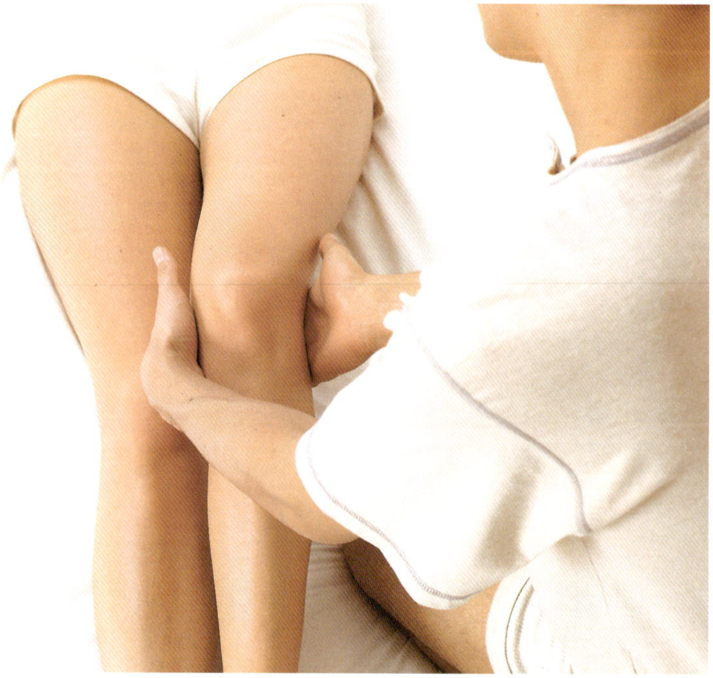

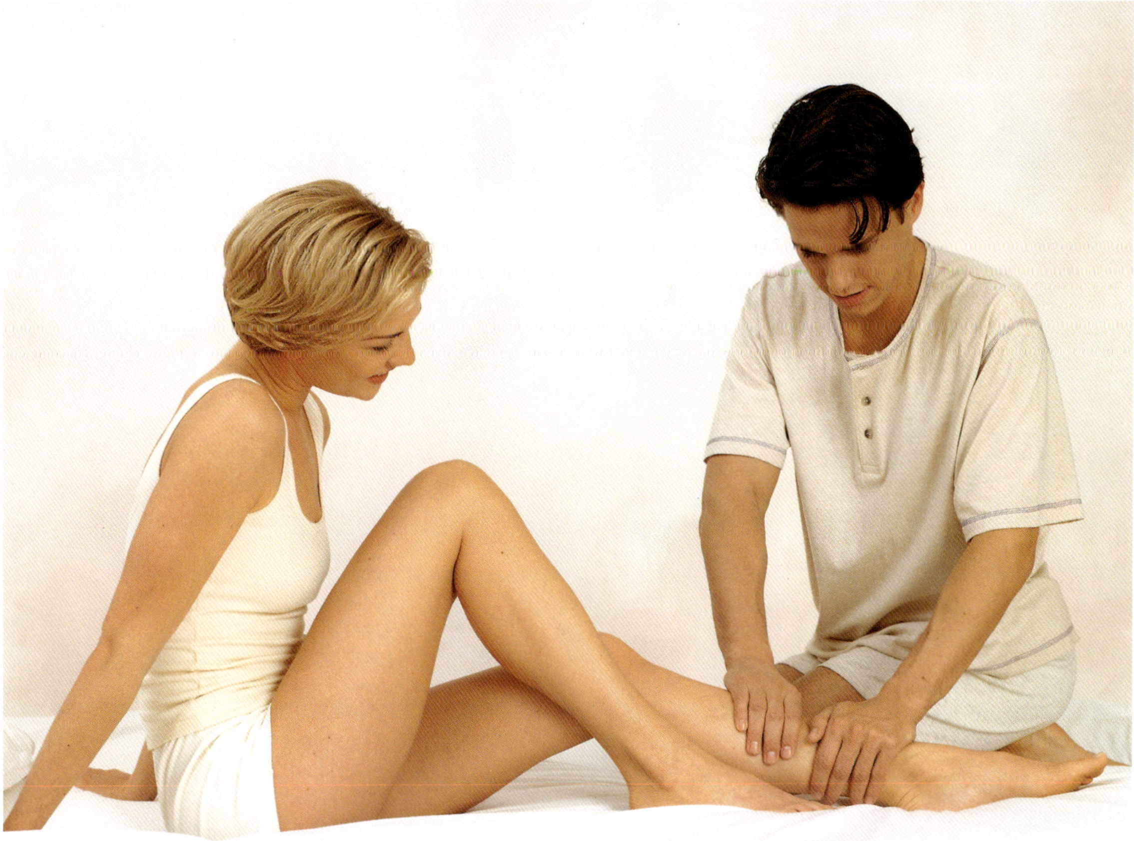

TORSION DE LA JAMBE

Continuez les mouvements de torsion en descendant le long de la jambe. Commencez juste au-dessous du genou, vos mains entourant chaque côté du mollet. Tirez une main vers vous et effectuez avec l'autre le mouvement contraire. Travaillez ainsi toute la longueur de la jambe jusqu'à la cheville, en diminuant l'ampleur des gestes. Effleurez le pied.

ÉTIREMENT DE LA JAMBE

Installez-vous aux pieds de votre partenaire. Placez une main sous son talon et posez l'autre sur le devant de sa cheville. Tirez doucement vers vous, sur toute la longueur de la jambe, en sollicitant davantage la main qui soutient le talon. Ne forcez pas si vous ressentez une résistance de l'articulation.

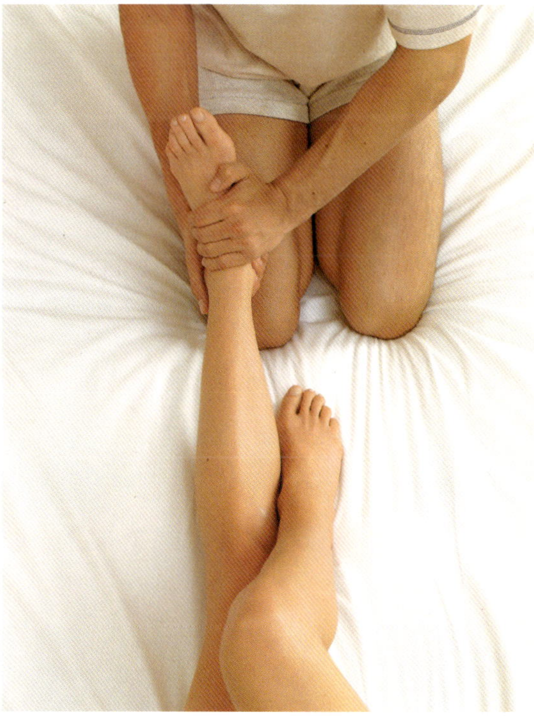

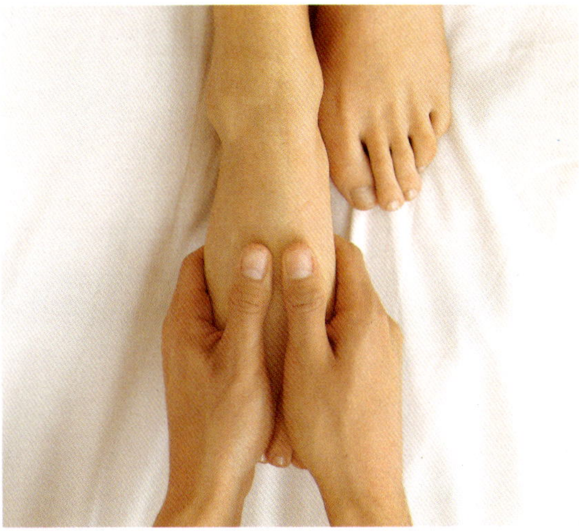

ÉTIREMENT TRANSVERSAL DU PIED

Entourez de vos mains le pied de votre partenaire, comme indiqué sur la photo. Les pouces posés à plat, faites-les glisser en sens opposés, en appuyant fermement avec la base du doigt, jusqu'aux côtés du pied, puis reprenez la séquence. Ce mouvement aide à étirer les muscles et à les détendre.

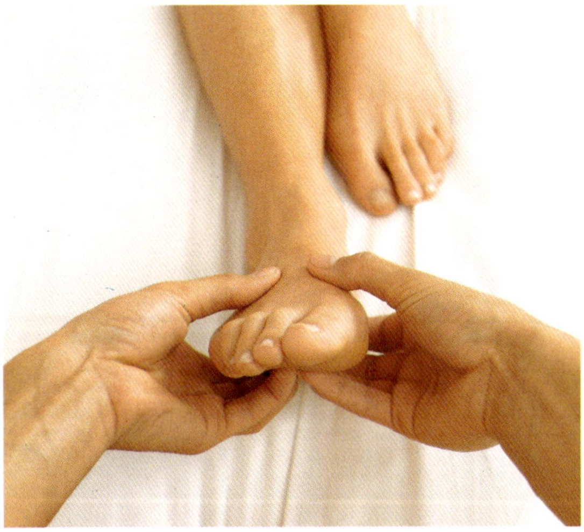

PRESSION SUR LA PLANTE DES PIEDS

Ce mouvement complète le précédent. Vos mains conservant la même position qu'auparavant, appuyez avec vos doigts sur la plante, en vous aidant de vos pouces placés sur le dessus pour arquer le pied. Commencez à proximité de la cheville et travaillez en ligne droite depuis le milieu du pied jusqu'aux orteils.

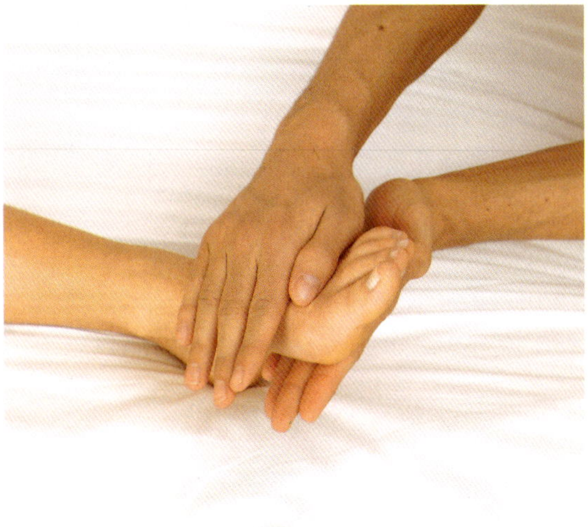

FRICTION DE LA PLANTE DES PIEDS

Prenez le pied de votre partenaire en sandwich entre vos mains. Frottez celles-ci en avant et en arrière sur la partie charnue de la plante. Procédez avec rapidité et fermeté pour bien détendre toute la région. Ensuite, tirez tour à tour sur chaque orteil, puis laissez simplement reposer vos mains sur le pied pendant quelques instants. Répétez le mouvement sur l'autre jambe.

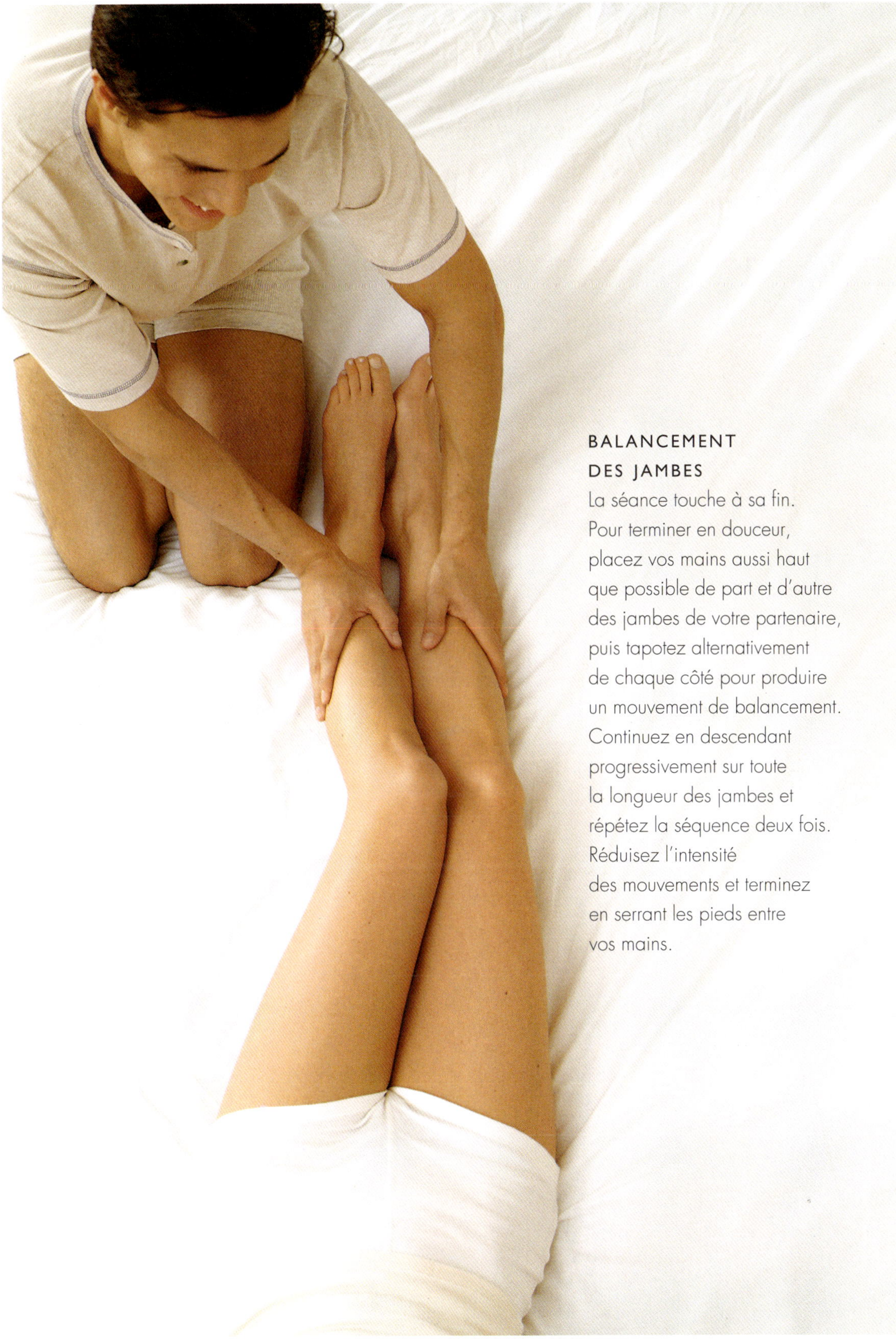

BALANCEMENT DES JAMBES

La séance touche à sa fin. Pour terminer en douceur, placez vos mains aussi haut que possible de part et d'autre des jambes de votre partenaire, puis tapotez alternativement de chaque côté pour produire un mouvement de balancement. Continuez en descendant progressivement sur toute la longueur des jambes et répétez la séquence deux fois. Réduisez l'intensité des mouvements et terminez en serrant les pieds entre vos mains.

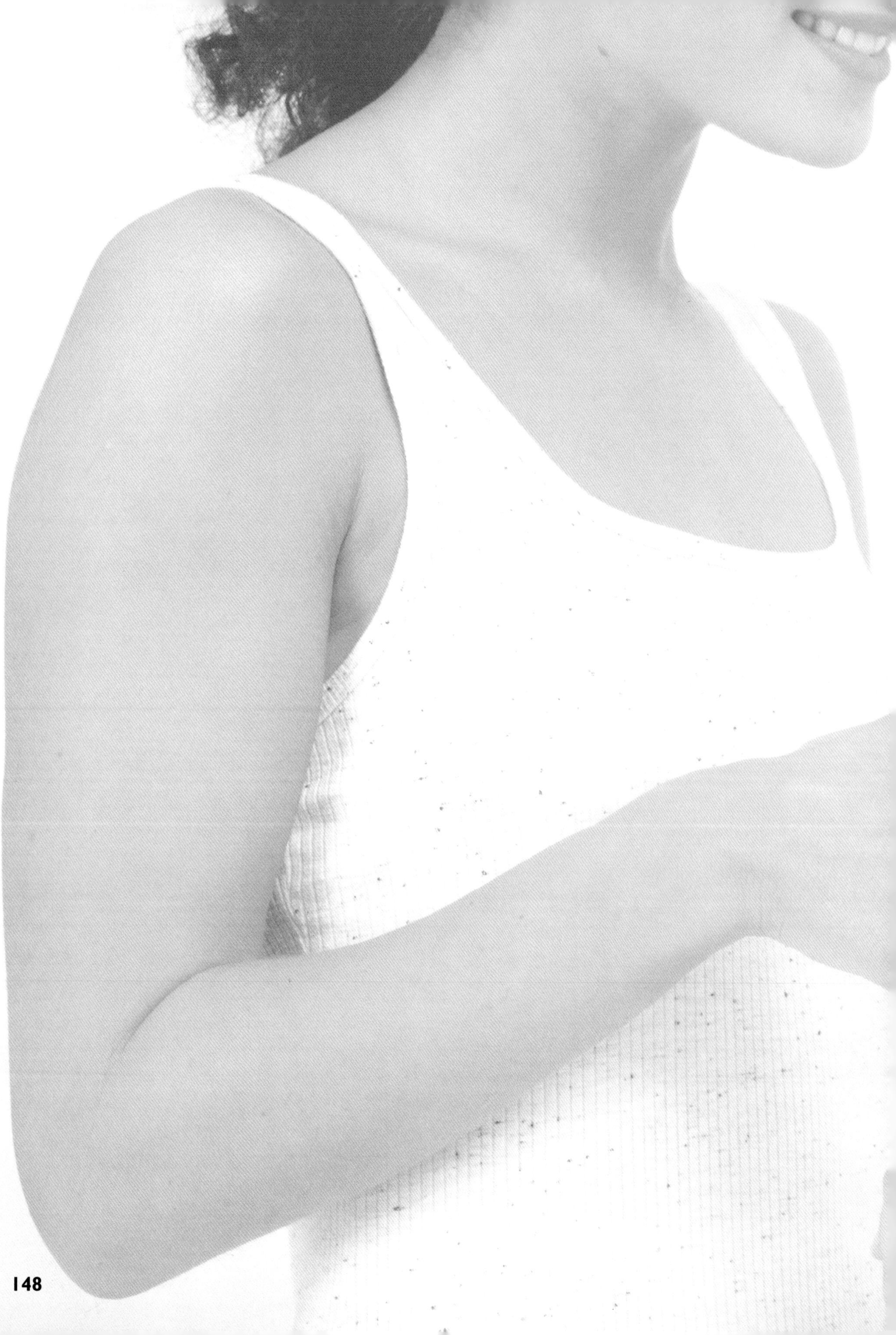

Techniques particulières

Les techniques particulières expliquées dans ce chapitre ouvrent de nouveaux horizons quant à la finalité du massage. Considérez-les comme des « échantillons », chaque section n'étant qu'un résumé très synthétique d'une forme singulière de cet art. Ces techniques nouvelles, qui supposent connus les mouvements de base, vous permettront non seulement de travailler selon un cadre moins rigide, mais aussi d'adapter chaque séance aux besoins spécifiques de votre partenaire. Quant au massage sensuel, il vous donne, comme son nom l'indique, l'occasion de laisser libre cours à votre sensualité. N'hésitez pas à essayer les divers mouvements, pour déterminer ceux qui vous conviennent le mieux. Vous aurez ainsi une vue d'ensemble de l'éventail des applications possibles du massage.

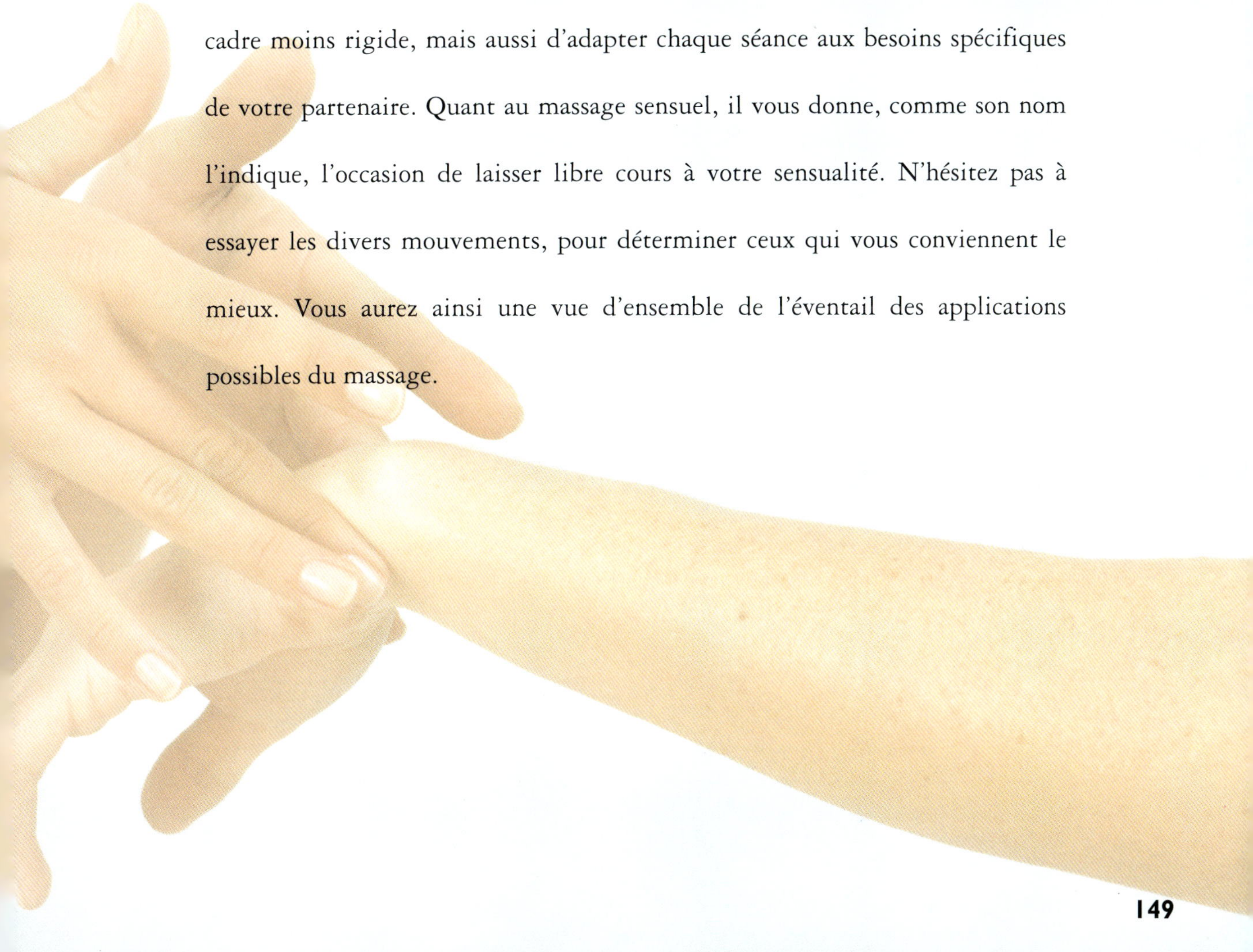

Introduction

Le massage tel qu'exposé jusqu'ici a pour but de relaxer et de décontracter. Cependant, il peut également être utilisé de multiples autres manières, et le présent chapitre vous donnera les clés pour vous adapter à des circonstances particulières, mais aussi à vos besoins et à ceux de votre partenaire. Il expose quelques techniques permettant de soulager des affections banales comme le mal de tête ou les zones de tension musculaire, et aborde la manière d'utiliser le massage à l'occasion d'un tête-à-tête plus sensuel. Et si vous avez besoin d'être massé alors même que vous n'avez personne pour s'occuper de vous, vous apprendrez ici à adapter les techniques pour un automassage. Les propositions contenues ici peuvent être expérimentées isolément, pour prendre ensuite place dans des séquences plus longues. L'idéal est de récolter le maximum d'informations de la part de vos partenaires ; vous serez ainsi à même de déterminer les techniques qui conviennent le mieux ou, au contraire, celles qu'il est judicieux d'éviter. Souvenez-vous que chaque personne réagit à sa manière et qu'il faut, avant d'adopter ou de rejeter définitivement tel ou tel mouvement, le pratiquer sur plusieurs sujets. Aussi, soyez inventif et n'hésitez pas à réaliser des séquences que vous aurez mises au point personnellement, si vous trouvez qu'elles sont adaptées à la situation. Plus nombreux seront les gestes que vous maîtriserez, mieux vous serez capable de tirer votre épingle du jeu et plus vous serez sollicité.

Les affections bénignes

La première section est consacrée aux affections bénignes que l'on peut soulager efficacement par un massage ou en utilisant des huiles essentielles. Si seuls des professionnels sont habilités à traiter des problèmes sérieux ou de longue durée, tout le monde peut masser ou frictionner une zone douloureuse – c'est d'ailleurs une réaction instinctive. Les remèdes naturels, dont le massage, constituent une manière saine, peu coûteuse et généralement sûre de traiter des troubles bénins. Lorsque le corps n'a plus d'équilibre et qu'il développe une pathologie, il peut parfois proposer ses propres solutions au problème. Dans cette optique, une connaissance des points de pression et de la manière de les travailler se révèle utile. Avant de mettre en pratique ces différentes techniques, demandez à votre partenaire de décrire dans le détail ce dont il souffre. Essayez d'établir une corrélation entre ces symptômes et des facteurs qui auraient pu les déclencher ou les aggraver, ou encore, s'il s'agit d'un problème récurrent, de déterminer s'il n'est pas la conséquence d'une situation répétitive qu'il faudrait essayer d'éviter. Vous constaterez que les gens vous confieront non seulement leur trouble, mais également comment ils pensent y remédier, ou encore ce qu'ils attendent de vous. Faites alors appel à vos connaissances et à votre intuition, et évitez les mouvements qui pourraient se révéler douloureux. N'oubliez jamais qu'il ne vous appartient pas de soigner ni d'émettre un diagnostic – le massage ne saurait en aucun cas se substituer à l'avis et/ou au traitement médical –, mais souvenez-vous aussi que le simple fait d'aider, conjugué au sens du toucher et à l'attention que vous témoignerez, apportera un réel bienfait aux personnes auxquelles vous avez affaire.

Les zones de tension musculaire

Si le massage en général aide au relâchement de la tension musculaire, certaines techniques sont plus particulièrement adaptées au traitement de ce problème. Je le répète : les points de pression peuvent se révéler utiles en la matière. On sait que le stress, conjugué à d'autres facteurs du quotidien, est à l'origine de plus de problèmes qu'on ne l'imagine. Malheureusement, d'une manière ou d'une autre, il s'est intégré dans notre vie. Il peut se manifester sous forme d'anxiété ou de fatigue psychique (il est alors impossible de se déconnecter pour se détendre), ou sous forme de fatigue physique, les muscles se rétractant dans un dessein protecteur ou défensif, ce qui, à la longue, peut entraîner une diminution de leur amplitude de mouvement. La rétraction des tissus fibreux dans les muscles se traduit par des nodosités ou des grosseurs que l'on peut détecter sous la peau. Les gens sont généralement surpris de constater que vous pouvez les repérer, mais c'est en fait assez facile. Ils indiquent en outre les endroits qu'il faut travailler en profondeur. La tension musculaire n'affecte pas seulement les zones où elle est sensible – la cause peut se situer tout à fait ailleurs –, mais elle a des répercussions sur le corps entier, qui se contracte... et entretient le mal. Pendant les séances, attachez-vous à détendre, à assouplir et à étirer les muscles, et incitez votre partenaire à se relâcher, même si ce n'est que très légèrement. Pour l'aider en ce sens, usez de gestes légers et toniques (comme le balancement), et faites en sorte que la détente vienne de lui-même, de son for intérieur – cela ne sert à rien de forcer les choses de l'extérieur. Aussi les huiles essentielles aux propriétés calmantes et relaxantes peuvent-elles faire des merveilles en la matière.

Le massage sensuel

D'une certaine manière, tout massage est sensuel. La peau contient des millions de récepteurs cutanés très sensibles qui relaient des messages jusqu'au cerveau, et chaque toucher, léger, profond ou douloureux, est enregistré. Le massage fait appel à tous nos sens, en particulier au toucher, mais également à l'odorat (les arômes des huiles essentielles) à l'ouïe (ne sous-estimez par l'importance du bruit des mouvements), et il est même très agréable à regarder ! Il concerne donc à la fois le physique et le mental. Cependant, il y a un monde entre l'éveil de notre sensualité par un mouvement doux, relaxant ou thérapeutique et la stimulation du désir par un massage à la limite de l'érotisme. Le massage sensuel doit faire l'objet d'un accord préalable entre les deux partenaires. En alliant sur les zones sensibles des mouvements prolongés à des gestes doux et inventifs – surtout si vous connaissez bien votre partenaire –, vous pouvez faire du massage un moment vraiment privilégié. Chaque « recoin » de vous-même peut ainsi revenir à la vie. En fait, de nombreux thérapeutes recommandent aux couples le massage comme un moyen de mieux se connaître et de stimuler leur désir mutuel par le toucher, sans se soucier d'être « à la hauteur » du point de vue strictement sexuel. Attachez-vous à solliciter des endroits inattendus, qui surprendront votre partenaire, et transformez en zone érogène le corps tout entier. Le massage sensuel est l'un des plus beaux cadeaux que l'on puisse faire à l'être aimé. Les huiles essentielles peuvent encore améliorer les choses, et certaines semblent, avoir des vertus aphrodisiaques.

L'automassage

Loin d'être un pis-aller, l'automassage est une excellente manière de garder des muscles et des articulations décontractés et toniques. C'est une façon agréable de vous maintenir en forme entre deux séances, ou si vous n'avez personne pour vous masser. Il est toujours possible de distraire 5 minutes, ou plus, dans la journée pour s'occuper de soi. Vous avez l'avantage de connaître très exactement les points de pression qu'il faut travailler, et pouvez ainsi stimuler votre énergie et vous tonifier, même lorsque vous êtes fatigué. L'automassage est particulièrement recommandé lorsque vous sentez que la tension commence à s'accumuler – en outre, vous en ressentez immédiatement les bienfaits. Si le dos est difficile à atteindre, on peut, en improvisant quelque peu, travailler presque tous les autres endroits du corps. En règle générale, travaillez de haut en bas, en terminant par quelques manœuvres destinées à relaxer les points de support. Effectuez des gestes stimulants pour vous réveiller et rester tonique pendant la journée ; pour la nuit, des gestes relaxants associés à des respirations profondes permettront d'évacuer le stress et vous aideront à vous endormir. Et ne pensez pas un seul instant que vous ne pourriez pas vous-même bénéficier de votre toucher.

Maux de tête

La céphalée, qui revêt plusieurs formes, peut être aussi bien une douleur insignifiante qu'une migraine épouvantable. Il arrive parfois que le mouvement le plus léger paraisse douloureux tant on est alors sensible. Commencez par masser le cou en remontant vers la base du crâne, puis en redescendant. Ces malaises peuvent trahir une infection, mais elles sont également le symptôme de tensions, de problèmes de vue, de troubles digestifs, d'une mauvaise posture, de sinusite et de troubles menstruels. Ils sont parfois aussi la conséquence d'un excès gastronomique ou de la pollution. Pour y remédier, essayez les huiles essentielles de lavande, de romarin et de menthe, ou relaxez-vous tout simplement dans un bain parfumé à la lavande.

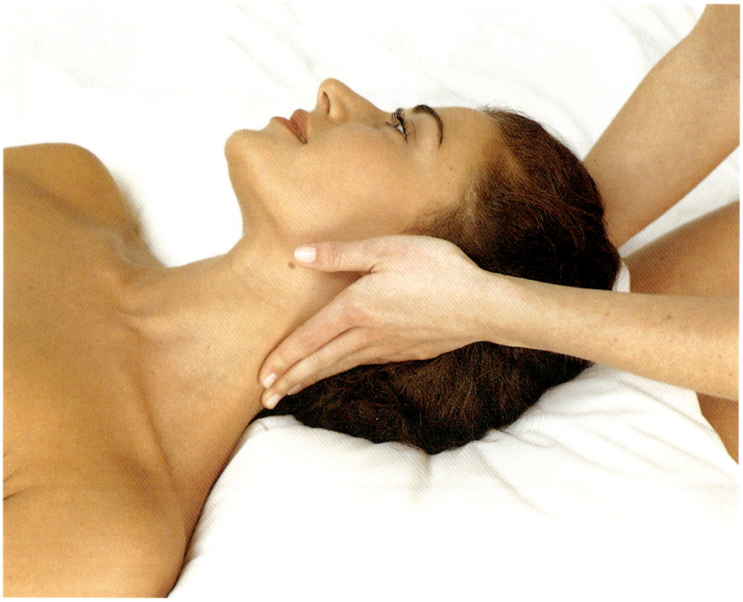

LE COU

Tournez sur le côté la tête de votre partenaire et soutenez-la d'une main. Placez ensuite l'autre main entre le haut de l'épaule et la base du cou, à proximité de la colonne vertébrale (photo). Tirez sur les muscles du cou vers le haut en direction de la base du crâne. Répétez le mouvement et détendez les muscles avec vos doigts.

LA BASE DU CRÂNE

Appuyez du bout des doigts sur la base du crâne de votre partenaire. Avec les coussinets, effectuez de petits mouvements circulaires, et couvrez à la fois la base et l'arrière du crâne. Imaginez les tensions se relâchant au contact de vos doigts et les douleurs se dissipant petit à petit. Répétez plusieurs fois pour bien détendre la région.

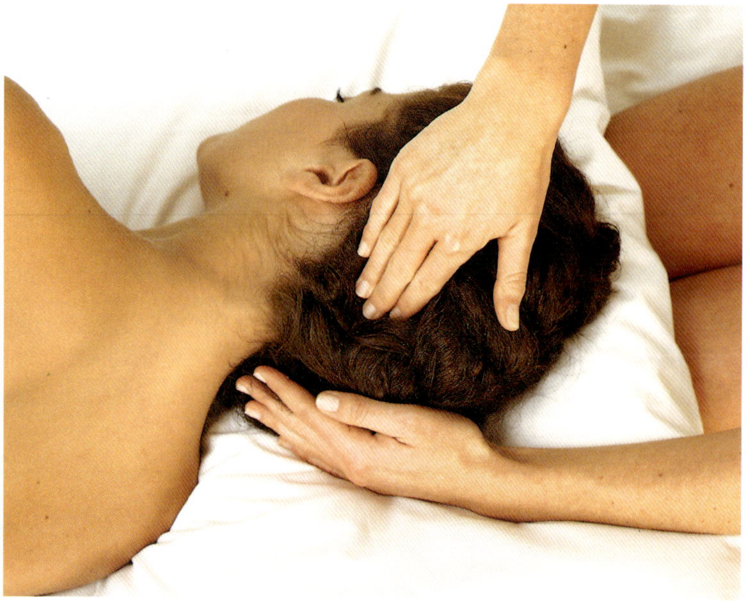

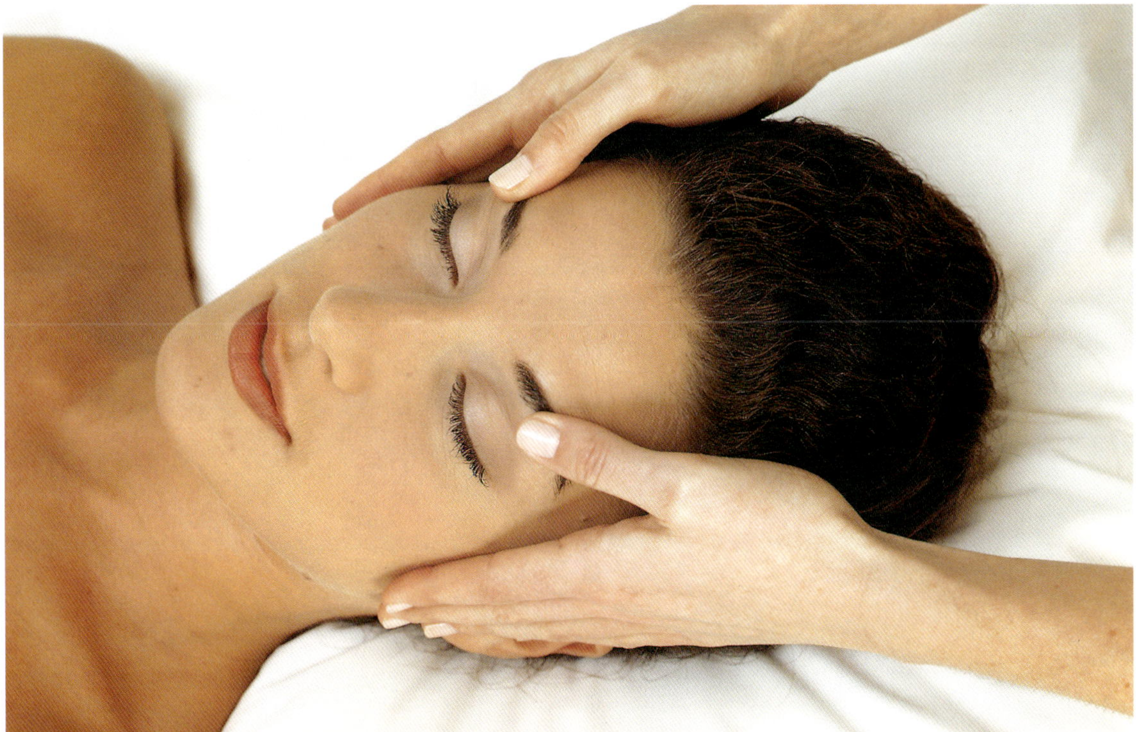

LES SOURCILS

Posez l'extrémité des pouces de part et d'autre du nez de votre partenaire, juste au-dessous des paupières. Tirez-les ensuite en directions opposées, vers les tempes, le long des sourcils. Terminez en les décollant légèrement. Répétez la séquence plusieurs fois pour relâcher la tension au niveau des yeux. Ce mouvement favorise la décontraction.

LE FRONT

Joignez les pouces juste au-dessus des sourcils, au milieu du front. Pressez avec les coussinets et tirez vers l'extérieur en direction des tempes. Répétez le mouvement en décalant progressivement vos pouces vers le haut. Terminez à la naissance du cuir chevelu par des mouvements plus légers.

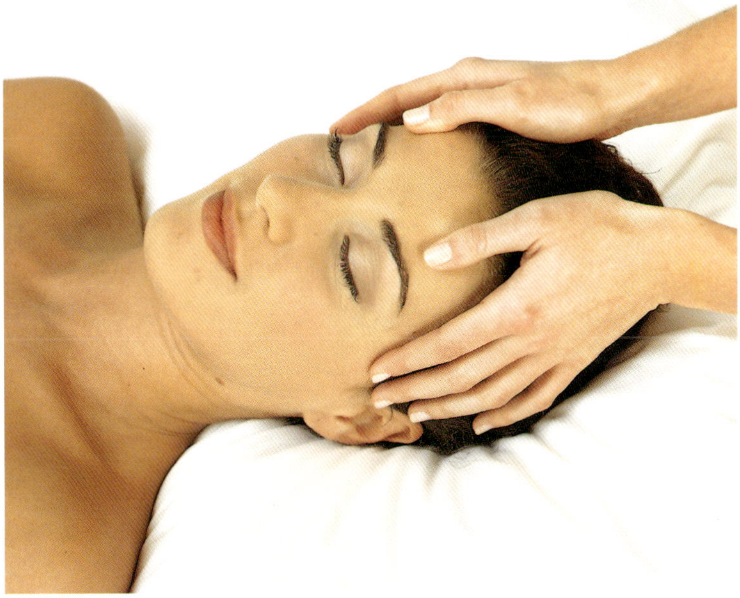

Décontraction du bras

Les contractions des muscles du bras sont souvent le résultat de tensions accumulées dans le dos. Des muscles tendus restreignent l'amplitude de mouvement des articulations qui, à leur tour, forcent sur les muscles des bras et des jambes – ce qui peut conduire à l'irritation des nerfs. Sachant que la situation se complique du fait d'une mauvaise posture et, souvent aussi, d'une station assise trop prolongée devant des ordinateurs ou des bureaux dont la hauteur ne convient pas, il est opportun de veiller à ce que les bras soient détendus et souples. La hauteur de votre chaise de bureau doit être adaptée ; utilisez un repose-pieds si nécessaire. Faites des pauses fréquentes, bougez les bras et, autant que possible, faites-les travailler en alternance.

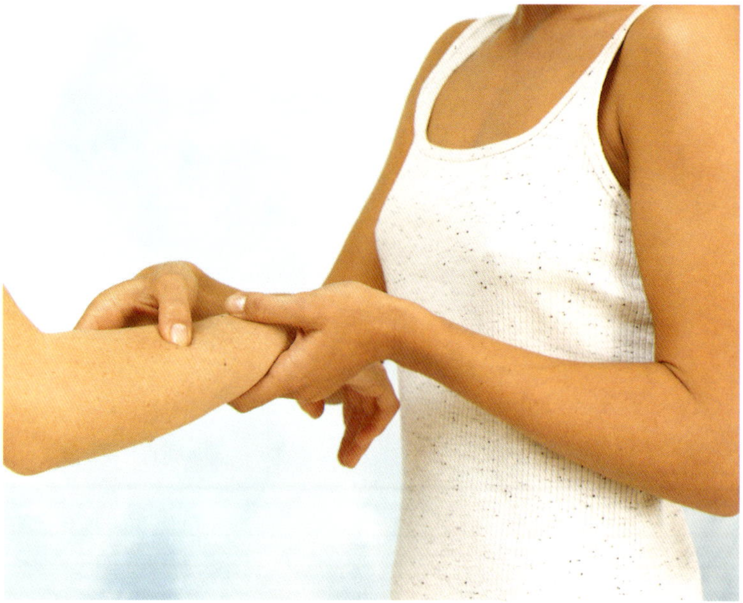

PRESSION SUR L'AVANT-BRAS

D'une main, soutenez le bras de votre partenaire au niveau du poignet. Posez le pouce de l'autre main au milieu de son avant-bras, entre le radius et le cubitus. Appuyez tout en effectuant une petite rotation sur place pour travailler plus en profondeur. Pressez à intervalles réguliers, en descendant vers le poignet et en suivant la ligne entre les deux os.

BALANCEMENT DU POIGNET

Placez vos mains de part et d'autre du poignet de votre partenaire, comme indiqué sur la photo. Faites rouler le poignet d'un côté à l'autre entre vos majeurs. Le mouvement doit être assez rapide. Il aide à détendre l'articulation et, si votre partenaire se relâche totalement, permet aussi de décontracter toute la main jusqu'au bout des doigts.

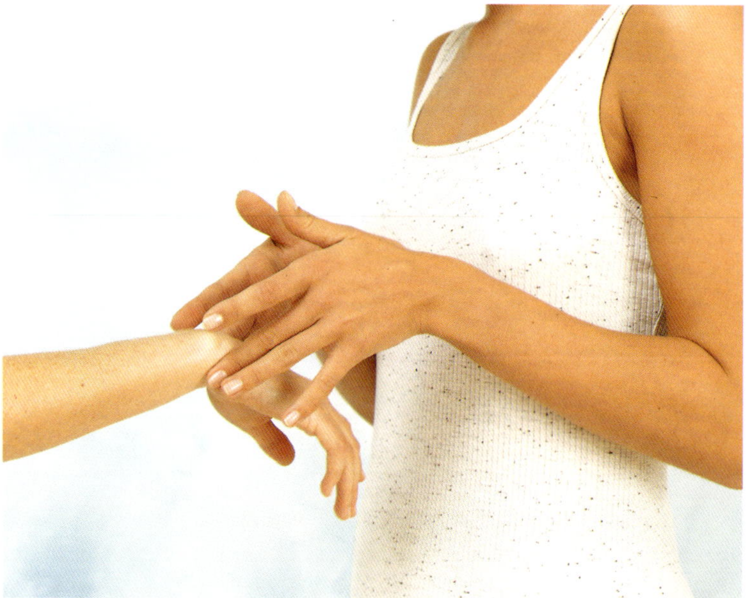

PRESSION ENTRE LES OS

D'une main, soutenez le bras de votre partenaire. Posez le pouce de l'autre main sur le dos de la sienne, au niveau de la palmature du pouce et de l'index, vos autres doigts étant dessous. Appuyez entre les os, en pressant entre le pouce et l'index. Répétez le mouvement entre tous les doigts de la main.

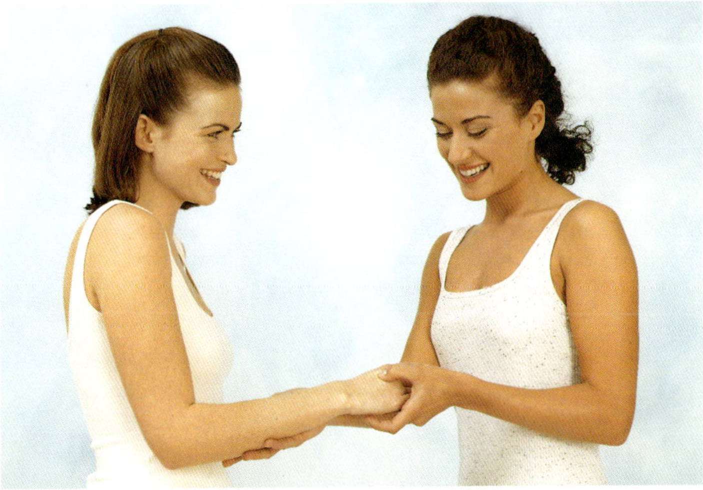

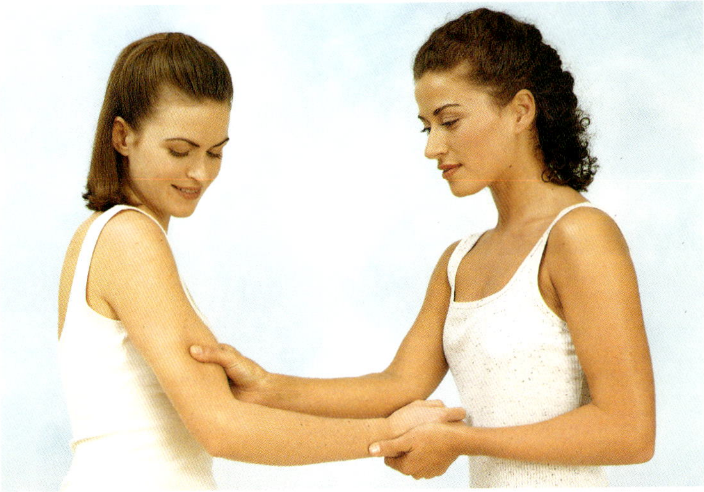

PRESSION SUR LES BRAS

D'une main, soutenez le bras de votre partenaire au niveau du poignet. Placez l'autre main au niveau du muscle du bras, le pouce étant d'un côté et les autres doigts regroupés de l'autre. Appuyez, soulevez, pressez et faites rouler le muscle entre le pouce et l'index. Travaillez ainsi sur toute la longueur du bras, pour le détendre.

PRESSION SUR LES ARTICULATIONS DES DOIGTS

Tenez la main de votre partenaire dans la vôtre, paume tournée vers le haut. Vous pouvez travailler en profondeur, sur, autour et au-dessous des articulations. Effectuez des pressions entre votre pouce et les autres doigts, tout en effectuant de petits mouvements circulaires.

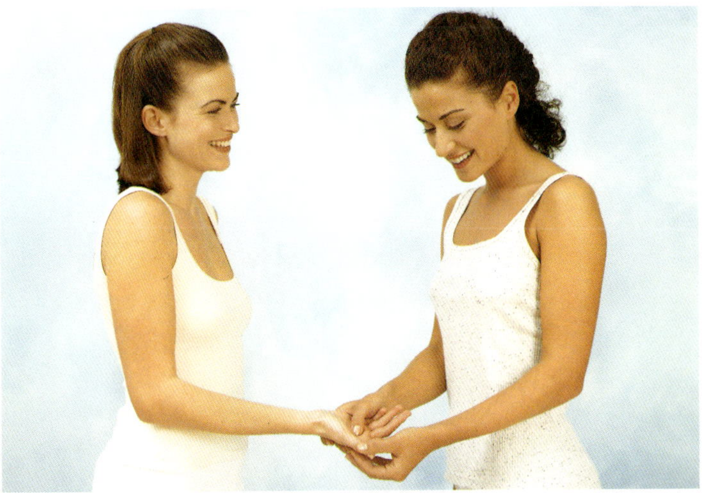

Décontraction des hanches et des reins

La plupart des gens qui souffrent des reins se plaignent aussi d'une raideur des hanches. Cette partie du corps, qui soutient la colonne vertébrale, est extrêmement importante, mais elle est malheureusement affaiblie par une mauvaise posture, par le manque d'exercice physique ou l'habitude de soulever des poids trop lourds. Les tensions accumulées dans le bas du dos ont des répercussions sur la colonne vertébrale, voire sur l'amplitude de mouvement des hanches, ce qui peut alors affecter les jambes ou déclencher une sciatique. Les techniques exposées ici permettent d'étirer le bas du dos et d'assouplir l'articulation de la hanche. Un soutien adéquat pour le dos, des étirements et de l'exercice physique peuvent remédier à une raideur et l'empêcher de se muer en un problème plus sérieux.

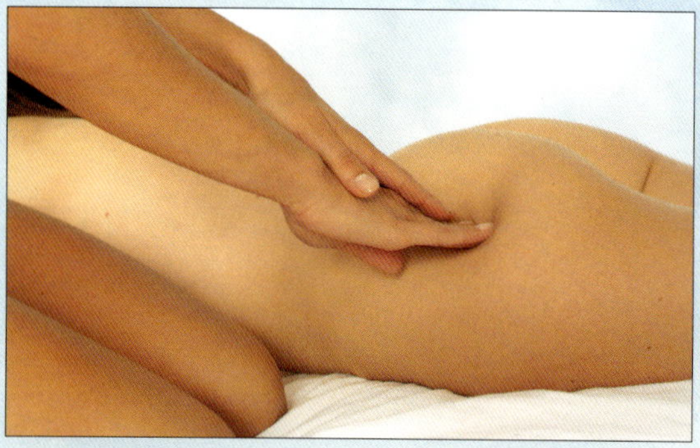

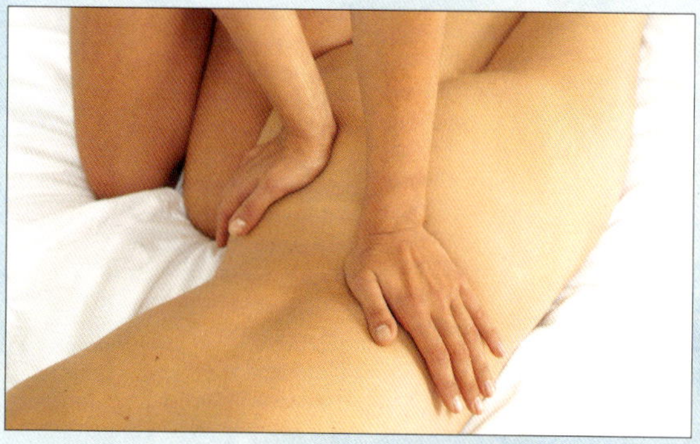

PRESSION SUR L'ARTICULATION ET LA HANCHE

Assis à côté de votre partenaire, appuyez du bout des doigts au-dessus de l'extrémité de l'os de la cuisse. Augmentez la pression à mesure que vos doigts s'enfoncent dans la chair. Posez l'autre main sur la première, comme indiqué sur la photo, pour appuyer plus en profondeur. Relâchez la pression aux abords de l'articulation. Ce mouvement a des répercussions sur la jambe.

ÉTIREMENT EN DIAGONALE

Penché au-dessus de votre partenaire, posez les mains de part et d'autre du bas de son dos, l'une étant à l'aplomb de la hanche et l'autre légèrement plus haut. Maintenant, étirez en diagonale en appuyant le mouvement de votre poids, sans faire glisser vos mains sur la peau. Répétez dans l'autre sens.

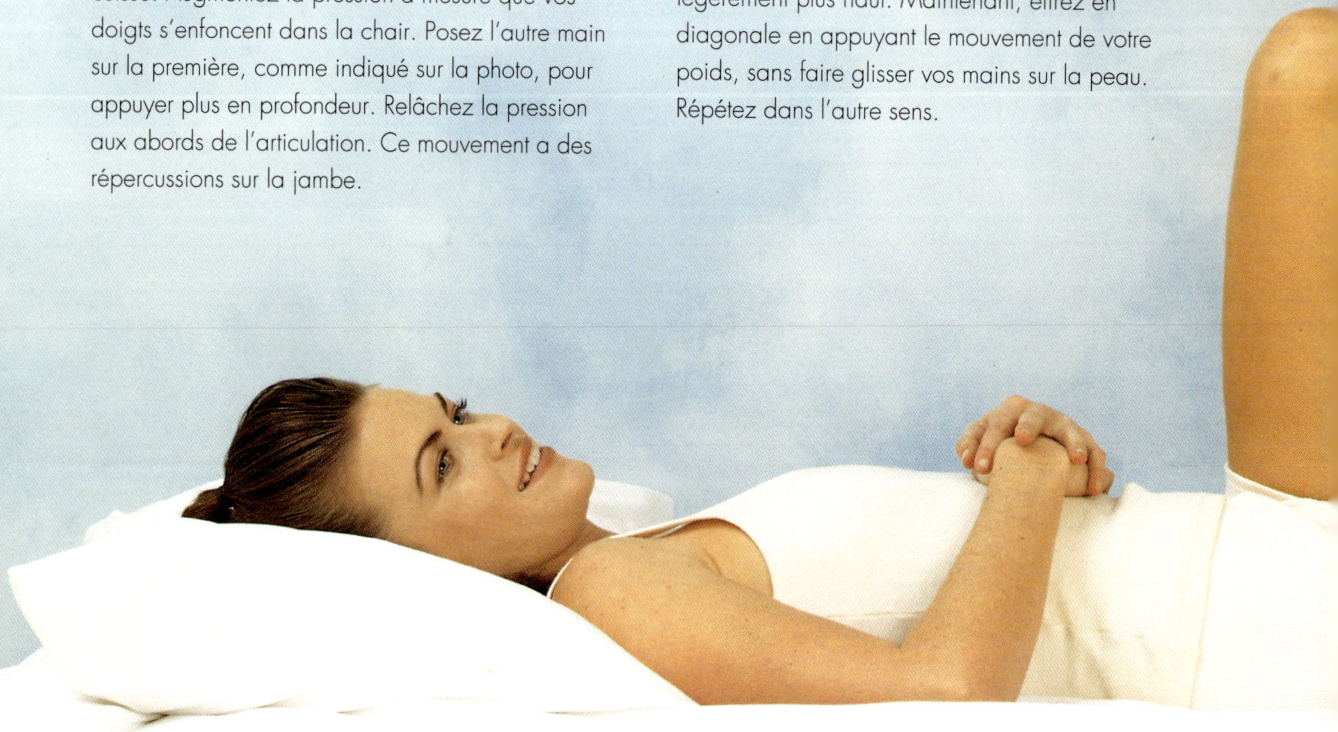

PRESSION ARRIÈRE SUR LA JAMBE

À droite : assis à côté de votre partenaire, placez une main sous son talon et l'autre sur son genou. Soulevez sa jambe et fléchissez-la au niveau du genou en direction de la poitrine. Relâchez dès que vous ressentez une résistance. Augmentez l'amplitude du mouvement en poussant sous le talon et en appuyant sous le genou. Abaissez la jambe lentement.

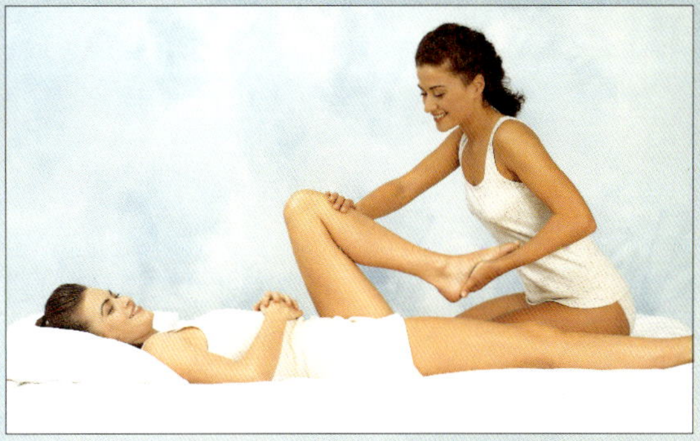

ABDUCTION DE LA HANCHE

Photo principale : conservez la même position que précédemment. Soulevez la jambe et fléchissez-la au niveau du genou en direction de la poitrine. Cette fois-ci, faites-lui décrire un cercle, en la soutenant toujours sous le pied et au niveau du genou. Faites-la tourner trois fois, en effectuant des cercles aussi larges que possible, mais arrêtez-vous immédiatement si votre partenaire se contracte. Reprenez la séquence en faisant tourner la jambe dans l'autre sens, puis abaissez-la doucement.

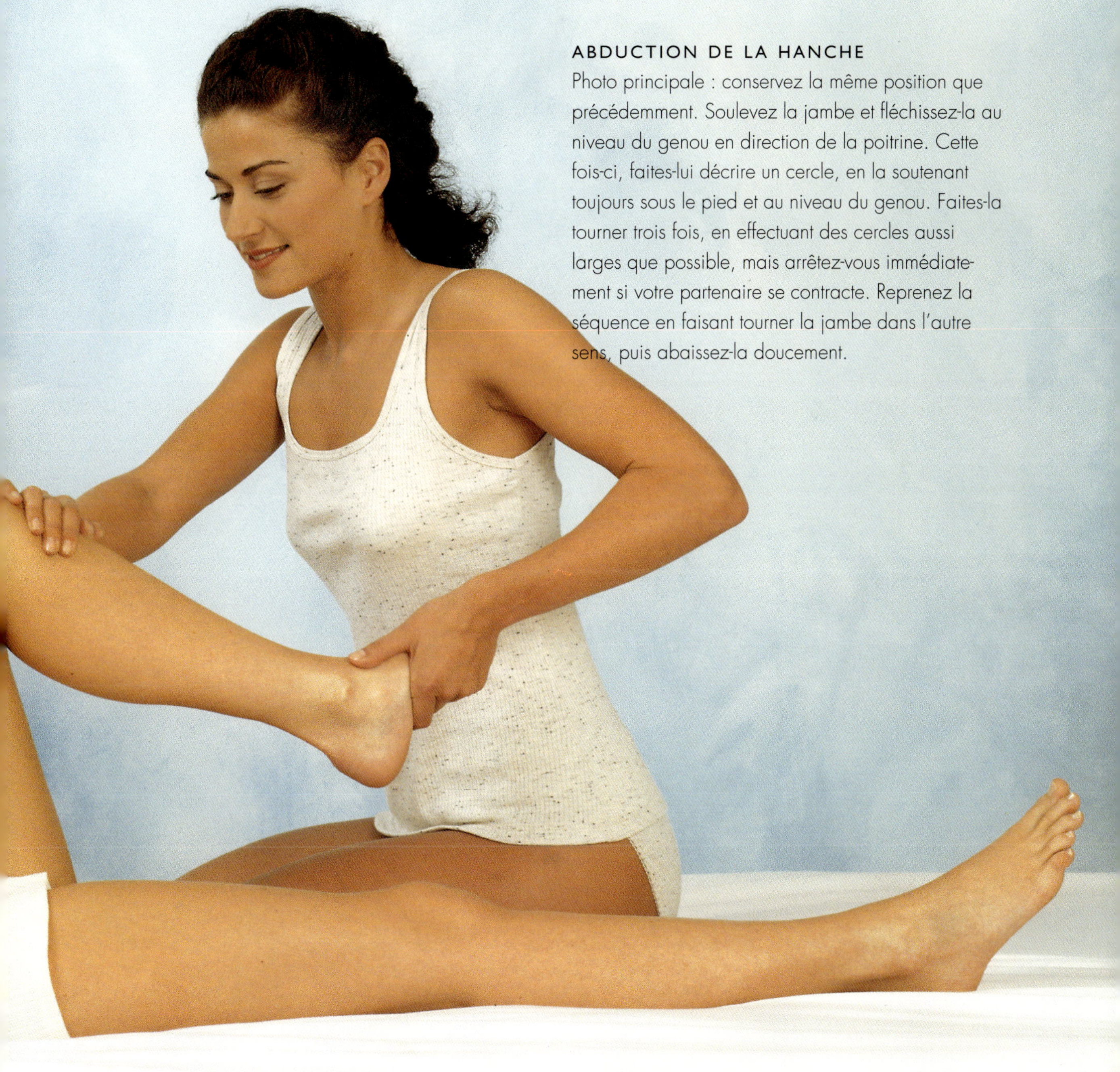

Décongestion des sinus

De nombreuses personnes souffrent de sinusite, affection qui peut entraîner un inconfort assez important et des douleurs plus ou moins fortes. Les sinus – une sorte de cavité reliée au conduit nasal – sécrètent des mucosités. À la suite d'une infection, leurs parois peuvent s'enflammer ; ils produisent alors des mucosités en excès, lesquelles bloquent les canaux reliant les sinus au nez, ce qui peut provoquer des maux de tête. Ceux qui souffrent de sinusite peuvent essayer d'éviter les produits laitiers, le sucre, le blé et les pommes de terre, et consommer davantage de fruits et de légumes frais. Les huiles essentielles d'eucalyptus, de basilic et de lavande sont assez efficaces, en particulier en inhalation.

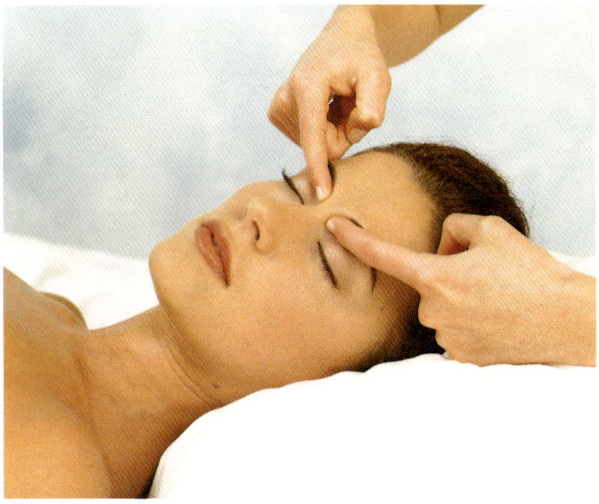

PRESSION SUR LE COIN INTÉRIEUR DE L'ŒIL

Bien que ces points de pression soient associés aux maux de tête en général, ils peuvent se révéler utiles pour soulager ceux qui sont provoqués par la sinusite. Posez le bout de votre index dans l'encoche située sous les sourcils, dans l'axe du coin intérieur de l'œil. Appuyez doucement, maintenez la pression 3 secondes, puis relâchez.

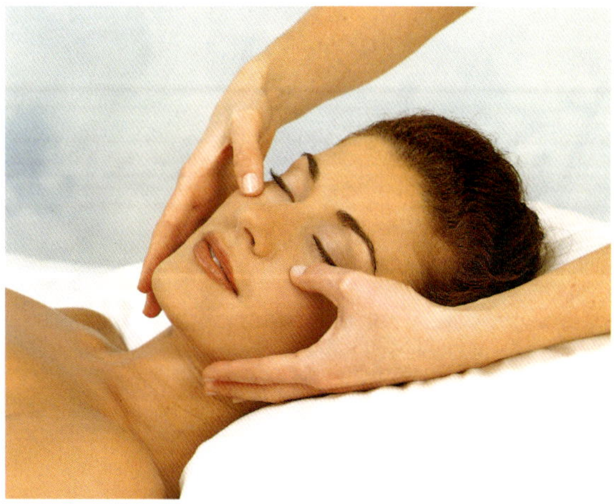

PRESSION SOUS LES YEUX

Placez les pouces sur l'encoche de l'os zygomatique (à mi-chemin entre la racine du nez et l'oreille). Appuyez doucement pendant 3 secondes, puis relâchez progressivement. Ces points sont très efficaces pour décongestionner les sinus.

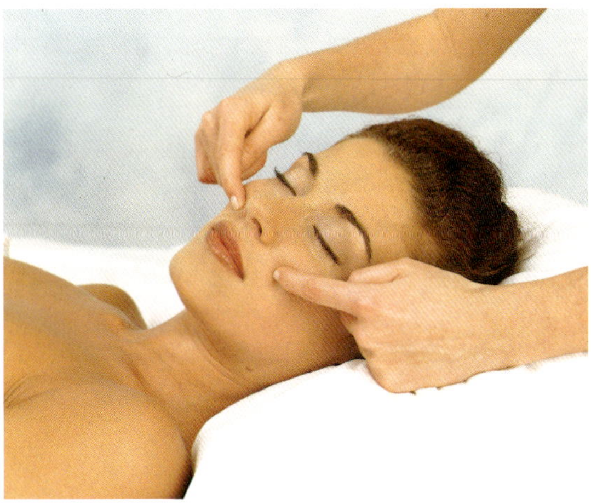

PRESSION SOUS LES JOUES

Placez vos doigts de part et d'autre du nez, sous les pommettes de votre partenaire. Appuyez doucement du bout des doigts et maintenez la pression pendant 3 secondes, puis relâchez doucement et progressivement. Cette séquence est elle aussi très efficace pour décongestionner les sinus.

PRESSION SUR LE FRONT

Posez les pouces sur le front de votre partenaire, juste au-dessus des sourcils, comme indiqué sur la photo. Pressez doucement, tenez, puis relâchez. Remontez de chaque côté en ligne droite vers le haut, en appuyant et en relâchant à intervalles réguliers. Répétez la séquence jusqu'à la naissance du cuir chevelu. Ce mouvement aide à soulager la sinusite, ainsi que les maux de tête dus à la tension nerveuse.

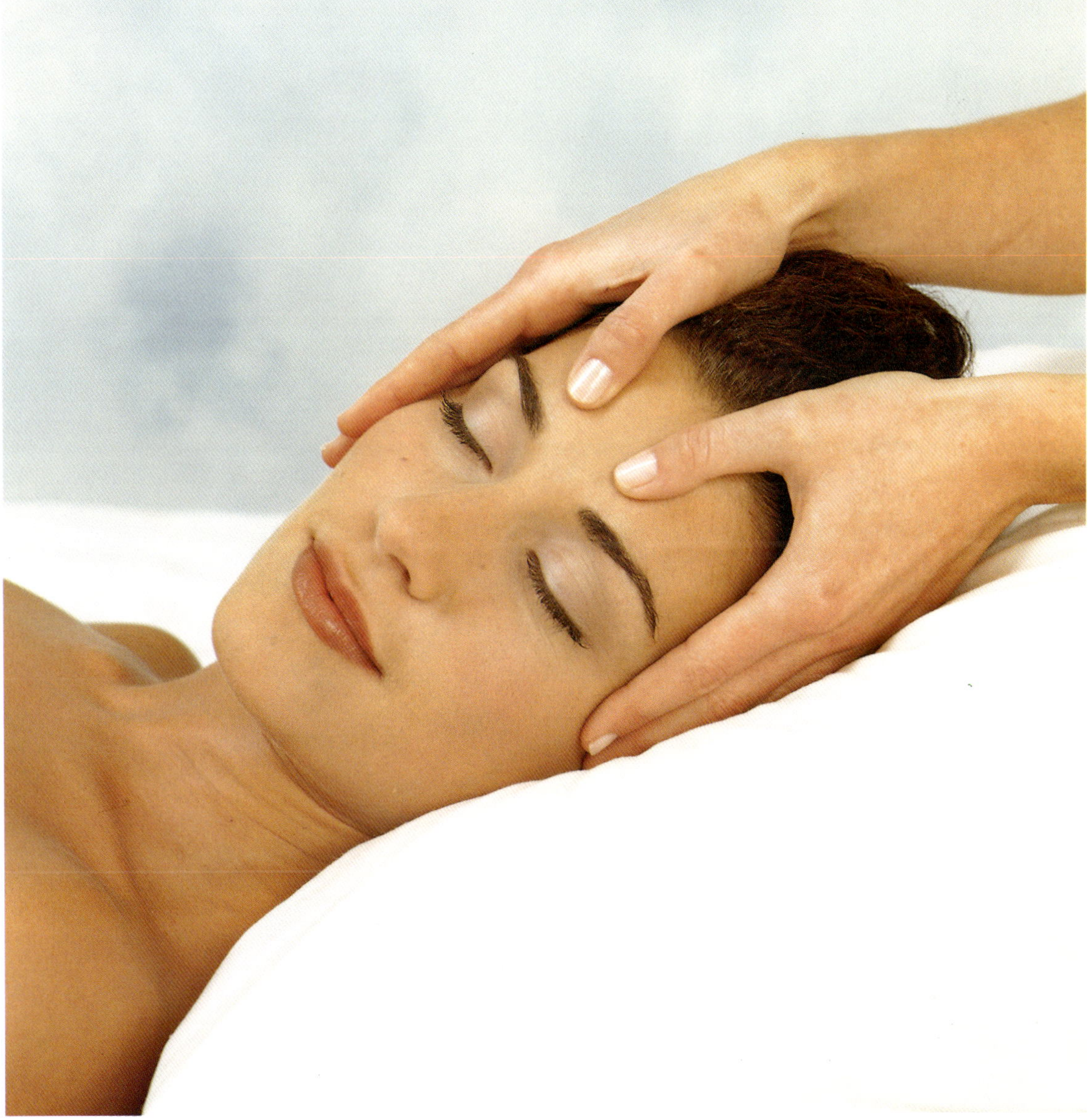

Maux de ventre

Les problèmes de constipation et de menstruations douloureuses, souvent fort incommodants, peuvent être soulagés par le massage et des huiles essentielles. Un bain additionné de camomille, de jasmin, de genièvre, de menthe poivrée, de marjolaine, de cyprès et de mélisse peut également se révéler efficace. Quant à la constipation, elle est généralement le fait d'une tension accumulée ou d'une alimentation privilégiant les féculents et les produits élaborés au détriment des fibres. On peut y remédier par des exercices de relaxation et par la consommation de fruits et de légumes frais. Une analyse des problèmes et un changement d'état d'esprit peuvent aussi améliorer les choses. Les huiles de poivre noir, de rose, de fenouil et de marjolaine sont recommandées dans ce cas.

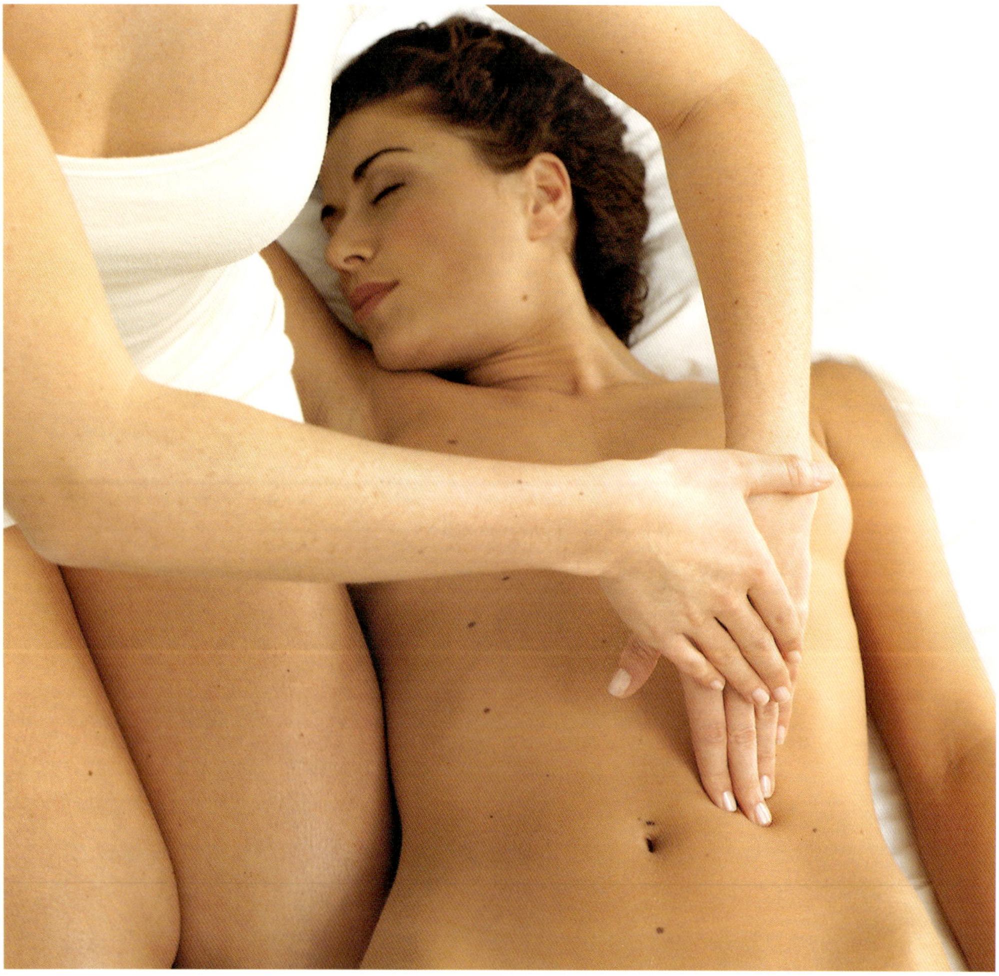

MOUVEMENTS CIRCULAIRES SUR L'ABDOMEN AVEC LE BOUT DES DOIGTS
Posez une main sur l'autre et placez-les sur l'abdomen de votre partenaire comme indiqué sur la photo, celle du dessus servant à guider l'autre et permettant d'exercer une pression plus forte. Appuyez du bout des doigts, en effectuant de petits mouvements circulaires dans le sens des aiguilles d'une montre, de manière à suivre l'orientation du gros intestin. Ce mouvement aide à remédier aux problèmes de constipation.

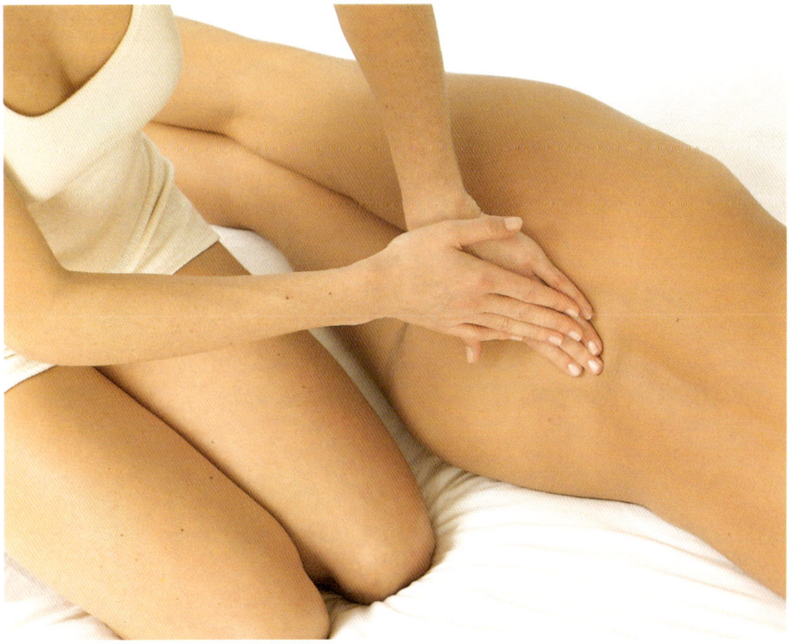

MOUVEMENTS CIRCULAIRES SUR LE BAS DU DOS

Ci-dessus : la personne souffrant de règles très douloureuses n'a pas envie qu'on lui touche l'abdomen. Un mouvement exécuté sur le bas du dos peut la soulager. Posez une ou les deux mains sur cette partie du corps et effectuez des gestes circulaires amples et doux, dans le sens des aiguilles d'un montre.

MOUVEMENTS CIRCULAIRES AU-DESSUS DE LA CHEVILLE

Ci-dessous : posez la main sur la jambe de votre partenaire, dans l'axe de sa cheville et trois doigts au-dessus de celle-ci. Le point de pression recherché se situe entre les os. Appuyez avec le coussinet des doigts et effectuez lentement de petits mouvements circulaires, en travaillant en profondeur et au-dessus des os.

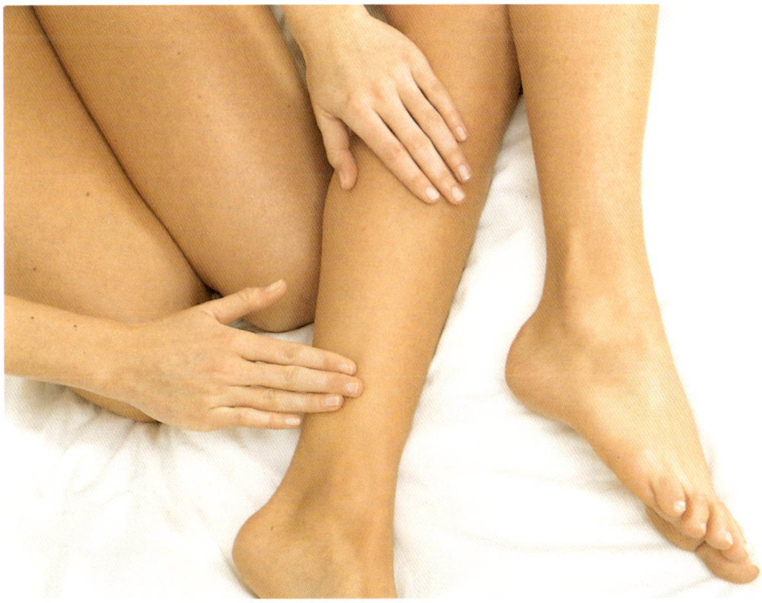

Maux de tête causés par le stress

Les céphalées sont souvent dues au stress. Les situations éprouvantes, les pressions comme les confrontations, le surmenage intellectuel ou encore un emploi du temps surchargé peuvent déclencher une anxiété permanente et la production de toxines. L'accumulation de ces dernières provoque des maux de tête, généralement aggravés par une tension musculaire résultant elle aussi des situations ci-dessus évoquées. Pourquoi ne pas essayer de remédier à ce problème par les techniques suivantes plutôt que par l'aspirine ? Les mouvements décrits aident au relâchement des muscles et permettent ainsi au corps de se relaxer. Les huiles essentielles de romarin, de marjolaine, de mélisse, de rose ou de lavande sont également efficaces dans ce cas.

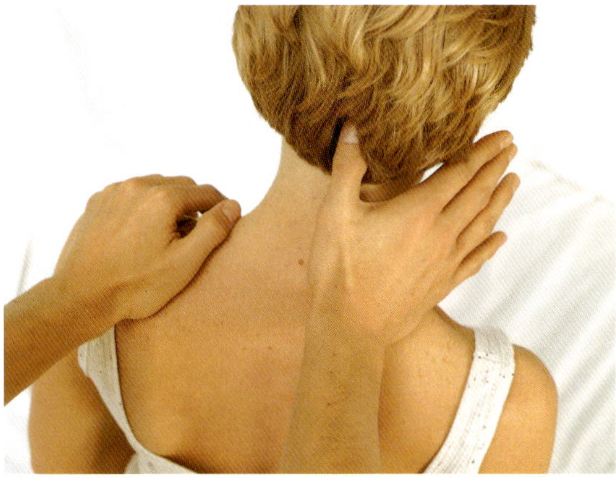

PRESSION SOUS LE CRÂNE

Debout derrière votre partenaire, posez une main sur son épaule pour le soutenir. Placez le pouce de l'autre main au bas de son cou et remontez le long de la colonne vertébrale jusqu'au creux situé à la base du crâne. Appuyez doucement, mais fermement, pendant 2 secondes, puis relâchez. Ne faites ce mouvement qu'une fois. Il a un effet tonique et relaxant immédiat.

PÉTRISSAGE DU COU

À droite : d'une main, soutenez la tête de votre partenaire. Glissez l'autre main sous le cou (à la base) et commencez à pétrir doucement les muscles de cette région, en veillant à maintenir vos doigts sur le côté de la colonne vertébrale. Remontez vers le crâne, puis redescendez, et soulevez légèrement les muscles en travaillant de manière à évacuer la tension qui les habite. Répétez le mouvement sur l'autre côté de la tête.

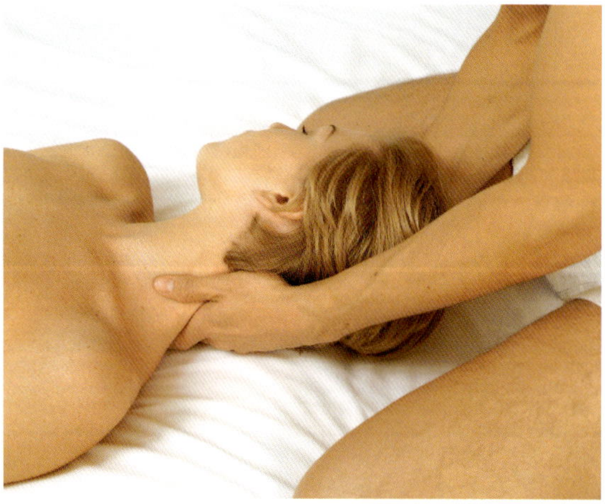

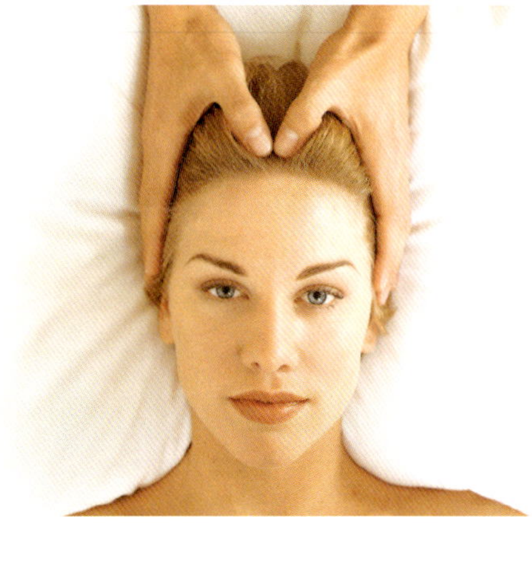

PRESSION SUR LA TÊTE

Entourez de vos mains la tête de votre partenaire. Joignez les pouces juste au-dessus de la naissance du cuir chevelu. Appuyez avec les coussinets et remontez en ligne droite vers le milieu du crâne, en relâchant la pression à intervalles réguliers. Ce mouvement est à la fois tonique et relaxant.

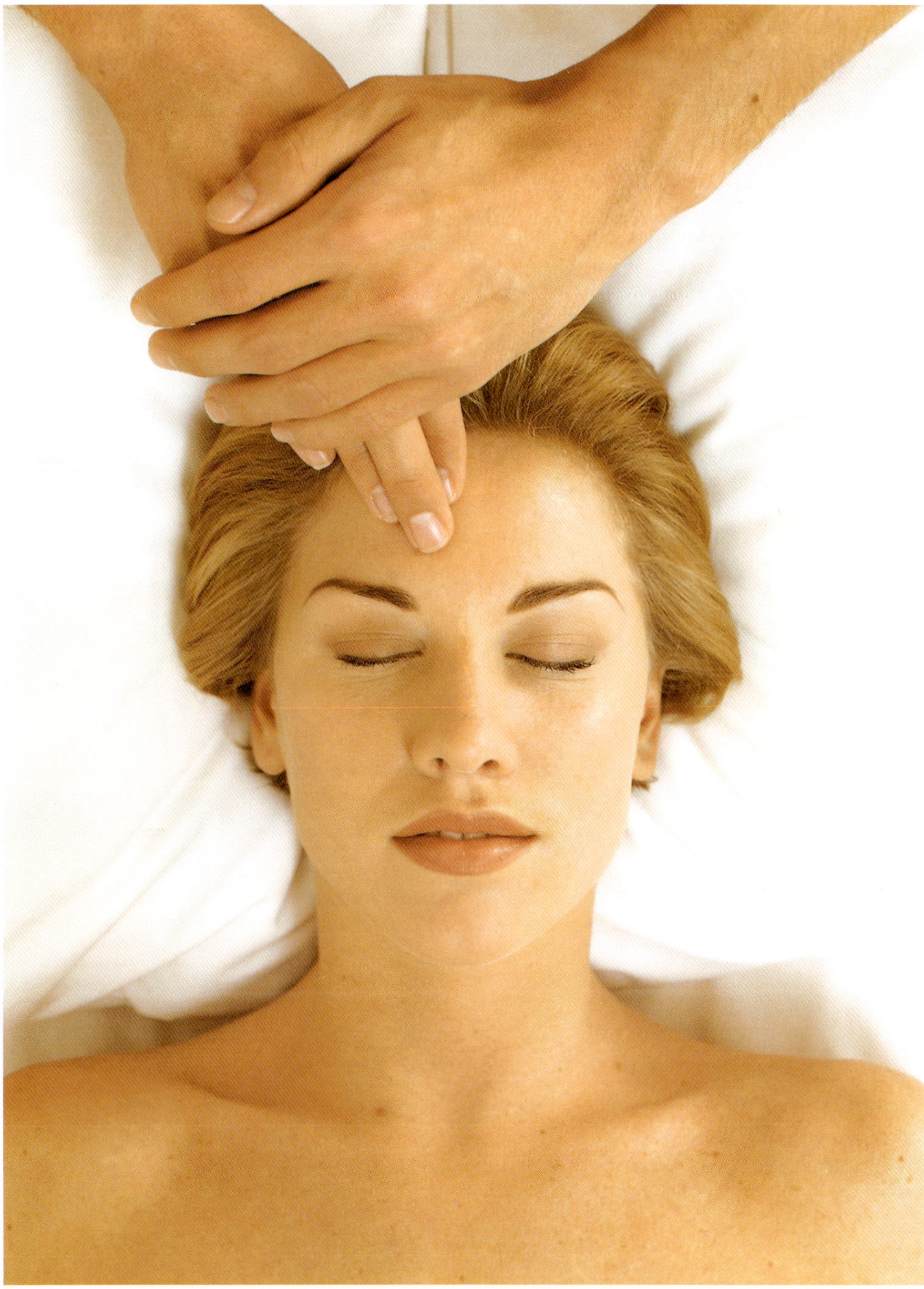

MOUVEMENTS CIRCULAIRES SUR LE FRONT

Appuyez avec le bout des doigts d'une main sur le front de votre partenaire, tout en effectuant de petits mouvements circulaires. Posez l'autre main sur la première, ce qui vous permettra de travailler davantage en profondeur et avec une plus grande précision. Procédez ainsi sur toute la surface du front, depuis le centre vers l'extérieur, en ressentant le relâchement des tensions accumulées dans cette partie du corps. Le mouvement est particulièrement agréable aux alentours des sourcils. Il est, en outre, merveilleusement relaxant.

Décontraction du visage

Lorsque nous sommes tendus, notre corps se contracte et se replie sur lui-même. Une mâchoire bloquée, des grincements de dents et un sourire figé contribuent à resserrer nos muscles ; malheureusement, on ne prend conscience de cet état de chose que quand on commence à se détendre. Il est donc important de relaxer la mâchoire, de garder la langue et la bouche détendus et la gorge ouverte. Un relâchement du visage peut entraîner un changement d'humeur bénéfique et transformer l'apparence, un regard dur ou un air pincé laissant place à une expression plus avenante. N'oubliez pas que le simple fait d'inspirer doucement et d'imaginer en expirant que vous vous débarrassez de la tension constitue un excellent remède.

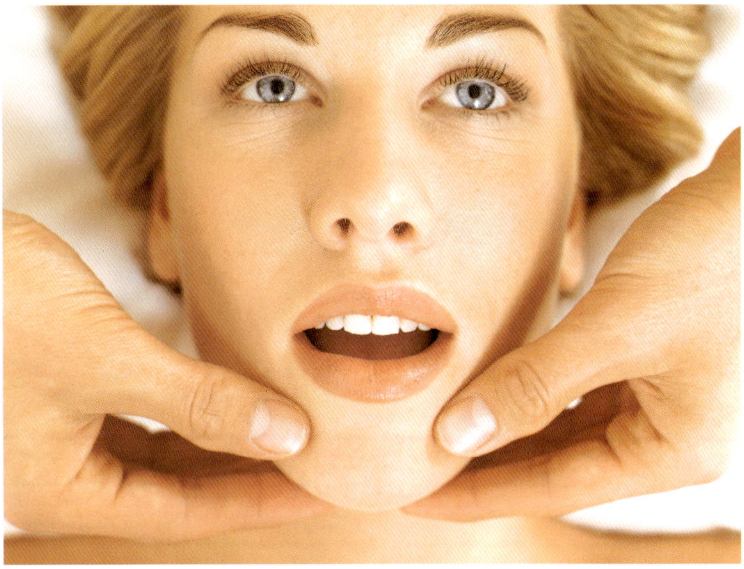

RELÂCHEMENT DE LA MÂCHOIRE
Assis derrière la tête de votre partenaire, penchez-vous légèrement en avant de manière à pouvoir lui attraper le menton, en plaçant les pouces au-dessus et les autres doigts regroupés au-dessous. Demandez au sujet de détendre sa mâchoire, puis ouvrez celle-ci le plus grand possible, sans qu'il vous aide de quelque manière que ce soit. Refermez la mâchoire et répétez plusieurs fois ce mouvement relaxant.

SOURIRE FORCÉ
Placez les pouces sur les joues, de part et d'autre du nez. Faites-les glisser sur et autour des joues, en tirant les muscles faciaux de manière à dessiner un sourire. Demandez à votre partenaire de vous aider en décontractant son visage. Un sourire de l'intérieur et un peu de détente feront des merveilles en la matière.

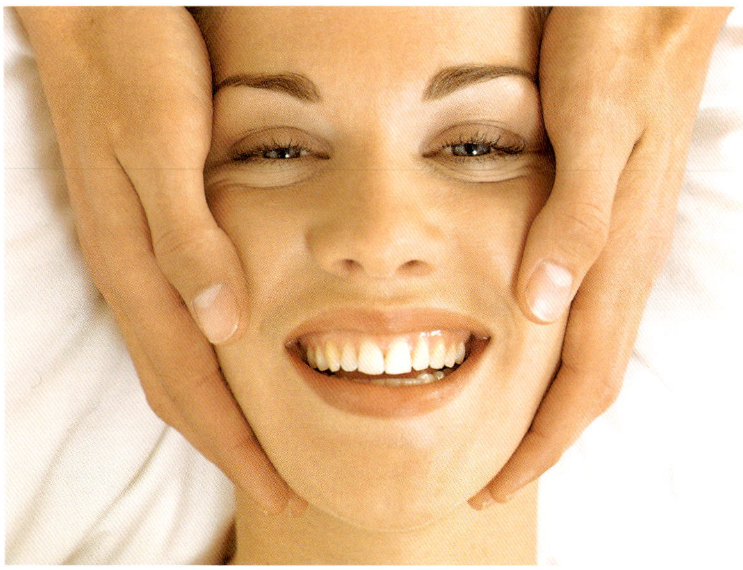

PEIGNAGE DES CHEVEUX

Assis derrière la tête de votre partenaire, faites glisser vos doigts dans ses cheveux à la manière d'un peigne, en travaillant assez près du cuir chevelu. Commencez au niveau de l'implantation des cheveux sur le front et allez vers l'arrière, en n'oubliant pas de décaler légèrement vos mains vers les tempes. Ce mouvement est agréable et relaxant. Il est aussi stimulant et tonique pour le cuir chevelu.

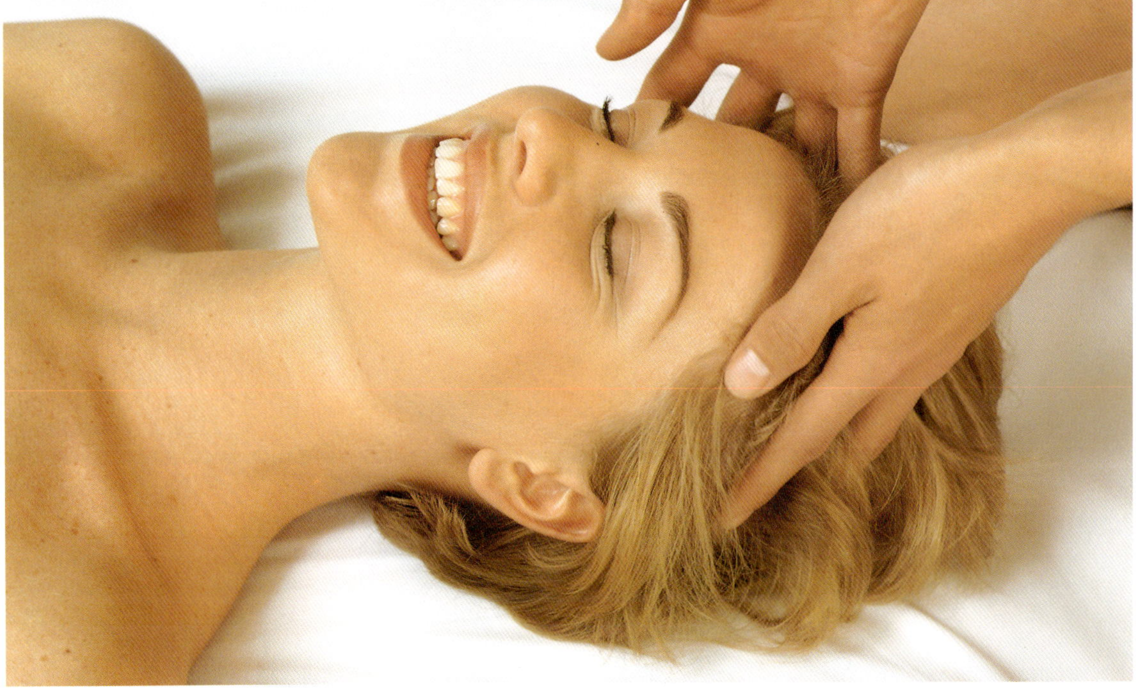

SOULÈVEMENT DE LA TÊTE

Votre partenaire étant allongé, placez vos mains sous sa tête, à la base du crâne, et soulevez-la doucement, le plus haut possible, sans forcer. Veillez à ce qu'il soit totalement détendu, qu'il se laisse aller de tout son poids et qu'il n'essaie pas de vous aider de quelque manière que ce soit. Avec la tête en position haute, demandez-lui de se relaxer et d'expirer doucement, pour relâcher les tensions.

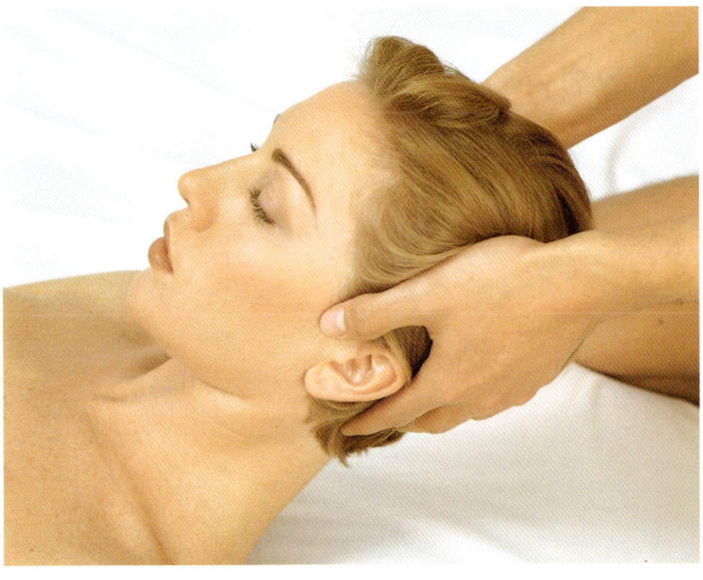

Décontraction du dos

Quiconque a eu mal au dos sait qu'il s'agit d'une expérience extrêmement pénible. A un stade avancé, l'avis d'un professionnel est nécessaire, mais de nombreuses difficultés ont pour origine la tension musculaire. Une mauvaise posture et des muscles contractés ont des répercussions sur les articulations, restreignant l'amplitude du mouvement et entraînant une compression encore plus importante. Un massage régulier du dos, privilégiant les mouvements de pression et de friction, ainsi que les points de pression, permet de préserver la détente. Il faut toujours procéder en douceur et lentement, et n'appuyer fermement que lorsque vous sentez que le dos est vraiment relâché ; sinon, le sujet réagira en se contractant davantage.

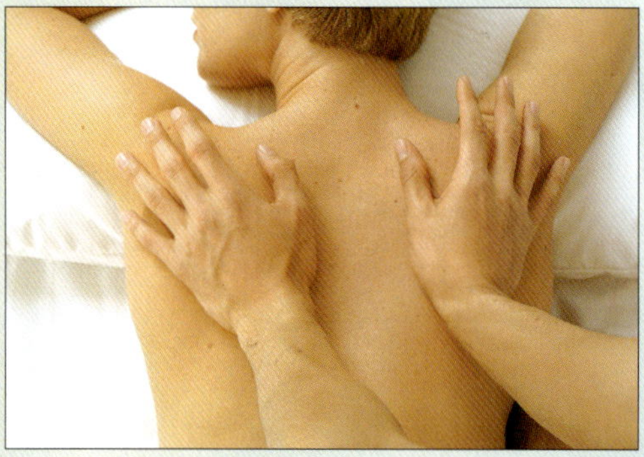

ÉTIREMENT ENTRE LES OMOPLATES

Assis à côté de votre partenaire, légèrement penché au-dessus de lui, posez les deux mains entre ses omoplates, de part et d'autre de sa colonne vertébrale. Appuyez avec la paume, en faisant glisser les mains vers l'extérieur en direction de l'épaule et en vous arrêtant aux omoplates. Répétez le mouvement pour bien décontracter la région.

PRESSION ENTRE LES CÔTES

Posez les pouces sur les muscles situés de part et d'autre de la colonne vertébrale, juste au-dessus de la côte inférieure. Appuyez avec le coussinet entre les côtes, puis relâchez, et remontez ainsi le long de la colonne jusqu'au cou.

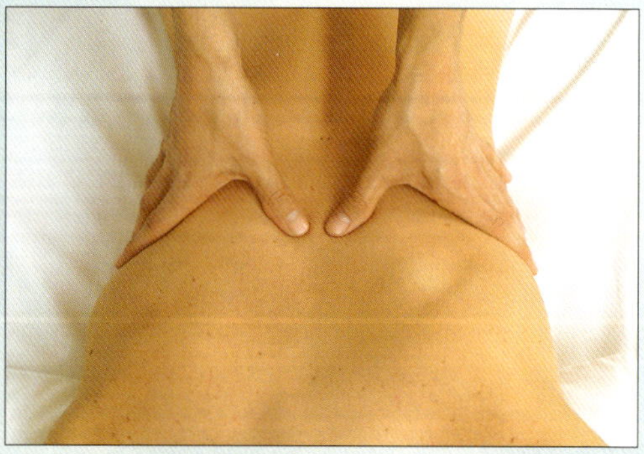

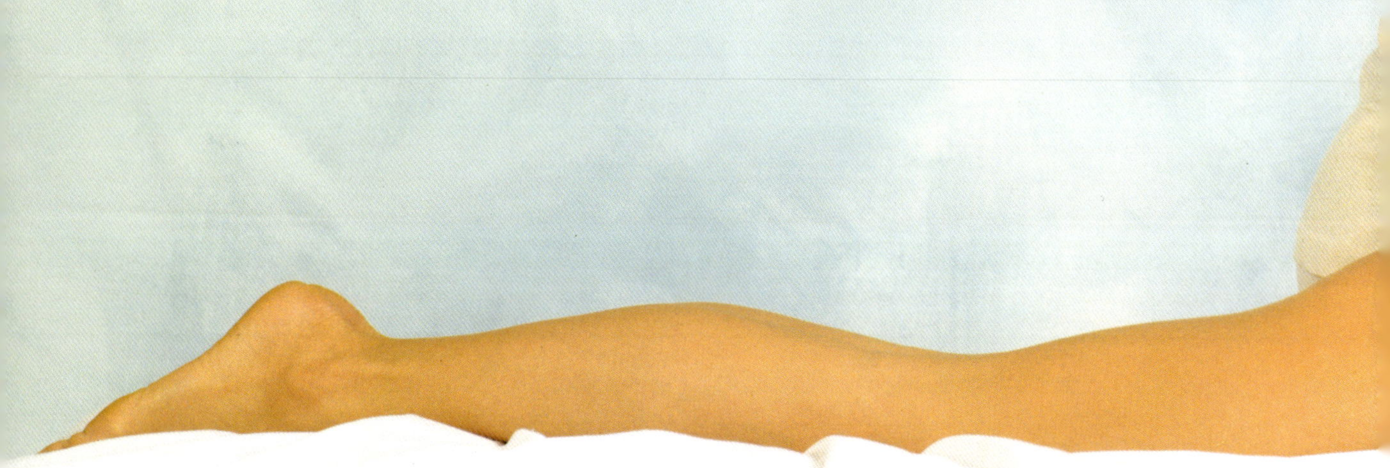

PRESSION SUR LE SACRUM

Posez vos pouces de chaque côté de la colonne vertébrale, dans les « fossettes » situées de part et d'autre du sacrum. Appuyez légèrement jusqu'à trouver l'encoche dans l'os, puis relâchez. Descendez doucement le long de la colonne, puis relâchez.

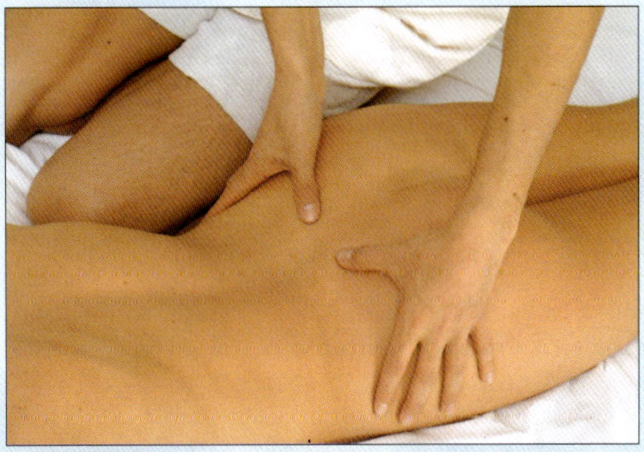

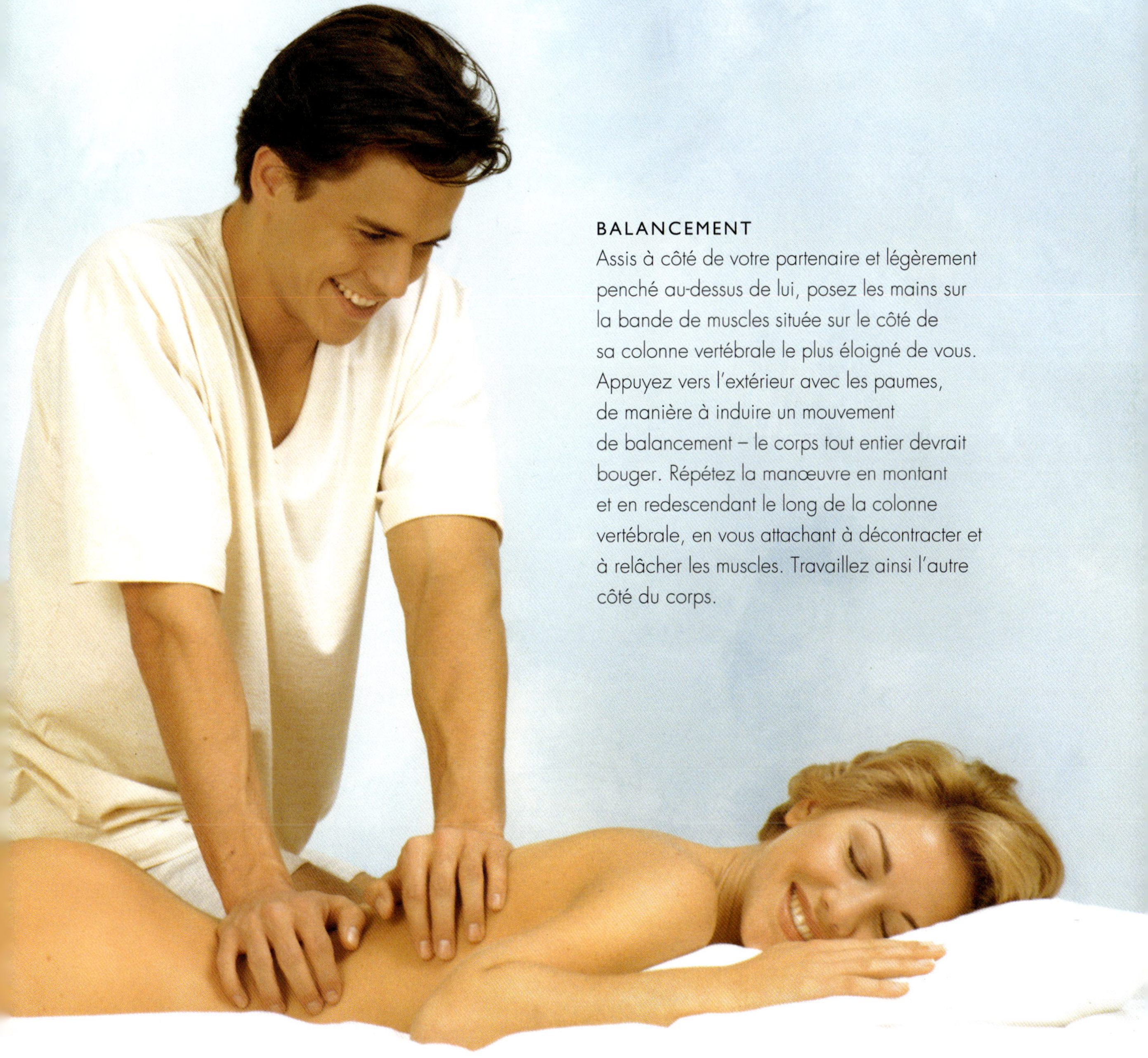

BALANCEMENT

Assis à côté de votre partenaire et légèrement penché au-dessus de lui, posez les mains sur la bande de muscles située sur le côté de sa colonne vertébrale le plus éloigné de vous. Appuyez vers l'extérieur avec les paumes, de manière à induire un mouvement de balancement – le corps tout entier devrait bouger. Répétez la manœuvre en montant et en redescendant le long de la colonne vertébrale, en vous attachant à décontracter et à relâcher les muscles. Travaillez ainsi l'autre côté du corps.

Massage sensuel

Il suffit d'aborder le massage autrement pour le rendre sensuel. Vous pouvez employer les gestes qui vous sont désormais familiers, mais dans une intention différente. Concentrez-vous sur la qualité de votre toucher et sur les réactions du corps de votre partenaire, en veillant à stimuler ses sens et à attiser son désir. Prolongez les mouvements. Utilisez le bout des doigts pour caresser, explorer, en ne négligeant aucun des cinq sens. Travaillez plus particulièrement les endroits du corps les plus réceptifs et les plus sensibles. Parmi les huiles essentielles réputées pour leurs vertus aphrodisiaques, on citera le bois de santal, le patchouli et l'ylang-ylang. Rendez le moment plus intense en faisant intervenir non seulement les mains, mais aussi les pieds, le souffle, les cheveux.

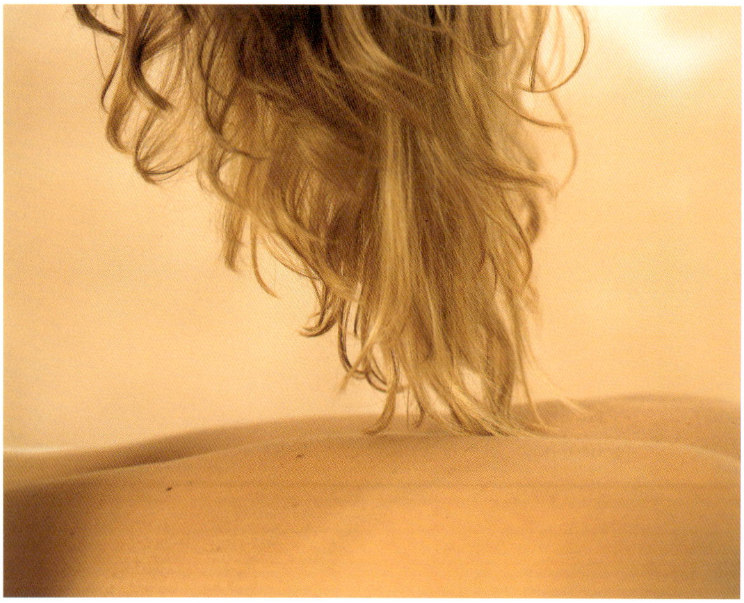

CARESSE AVEC LES CHEVEUX

Utilisez votre corps de manière créative pour susciter le désir de votre partenaire. Lui caresser le corps avec vos cheveux constitue une expérience extraordinaire. Balayez ainsi d'un mouvement rapide et avec la pointe de vos cheveux toute la longueur de son dos, la plante de ses pieds ou la paume de ses mains. Concentrez-vous toujours sur son corps, découvrez et inventez de nouveaux gestes.

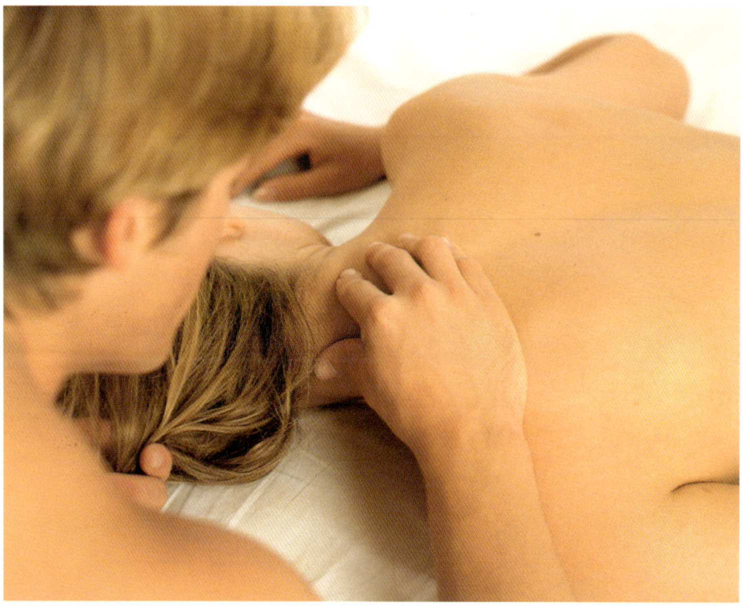

LE COU

Avec le pouce et l'index, pétrissez délicatement les muscles du cou pour relâcher la tension. Ce geste très agréable doit être effectué avant et après que l'on a tourné la tête sur le côté. Appuyez sur les muscles en les soulevant délicatement, et en remontant vers la base du crâne. La nuque est extrêmement sensible. Ne négligez aucun détail pour le bien-être de votre partenaire.

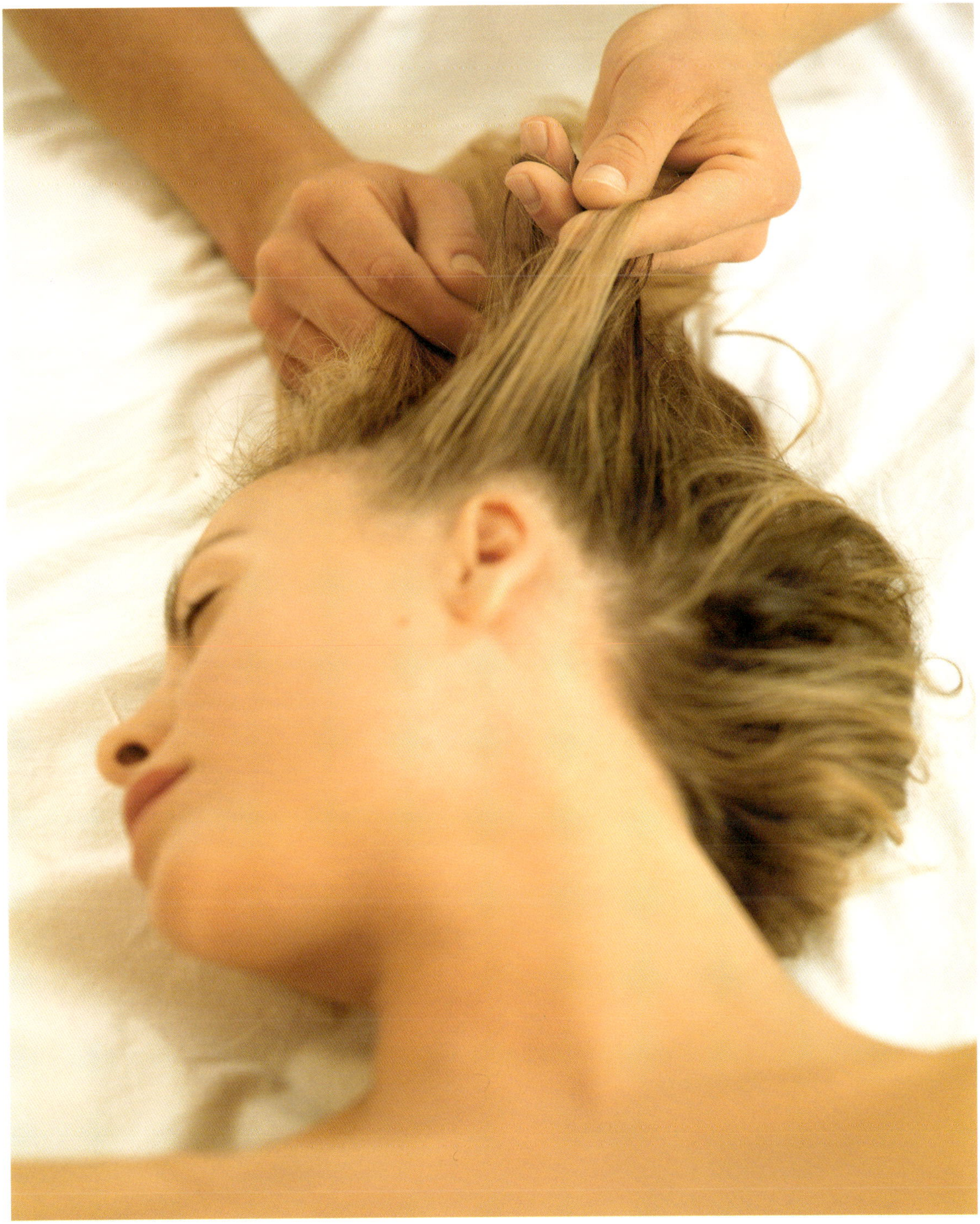

LES CHEVEUX

Enroulez une mèche autour de votre doigt et tirez légèrement sur les cheveux de votre partenaire par à-coups, en commençant tout près de la racine et en remontant vers les pointes. C'est une manière très agréable de terminer le massage de la tête et du cou. La plupart des gens apprécient généralement que l'on touche, que l'on caresse et que l'on joue avec leurs cheveux.

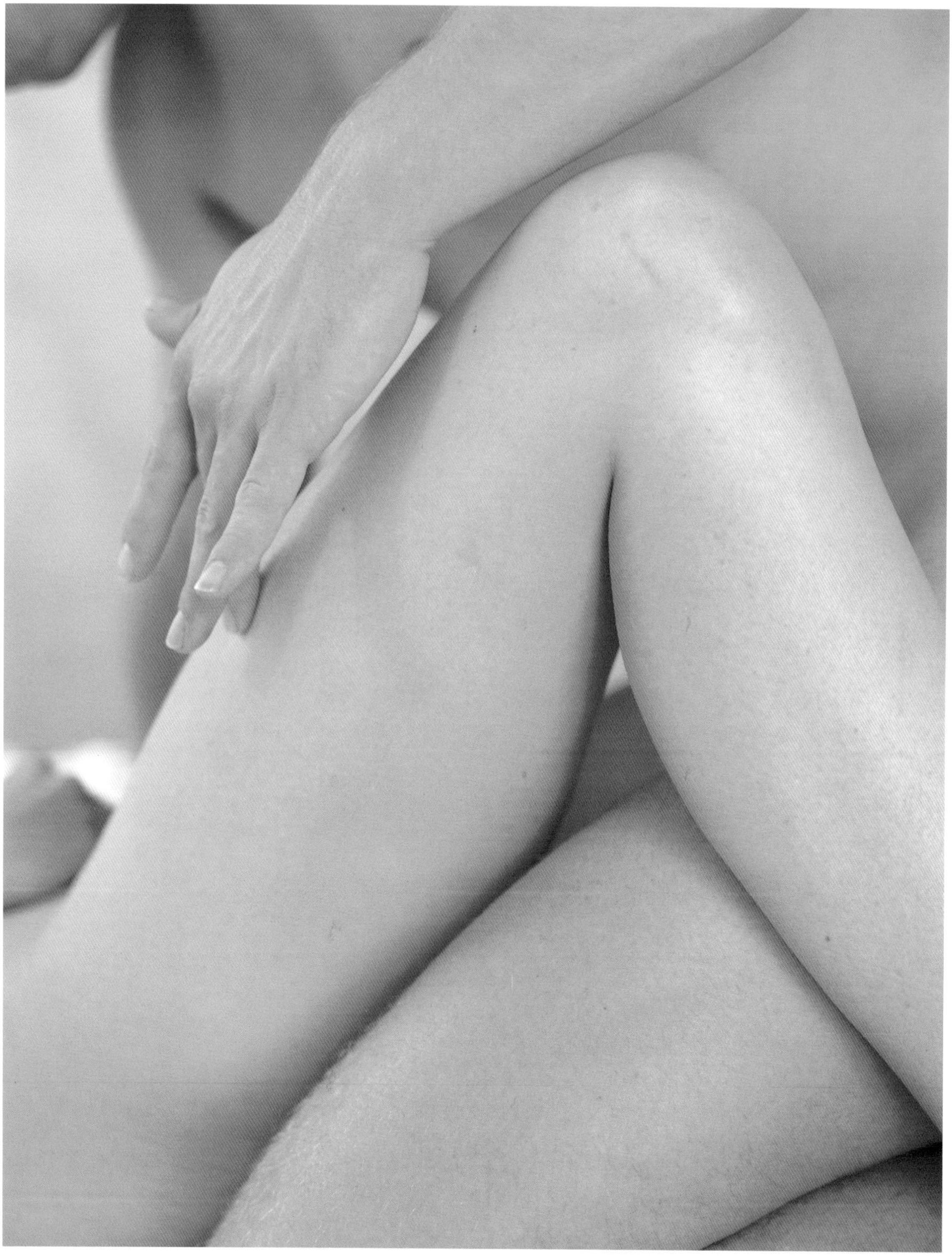

LA CUISSE

La proximité physique et une concentration totale contribuent à une expérience très sensuelle. Faites courir vos doigts le long des cuisses, en faisant plus particulièrement attention au toucher et à la texture de la peau, ainsi qu'aux muscles.

LE COUDE

Découvrez les parties sensibles du corps. Caressez la région du coude, dans le creux, en faisant glisser vos doigts sur la peau tout en effectuant des mouvements circulaires souples et doux autour de l'articulation. Puis effleurez légèrement toute la longueur du bras et terminez le mouvement en décollant vos doigts. Chaque partie du corps peut ainsi être transformée en zone sensuelle.

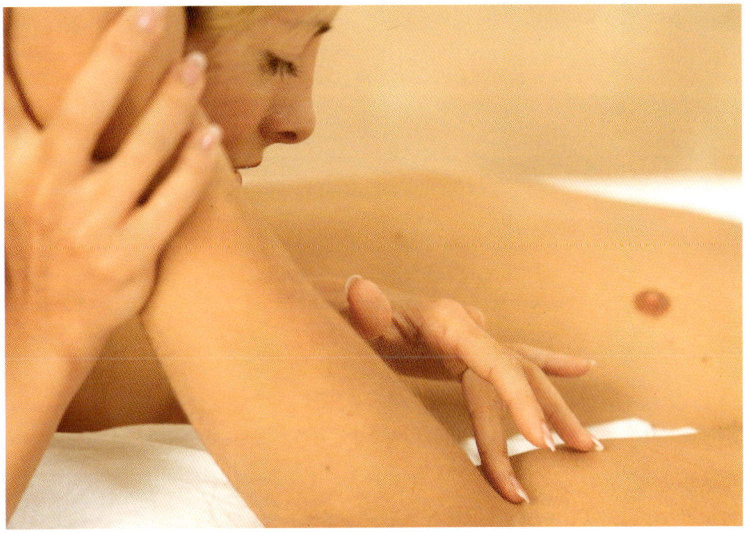

L'OMOPLATE

D'une main, soutenez délicatement l'épaule de votre partenaire, puis appuyez de l'autre, avec la paume, sur les muscles de l'omoplate, en direction de l'articulation. Travaillez lentement et en profondeur, en prolongeant le mouvement sur le bras. Ce geste chaleureux et tendre contribue aussi au relâchement de la tension musculaire.

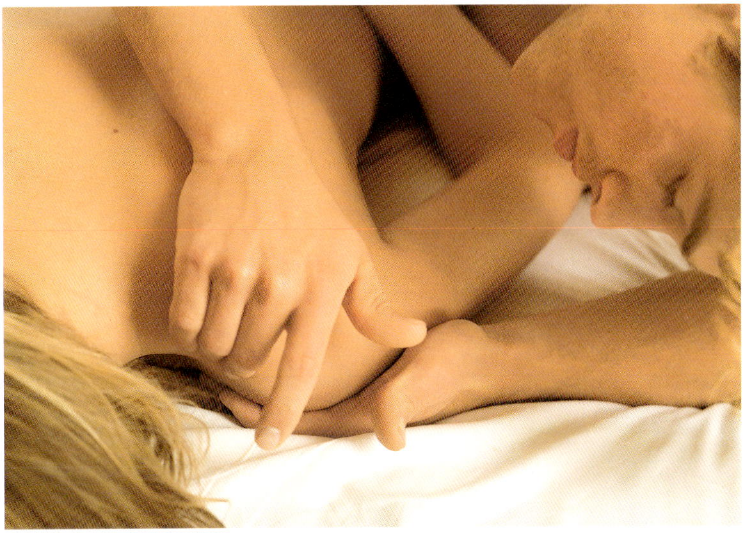

LE DOS

La peau étant l'organe le plus étendu et le plus sensible du corps, elle peut être stimulée de plusieurs manières. Le fait de souffler délicatement sur toute la longueur du dos permet de faire une pause agréable après un massage et de varier l'intensité du moment. Ce faisant, gardez les lèvres aussi souples que possible.

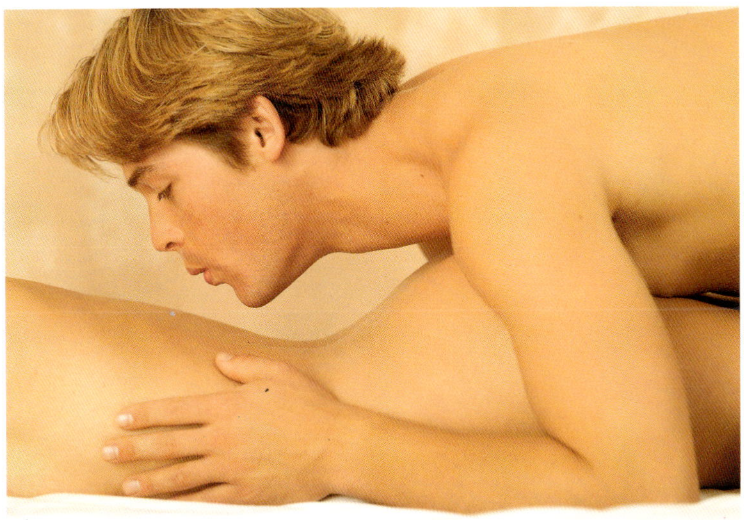

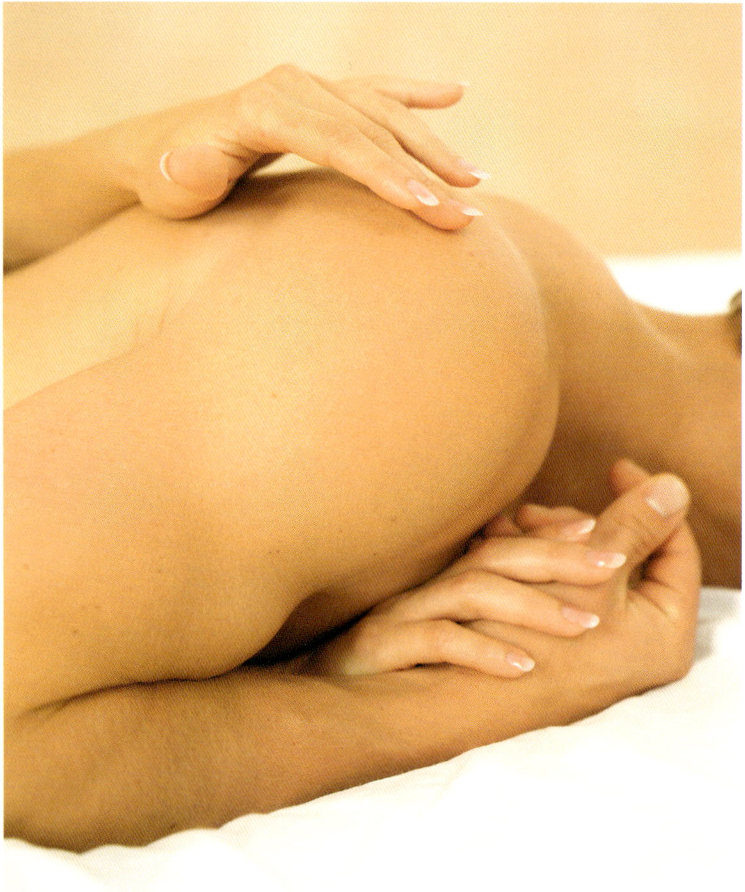

L'ÉPAULE

Effleurez légèrement la peau du bout des doigts. Puis effectuez des mouvements en cercle, de petits étirements et des caresses avec chaque doigt et chaque partie de votre main. Avant tout massage, faites courir vos doigts sur la peau en la stimulant. Outre le fait qu'il exprime la tendresse, ce geste calme et détend, et attise aussi le désir. Essayez toujours d'être le plus proche possible physiquement de votre partenaire.

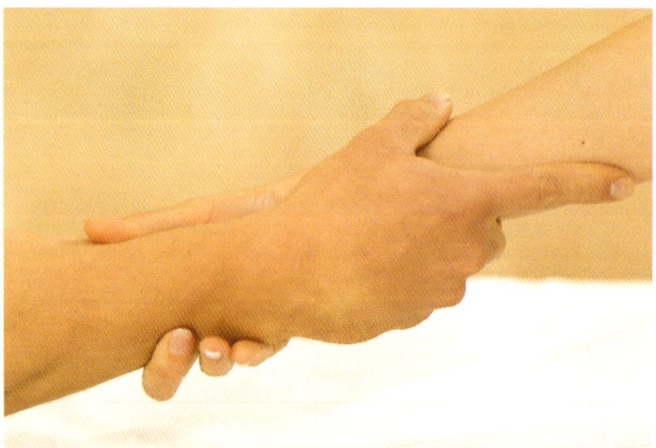

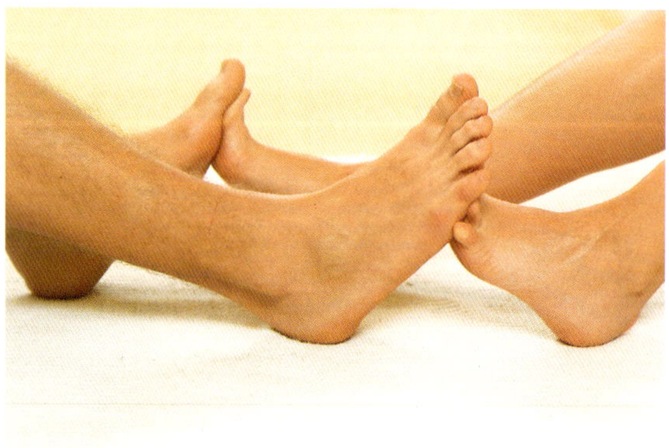

LES BRAS

Un peu de créativité contribue à rendre le massage plus plaisant. Soulevez le bras de votre partenaire et tirez-le légèrement derrière la tête.
Ensuite, attrapez-vous mutuellement les poignets, de manière que votre partenaire soit plus actif.
Ce type d'étirement donne une sensation très particulière.

LES PIEDS

Se masser mutuellement est toujours une excellente idée. Approchez vos pieds de ceux de votre partenaire et en les pressant avec fermeté contre les siens. Appuyez plus particulièrement avec les orteils, les talons et la partie charnue, de manière à couvrir au maximum la surface de la plante. Puis détendez-vous, en laissant les orteils en contact.

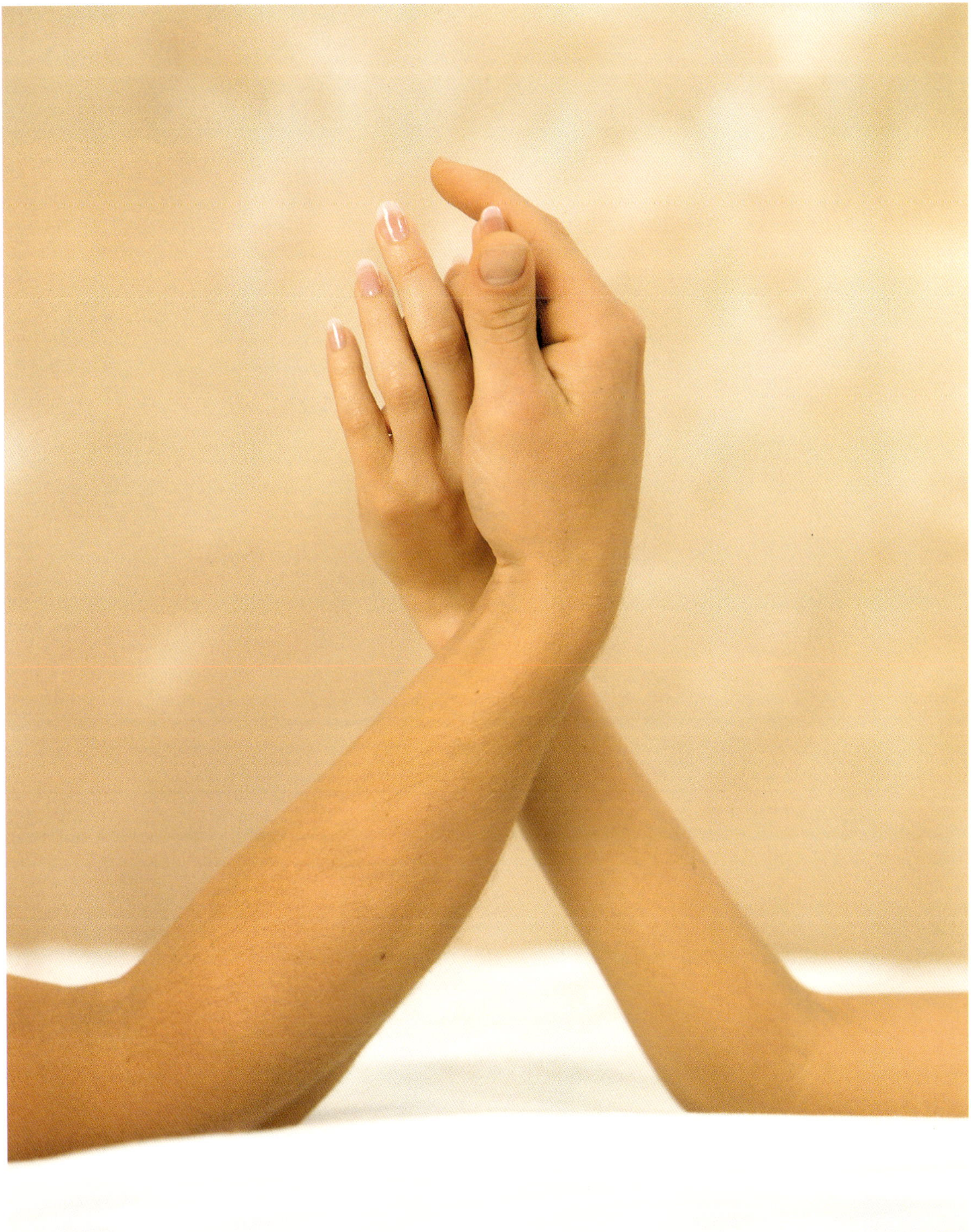

LES MAINS

Faites délicatement courir vos doigts sur la main, en vous attardant sur les détails. Même si vous connaissez bien votre partenaire, ce contact très doux vous permettra de le découvrir sous un angle nouveau. Et si ce geste paraît anodin, il est, en fait, très puissant et agit en profondeur.

L'automassage

Les photos suivantes donnent une idée de la manière dont on peut se masser soi-même, chez soi ; l'idéal est d'être assis au sol ou sur une chaise droite (un support confortable, mais ferme), en ayant suffisamment de place autour pour évoluer sans être gêné. Travaillez à la fois par touches légères ou plus fermes, de manière à constater la manière dont votre corps réagit à chaque geste.

Sachez que les réactions du corps peuvent être fonction de l'humeur. Soyez aussi inventif qu'il vous plaît, mais toujours attentif aux zones sensibles comme le cou ou le bas du dos. L'usage d'huiles essentielles (toniques ou relaxantes) est possible, mais l'avantage de l'automassage est que certains mouvements peuvent être effectués habillé.

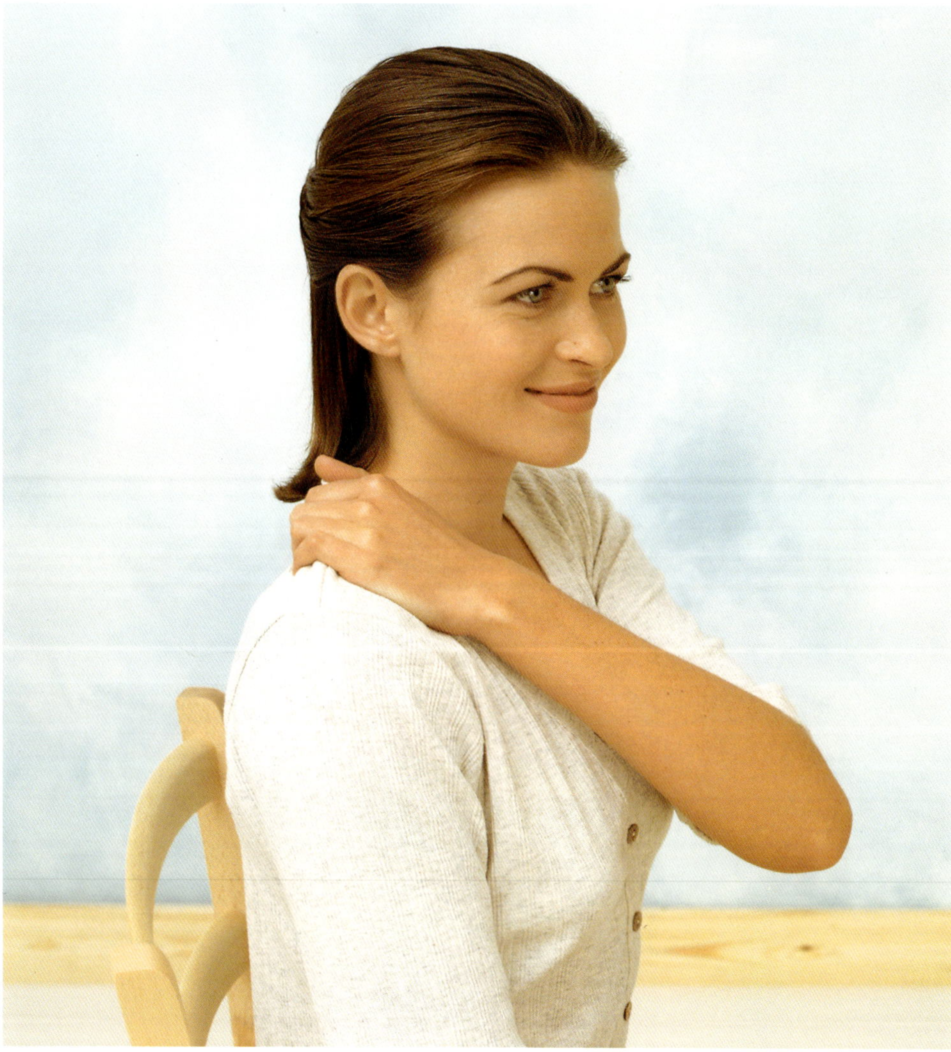

PÉTRISSAGE DE L'ÉPAULE

Placez votre main sur l'épaule opposée. Pétrissez les muscles avec les doigts et la paume. Travaillez d'abord vers l'angle du cou, puis vers l'extérieur, en direction du bras. C'est une excellente manière de détendre l'épaule.

PÉTRISSAGE DU COU

Après avoir effectué le mouvement précédent, prolongez-le en direction du cou. Pressez doucement entre le bout des doigts et la paume. Travaillez en remontant le long du cou vers le crâne, puis inversement, en prenant soin de maintenir les doigts sur le côté de la colonne vertébrale.

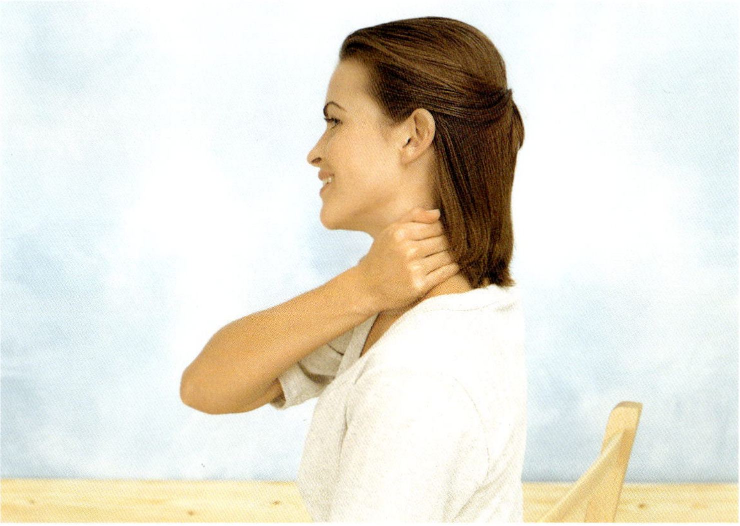

MOUVEMENTS CIRCULAIRES SUR LA MÂCHOIRE

Pour trouver précisément le point à travailler, ouvrez et fermez la bouche, et posez les doigts là où vous sentez bouger les muscles. Restez détendu et, avec le bout et les coussinets des doigts, effectuez à cet endroit, très lentement, des mouvements circulaires et aussi amples que possible. Ce geste détend efficacement le visage.

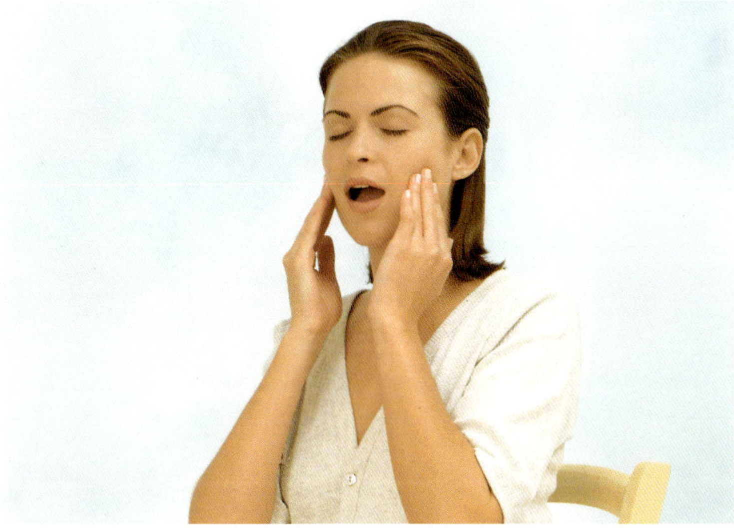

ÉTIREMENT SUR LE FRONT

Posez les deux mains sur le front, de manière à joindre le bout des doigts au milieu. Puis écartez-les doucement en direction des tempes, jusqu'à la naissance du cuir chevelu. Ce faisant, constatez la manière dont votre front se détend.

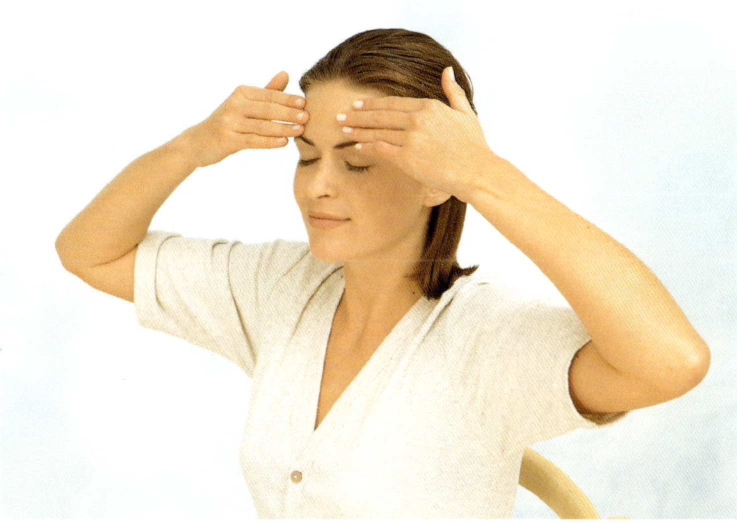

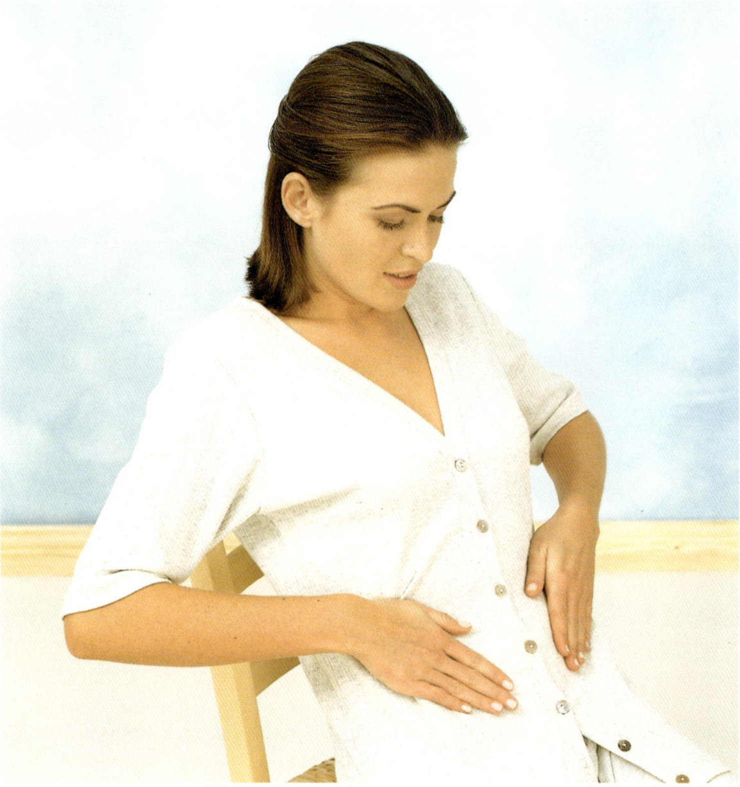

MOUVEMENTS
CIRCULAIRES SUR L'ABDOMEN

Assis et détendu, posez les mains à plat au milieu de l'abdomen, les doigts pointés vers le bas. Tirez les mains doucement vers le haut, puis vers l'extérieur, de manière à décrire un cercle. Ramenez-les ensemble pour terminer le mouvement, puis reprenez. C'est là une excellente manière de détendre cette partie du corps.

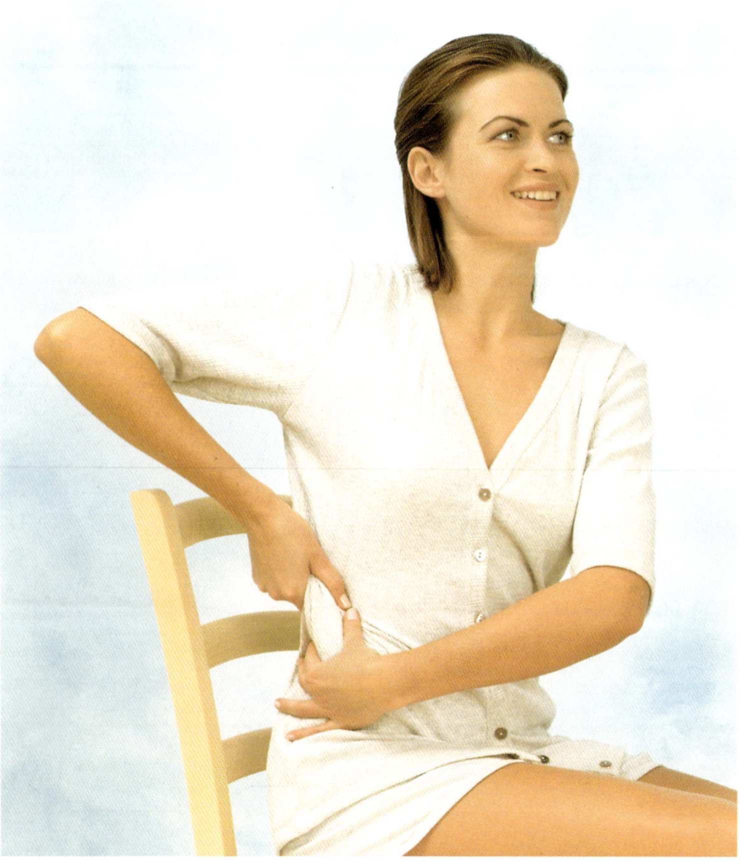

PÉTRISSAGE SUR LE CÔTÉ

Placez les deux mains sur le côté de l'abdomen. D'une main, attrapez un rouleau de chair, effectuez un pétrissage en appuyant avec le pouce, puis en ramenant la masse vers vous avec les autres doigts. Travaillez ainsi sur toute la longueur du flanc, en montant et en descendant, et en faisant intervenir chaque main alternativement. Outre le fait qu'il tonifie les muscles, ce mouvement aide à relâcher le bas du dos.

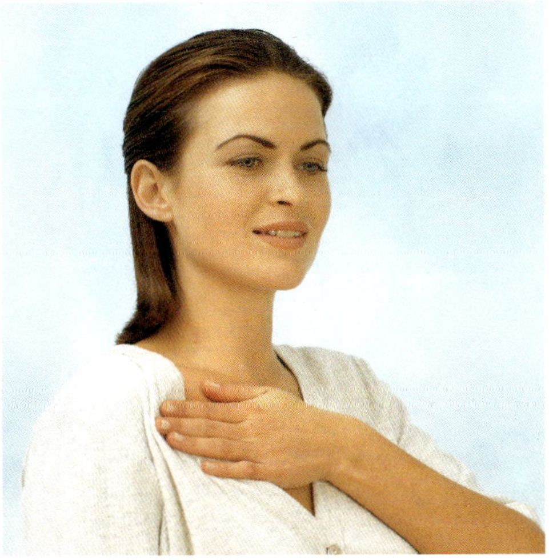

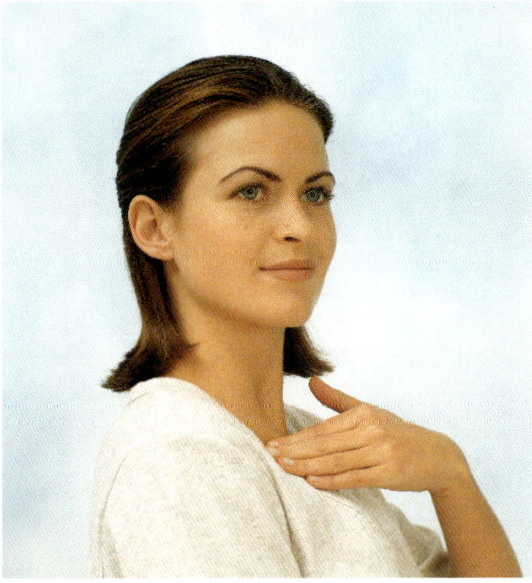

PRESSION SUR LA POITRINE

Posez les doigts sur le sternum. Massez fermement du bout des doigts, en direction du bras. Commencez juste sous la clavicule jusqu'au-dessus des seins. Recommencez afin de couvrir toute cette surface. Ce mouvement réduit la tension du haut de la poitrine.

MOUVEMENTS CIRCULAIRES SUR LA POITRINE

Avec les coussinets des doigts, effectuez des mouvements circulaires fermes, mais limités, sur tout le haut de la poitrine travaillant vers l'extérieur comme précédemment. Le mouvement est particulièrement agréable entre les côtes.

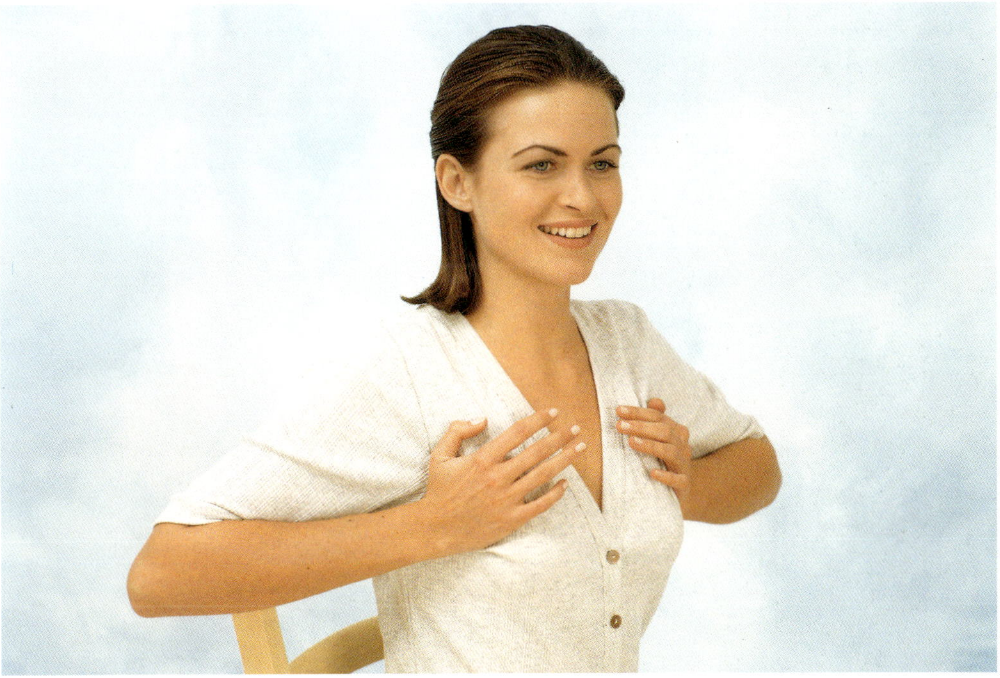

PRESSIONS CIRCULAIRES SUR LA POITRINE AVEC LES PAUMES

Aussi étrange que cela puisse paraître, voici une excellente manière de faire travailler les pectoraux. Posez les paumes sur le côté de la poitrine, juste sous les aisselles. Appuyez fermement, tout en effectuant de petits mouvements circulaires.

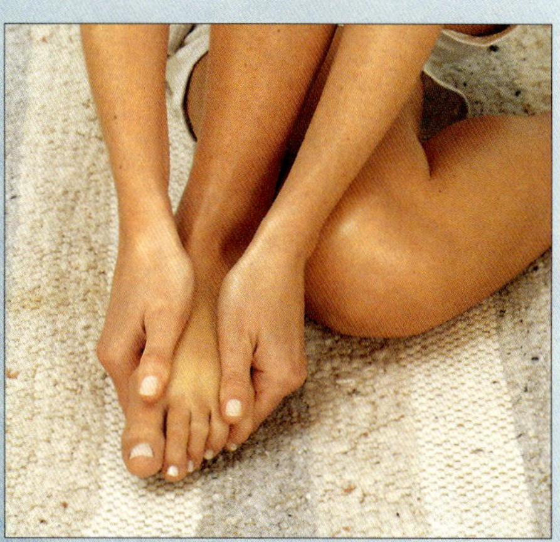

ÉTIREMENT TRANSVERSAL SUR LE PIED

Asseyez-vous de manière à pouvoir confortablement attraper votre pied, comme indiqué sur la photo, les pouces étant sur le haut et les autres doigts par-dessous. Faites glisser les pouces vers les côtés du pied, en appuyant. Ce mouvement donne l'impression d'ouvrir le pied.

ROTATION DE LA CHEVILLE

Veillez à ce que votre jambe soit bien soutenue et tenez fermement la plante du pied. Effectuez une rotation lente au niveau de la cheville, en faisant des cercles aussi larges que possible. Ce mouvement aide à détendre l'articulation et à lui conserver sa souplesse. En même temps, il tonifie le mollet.

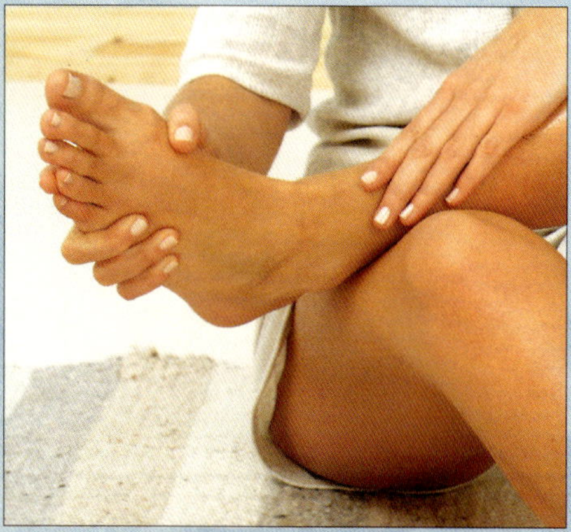

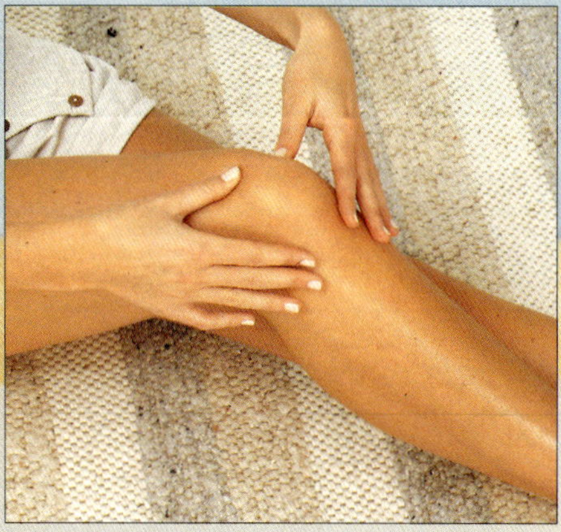

PRESSION SUR LE GENOU

Votre jambe étant détendue, appuyez avec le coussinet des pouces tout autour de la rotule. Vous pouvez presser fermement, en effectuant sur place de petits mouvements circulaires. Cette agréable séquence permet d'assouplir le genou ; ses effets se répercutent aussi dans la cuisse et le mollet.

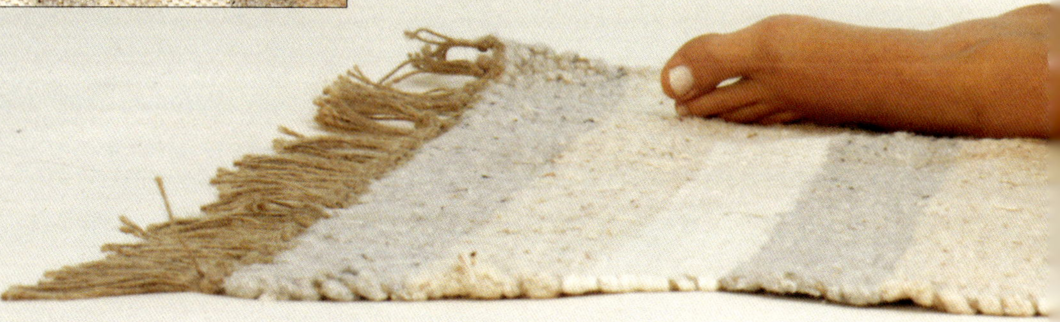

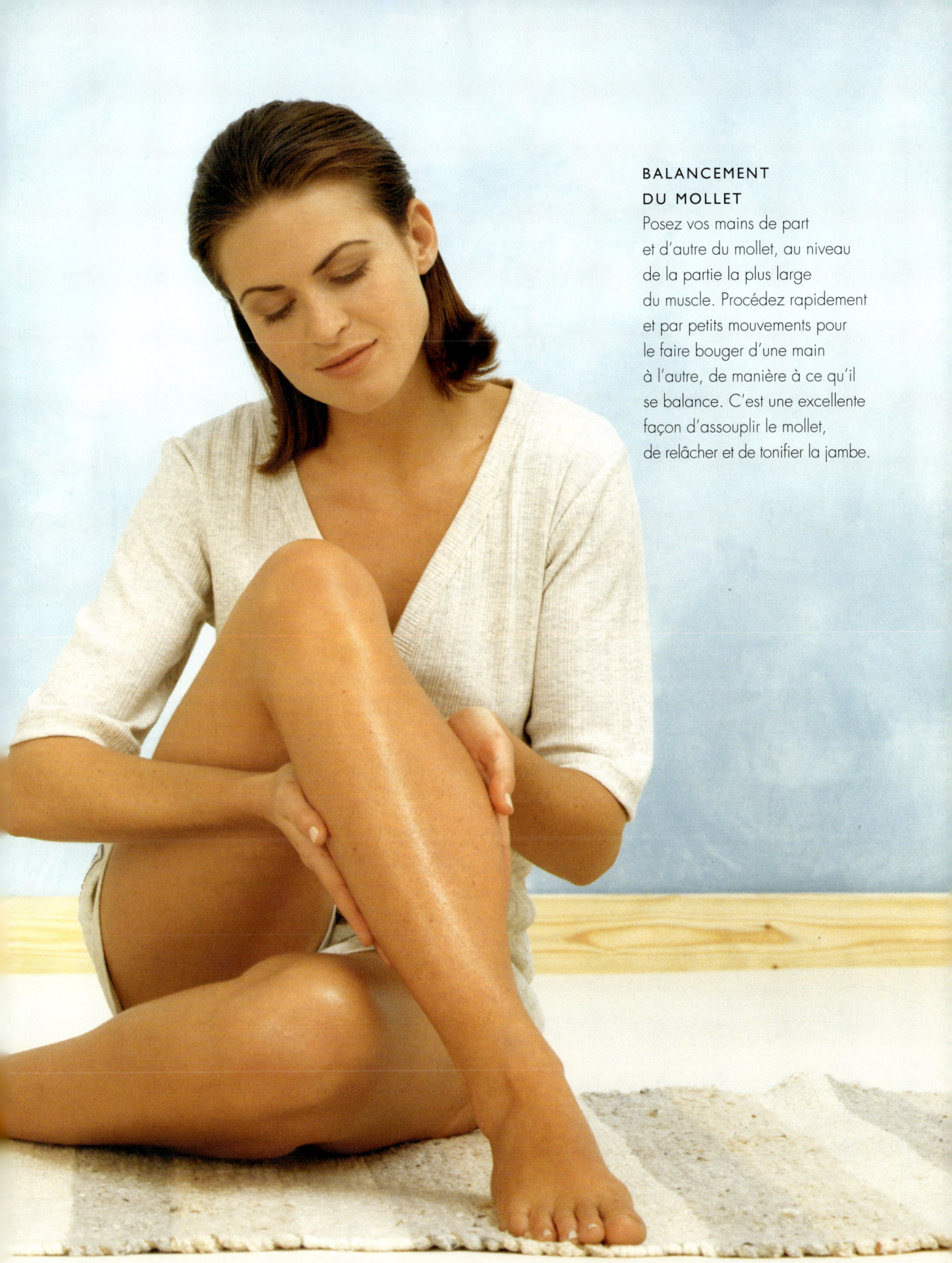

BALANCEMENT DU MOLLET

Posez vos mains de part et d'autre du mollet, au niveau de la partie la plus large du muscle. Procédez rapidement et par petits mouvements pour le faire bouger d'une main à l'autre, de manière à ce qu'il se balance. C'est une excellente façon d'assouplir le mollet, de relâcher et de tonifier la jambe.

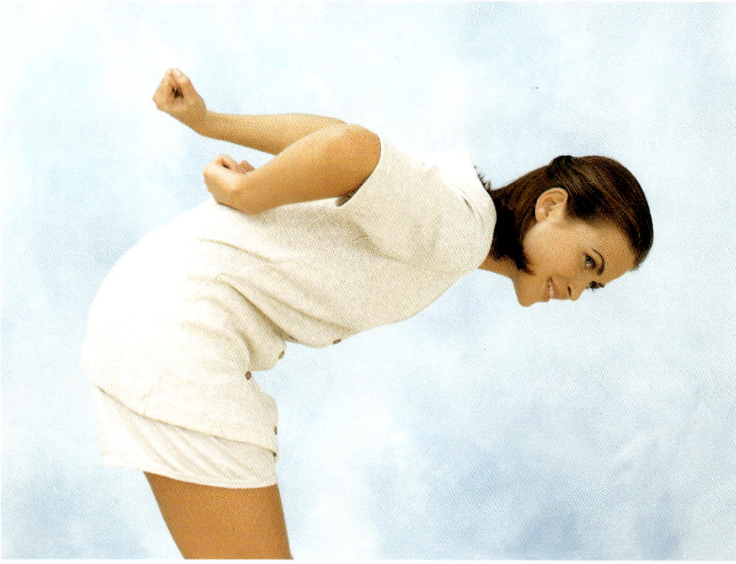

PERCUSSION DU DOS

Voici une excellente façon de vous tonifier le dos. Légèrement penché, tapotez avec les poings de part et d'autre de la colonne vertébrale, en montant et en descendant aussi loin que possible. Veillez à fléchir les genoux et à garder les poignets détendus, pour pouvoir procéder rapidement et avec vivacité.

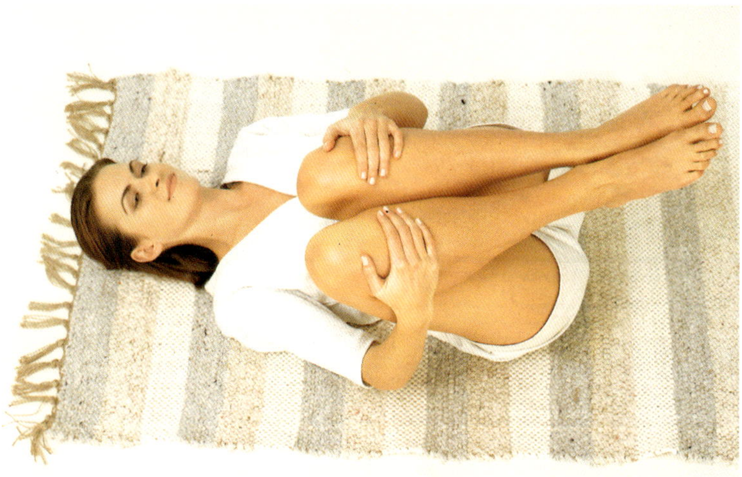

Allongez-vous sur le dos, sur une surface plane et ferme (précaution indispensable). Ramenez les genoux sur la poitrine et, en gardant le bas du dos et les hanches bien collés au sol, effectuez lentement des mouvements circulaires, grands et petits, pour détendre toute cette région.

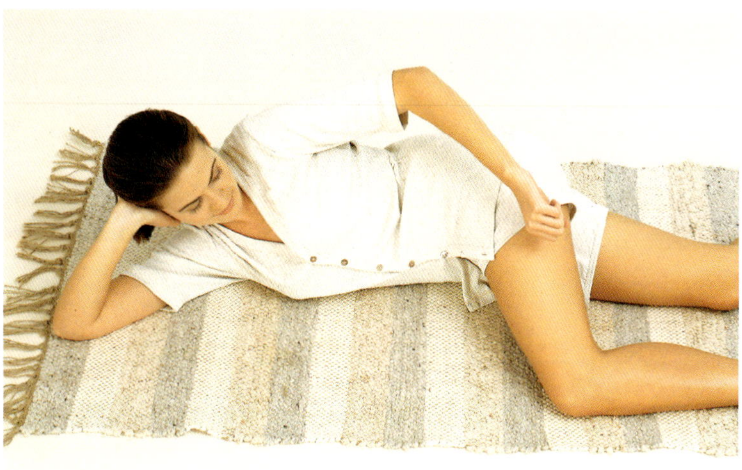

PERCUSSION DES HANCHES ET DES CUISSES

Allongé sur le côté, en vous appuyant sur un bras, ramenez devant vous la jambe du dessus en fléchissant le genou. De votre main libre formée en poing, tapotez sur toute la longueur de la cuisse, puis sur la hanche et sur la fesse, en procédant par mouvements vifs et secs. Changez de côté et répétez la séquence. Ce mouvement active la circulation sanguine.

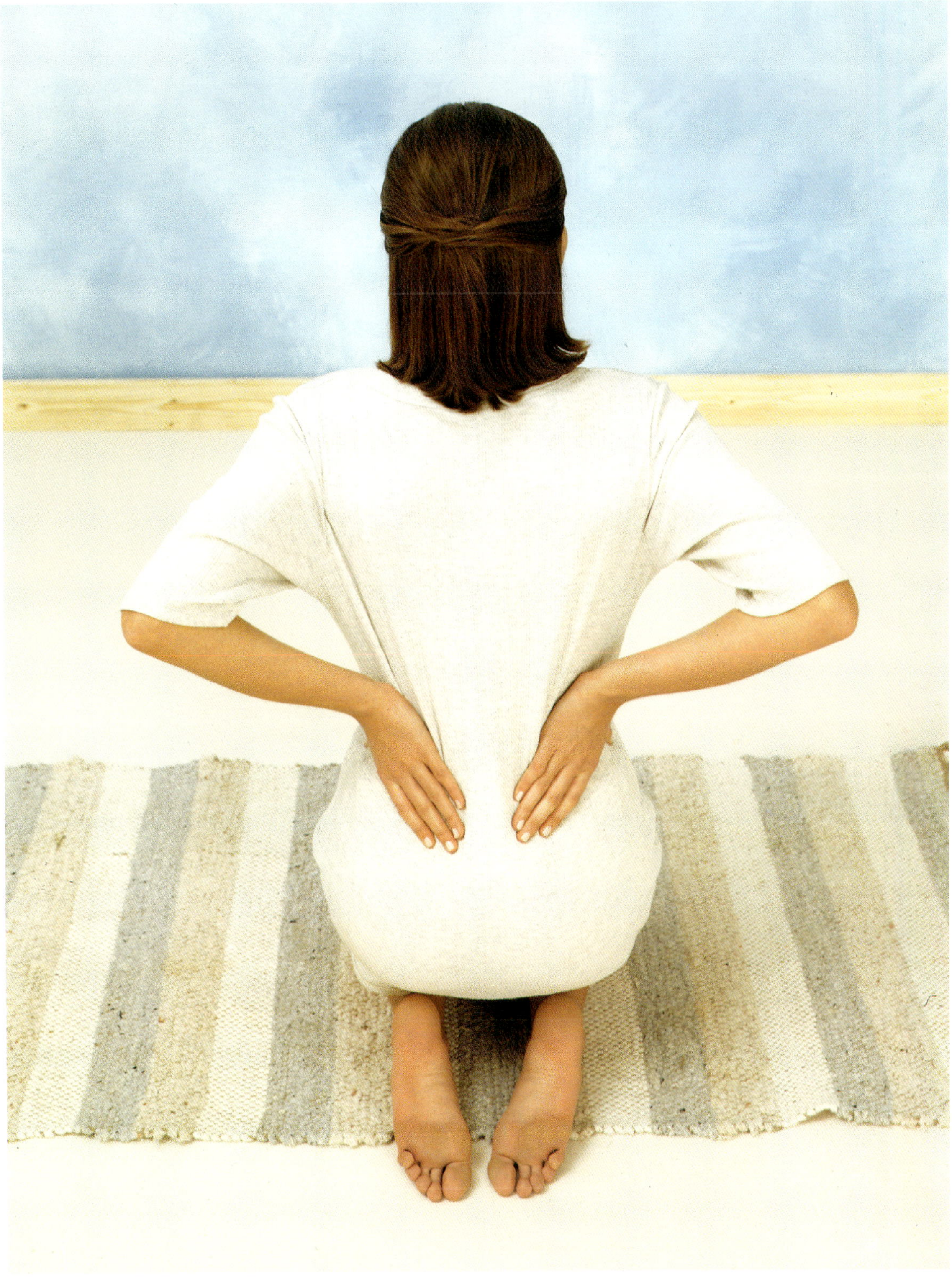

PRESSION SUR LE BAS DU DOS

Posez les mains sur les hanches, vos pouces ramenés sur le devant. Avec le bout des autres doigts, recherchez les fossettes situées de part et d'autre du sacrum et appuyez avec fermeté vers le bas, dans l'axe de l'articulation, sans bouger les pouces.

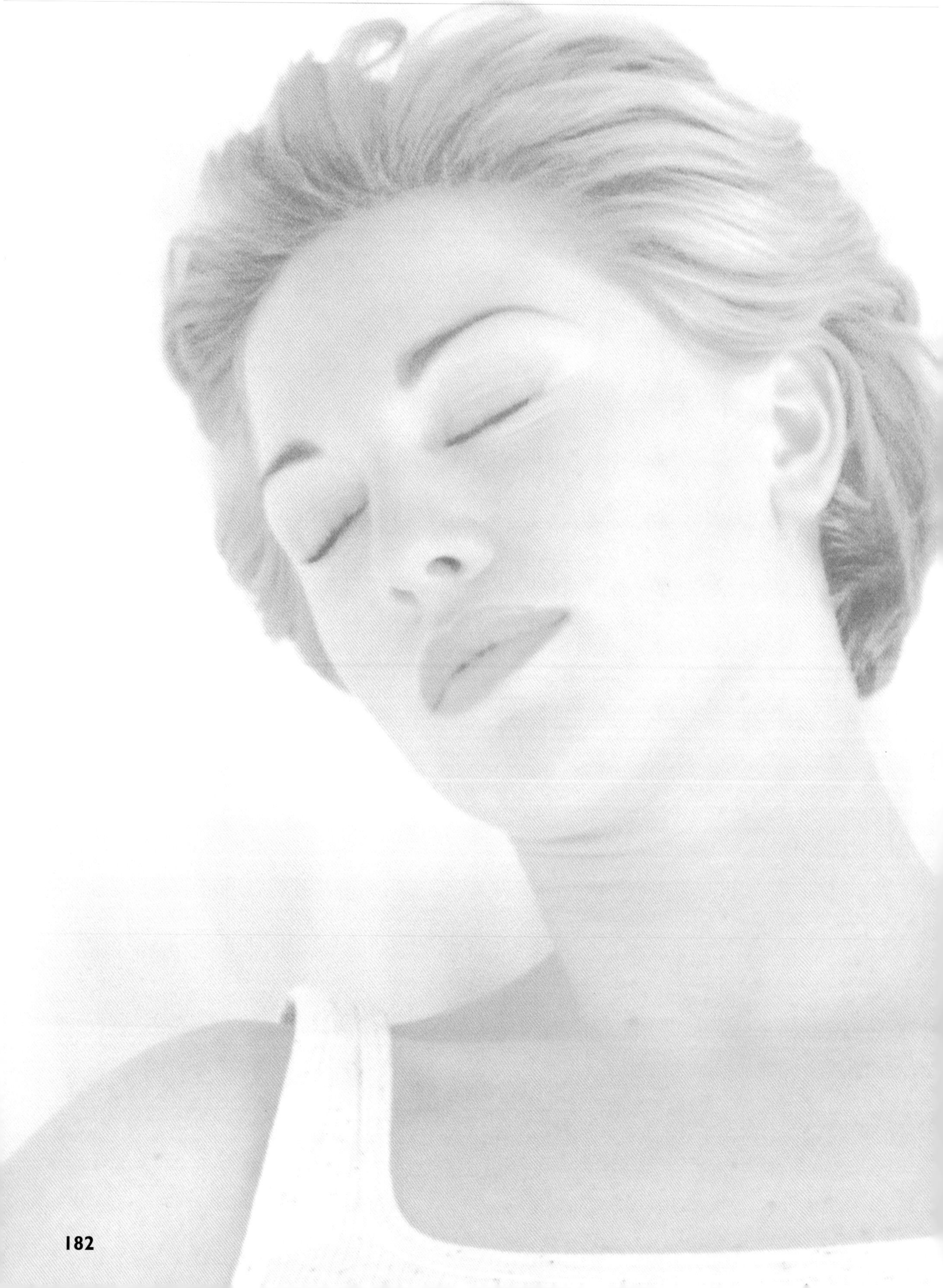

L'après-massage

Il faut consacrer le même temps à la conclusion d'un massage qu'à sa mise en place. Informez-vous donc dès le départ de ce que l'on attend de vous, afin que vous-même et votre partenaire puissiez profiter au maximum de la séance. Ne sous-estimez pas les effets secondaires du massage : le sujet devra prévoir un bon moment après la séance pour se relaxer, tandis que vous-même vous accorderez un temps de repos pour vous ressourcer. Ne perdez jamais de vue ces principes de base, et préparez-vous à ce que vos amis recourent de plus en plus souvent à vos services...

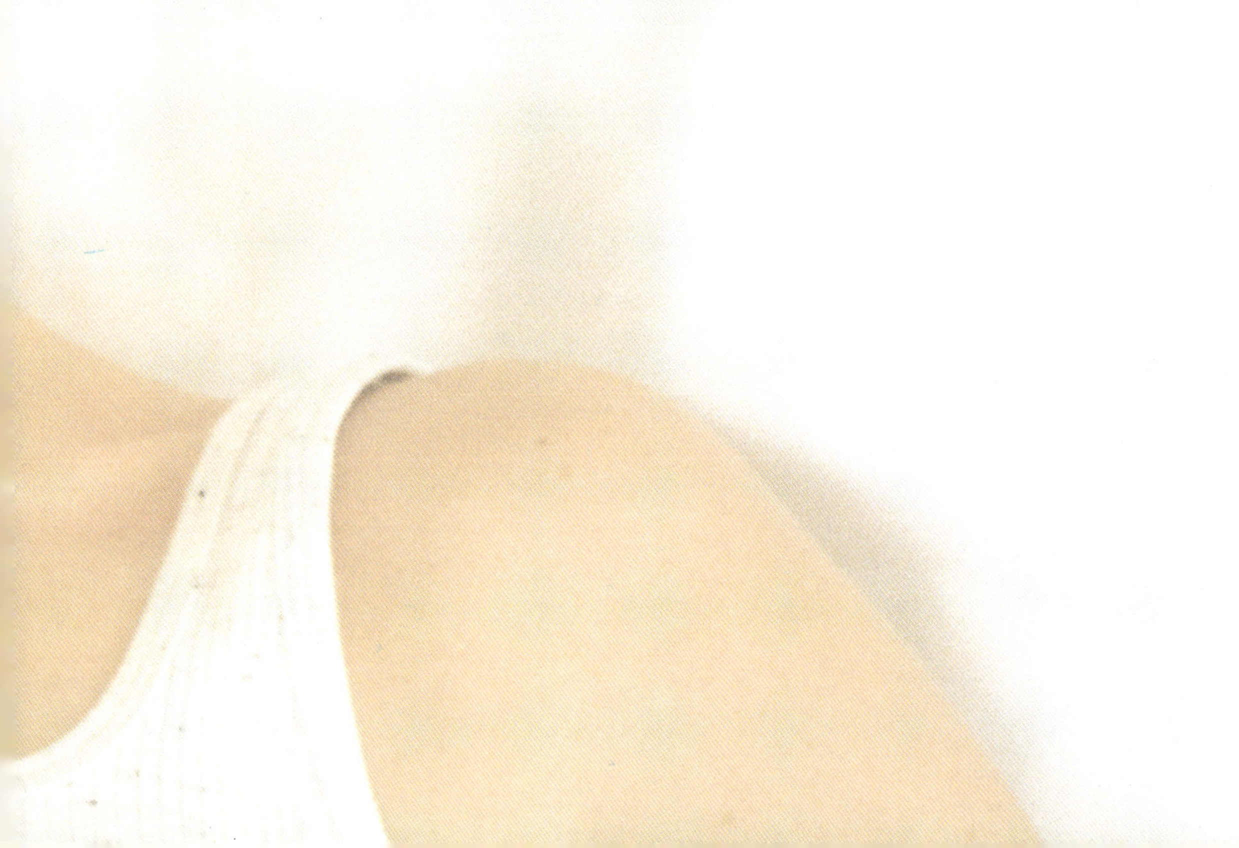

Effets du massage

Chaque personne réagit différemment au massage, selon son état physique ou moral. Sous peine de soumettre celui qui officie à une pression trop importante, il est préférable que le sujet n'attende pas un résultat précis à l'issue de la séance. Il faut savoir, cependant, que tout un chacun se sent plus détendu après un soin : le corps, comme le caractère, s'assouplit, le teint s'éclaircit et paraît plus sain, tandis que le regard se fait plus vif. Le massage stimule la créativité chez certains ; d'autres l'apprécient parce qu'ils en sortent l'esprit plus léger, les cas extrêmes frisant l'euphorie. Un massage rend plus tonique s'il est stimulant, mais peut aussi bien entraîner une sensation de fatigue et de lourdeur menant au sommeil. Il faut donc s'attendre à des réactions aussi nombreuses que diverses, allant du décuplement de l'appétit à la sensation d'avoir effectué un effort physique intense (jusqu'aux courbatures), le massage faisant travailler les muscles au-delà de ce qui leur est habituellement demandé. En règle générale, on se sent plus souple après une séance, les maux de tête et de dos, ainsi que les problèmes de tension musculaire dans les épaules et le cou, s'améliorant nettement, quand ils ne disparaissent pas totalement.

Il est possible que le sujet laisse libre cours à ses émotions pendant ou après la séance – de fait, il n'est pas rare que certains fondent en larmes. Cela n'a rien d'anormal, car le massage favorise le relâchement, et une telle réaction n'est jamais qu'une manière d'évacuer le stress, ce qui aide à se sentir mieux par la suite. Toutefois, ne doutez pas systématiquement de votre massage si votre partenaire ne réagit qu'à peine, ou pas du tout. Il m'est fréquemment arrivé d'entendre parler de changements importants intervenus longtemps après une séance ! Vous qui officiez êtes également concerné par les effets du massage, qui vous rend plus tonique et, d'une manière générale, entretient votre joie de vivre.

Conduite à tenir

Voici quelques conseils pour terminer une séance en beauté :

• Conseillez au sujet de se rouler sur le côté avant de se relever, pour ne pas trop solliciter sa colonne vertébrale.

• Invitez votre partenaire à se détendre (dans l'idéal, au moins 1 heure) après le massage et incitez-le à boire de grandes quantités d'eau minérale (pour l'élimination des toxines). Ayez-en toujours à portée de main pour pouvoir en proposer.

• Les huiles essentielles sont absorbées par le corps en 30 minutes et agissent sur une durée de 8 heures. Votre partenaire évitera donc de se doucher juste après la séance, de manière à permettre aux huiles de bien imprégner son corps. Ensuite, il vaut mieux prendre un bain, plutôt tiède que chaud.

N'oubliez pas que tout au long de la séance, soit pendant près de 1 heure, votre partenaire reste allongé et se détend totalement. Il n'est pas impossible qu'il fasse, en se relevant, l'expérience d'étourdissements légers dus aux variations de pression sanguine. Le corps peut aussi réagir de telle manière que le sujet se sente moins bien dans les heures suivant le massage qu'il ne l'était auparavant. Toutefois, ces petits inconvénients disparaissent assez vite, laissant seulement subsister une sensation de bien-être. Je le répète : tous ces phénomènes n'ont rien d'extraordinaire – le massage agit plus en profondeur qu'on ne le croit. Votre partenaire dormira certainement à poings fermés le soir même, et il ressentira les bienfaits de vos soins deux ou trois jours plus tard.

Quelle que soit la réaction de vos partenaires, le massage est une excellente manière de vous rapprocher de vos amis ou de vous en créer d'autres. Faites donc en sorte que chaque séance soit une fête, en y consacrant un après-midi ou une soirée, non seulement pour le massage proprement dit, mais aussi pour vous détendre et parler un peu. Ensemble, vous pouvez ensuite faire une petite

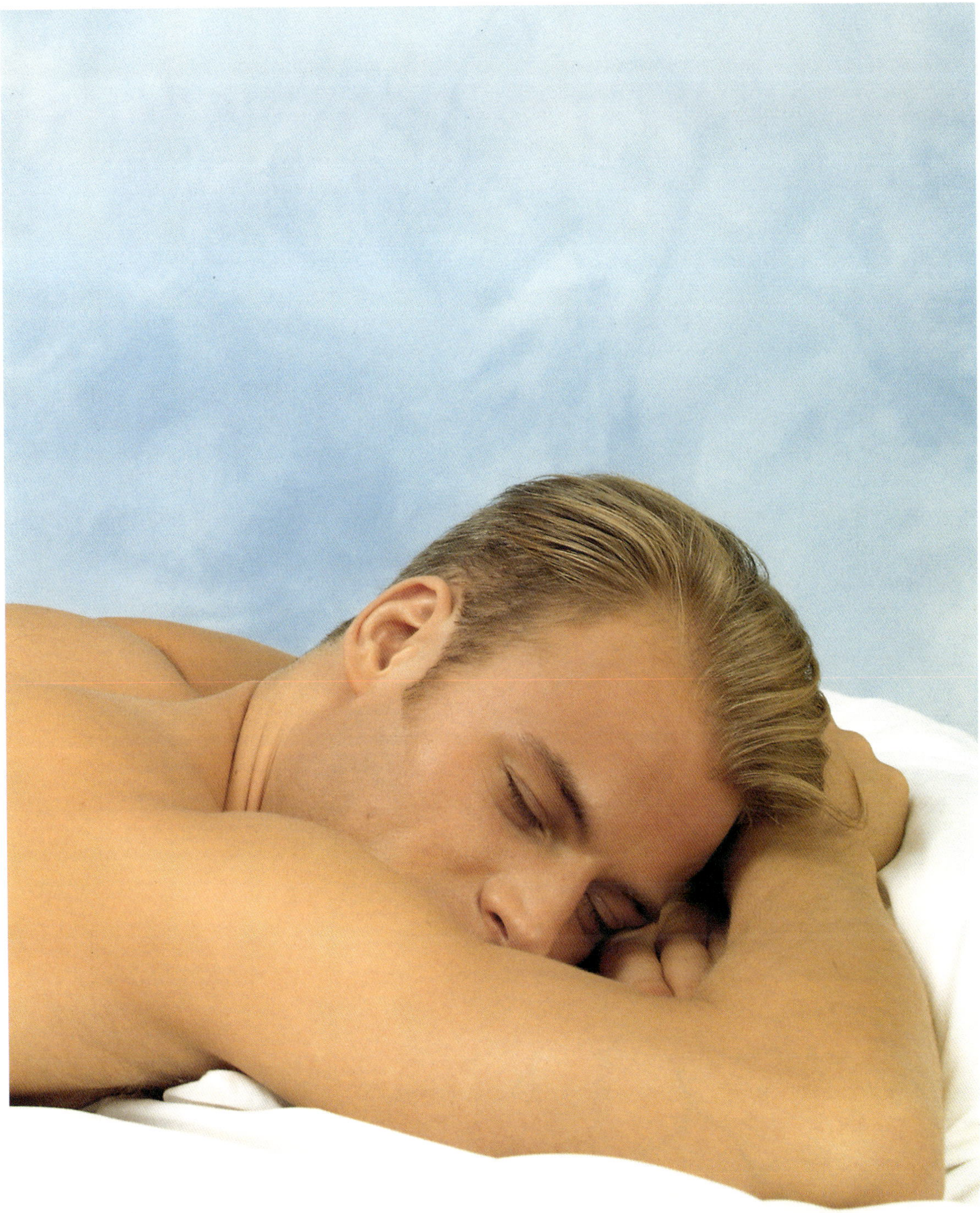

marche, préparer un repas, voire sortir pour dîner. Le massage devient une expérience inoubliable quand on prend le temps de la vivre à deux.

Échos et réactions

Une séance de massage constitue un moment privilégié pendant lequel vous pouvez faire plus ample connaissance avec votre partenaire. Vos massages devront être personnalisés, chaque être réagissant différemment en fonction de ses besoins et de ses préférences. Il faut donc écouter avec attention, pour comprendre ce que le sujet ressent avant, puis après le massage. Vous apprendrez beaucoup en agissant ainsi, comme vous gagnerez en expérience et en confiance en travaillant davantage. Soyez aussi réceptif que possible et encouragez votre partenaire à vous faire part de ses impressions. Au début, veillez à ne pas appuyer trop fort sans pour autant verser dans des gestes excessivement doux, qui se révéleraient inefficaces. Un mouvement de massage ne doit jamais être douloureux. Si certaines techniques de pression font du bien, d'autres sont pénibles, et il faut les éviter.

N'hésitez pas à mener vos expériences personnelles et à adapter le massage lorsque vous l'estimez nécessaire. Laissez votre partenaire se détendre en fin de séance, et profitez-en pour discuter avec lui et vous renseigner sur ses impressions et sur les réactions de son corps. Vous apprendrez beaucoup de cette manière. Surtout, ne prenez pas ombrage des éventuelles critiques qui vous seraient adressées ; elles peuvent simplement traduire les préférences du sujet, sans remettre en cause les techniques que vous appliquez. De même, votre partenaire sera sans nul doute intéressé de savoir ce que vous-même avez remarqué au cours de la séance – certaines zones de tension, s'il s'est détendu ou non à un moment donné, etc. Bref, les réactions de part et d'autre sont utiles, car elles permettent de progresser. Il faut considérer un massage comme une aventure à deux : impliquez-vous, amusez-vous, profitez du moment et détendez-vous !

Adapter le massage

Tout en respectant les techniques de base que vous avez apprises – en particulier si vous débutez –, faites preuve de souplesse et sachez vous adapter aux besoins de votre partenaire. Par exemple, s'il souffre d'une blessure, veillez à épargner celle-ci ou à soutenir l'endroit sensible (d'un oreiller, par exemple) ; massez autour de la plaie, mais pas directement dessus. De même, si la personne ne peut s'allonger avec la tête penchée d'un côté, calez des serviettes sous son crâne et sa poitrine, ou demandez-lui de soutenir son front de ses mains. Il faudra adapter votre massage aux zones du corps, travailler plus particulièrement certaines régions et passer plus légèrement sur d'autres, en fonction d'éventuelles douleurs, des préférences du sujet ou du temps dont vous disposez.

Il se peut que votre partenaire soit particulièrement sensible. Procédez alors avec douceur, en choisissant des mouvements qui ne le heurteront pas, en particulier s'il est timide ou peu sûr de lui. Ce sont des réflexes que vous développerez avec l'expérience. Vous serez récompensé de votre retenue si elle favorise le contact avec le sujet. Vous pourrez ensuite travailler plus en profondeur, sachant que cela requiert une sensibilité et un détachement qui font défaut à bon nombre de gens. Celui qui officie ne doit jamais juger le sujet : il faudra vous plier à cette règle, même si elle ne correspond pas à votre tempérament. Vos mouvements devront être nets, pas trop profonds, de manière que votre partenaire n'éprouve jamais un sentiment d'inconfort.

Adaptez les techniques si le sujet doit reprendre son travail après la séance. Concentrez-vous sur les points de pression et sur les percussions, qui ont un effet stimulant. Travaillez ainsi avec vivacité sur le dos, par exemple, et terminez sur la plante des pieds par de légères percussions. Les étirements, comme les mouvements passifs sur les articulations, ont le même effet et préparent le corps en vue d'une activité. Pendant la séance, tenez toujours compte des besoins de votre partenaire et n'oubliez pas que votre propre état d'esprit aura évidemment des répercussions sur le sien.

Le repos

L'un des aspects les plus extraordinaires du massage tient à ce qu'il est aussi agréable d'en bénéficier que de le prodiguer. Le fait de masser vous permet de ressourcer vos énergies, transforme votre état d'esprit et vous aide à penser de manière plus positive. Il confère en outre un certain équilibre et se révèle une source de très grandes satisfactions.

Le massage peut également être très amusant. Bien que je le pratique depuis plusieurs années, il me fascine comme au premier jour. Chaque séance est différente, imprévue peut-être, mais jamais ennuyeuse. C'est là une excellente manière de s'occuper de soi-même et d'apprendre à connaître les réactions et les besoins de son corps.

Il ne faut jamais oublier, cependant, que le massage exige beaucoup de celui qui officie et qu'il peut se révéler fatigant tant physiquement que mentalement, en particulier pour les débutants qui veulent faire de leur mieux et doivent pour cela se concentrer sur une multitude de points. Faites en sorte, pour cette raison, de bénéficier d'autant de massages que vous en prodiguez.

Enfin, vous éviterez certaines déconvenues en respectant les règles suivantes :

• Déterminez à l'avance la durée d'une séance et ayez sous les yeux de quoi vérifier l'heure. Précisez toujours avant de commencer si c'est vous qui officiez pendant toute la séance ou si vous travaillez à tour de rôle avec votre partenaire. Dans ce dernier cas, accordez-vous sur le moment où il devra prendre votre place.

• Lavez-vous les mains avant et après chaque massage, pour des raisons d'orde aussi bien hygiénique que psychologique.

• N'effectuez pas de massage lorsque vous êtes fatigué ou de mauvaise humeur, car cela vous fatiguer encore davantage.

• Accordez-vous un temps de repos après la séance pour vous ressourcer. Ce moment de détente peut se passer à votre guise, à condition que vous puissiez récupérer efficacement après l'effort fourni. Le massage peut en effet se révéler fatigant. En outre, il vous place, par rapport à votre partenaire, dans un type de relation dont vous n'êtes pas coutumier. Il arrive souvent que les débutants donnent trop d'eux-mêmes et en subissent les conséquences. Pour vous reposer, relaxez-vous simplement, écoutez de la musique, sirotez une tasse de thé ou prenez un bon bain tiède additionné de sel ou d'essence de lavande.

Conclusion

Une bonne maîtrise des techniques de base permet d'effectuer un massage irréprochable, mais le véritable art consiste à transcender la simple technicité pour relâcher les tensions qui nous sont inhérentes, car forgées au quotidien par nos attitudes physiques et mentales. Le massage peut réveiller l'esprit, la créativité, la spontanéité et le naturel qui s'effacent du fait de la routine et des soucis permanents auxquels nous sommes confrontés. La pratique d'un massage inspiré fait de jouer d'un instrument de musique, en particulier lorsqu'on peut observer les réactions du corps qui s'assouplit et s'abandonne, tandis que la fatigue et la tension cèdent le pas à l'harmonie, à l'équilibre et au plaisir. Une telle expérience peut opérer des changements radicaux, donnant au sujet un sentiment d'unicité. Votre énergie augmente au fur et à mesure que vous travaillez sur votre partenaire, et vous ressentirez tous deux un changement profond lorsque vos flux s'exprimeront en synergie. Le massage prend toute sa dimension lorsque naît cette atmosphère magique, qui ne doit rien aux effets physiques ; c'est alors que vous travaillerez de manière vraiment inspirée.

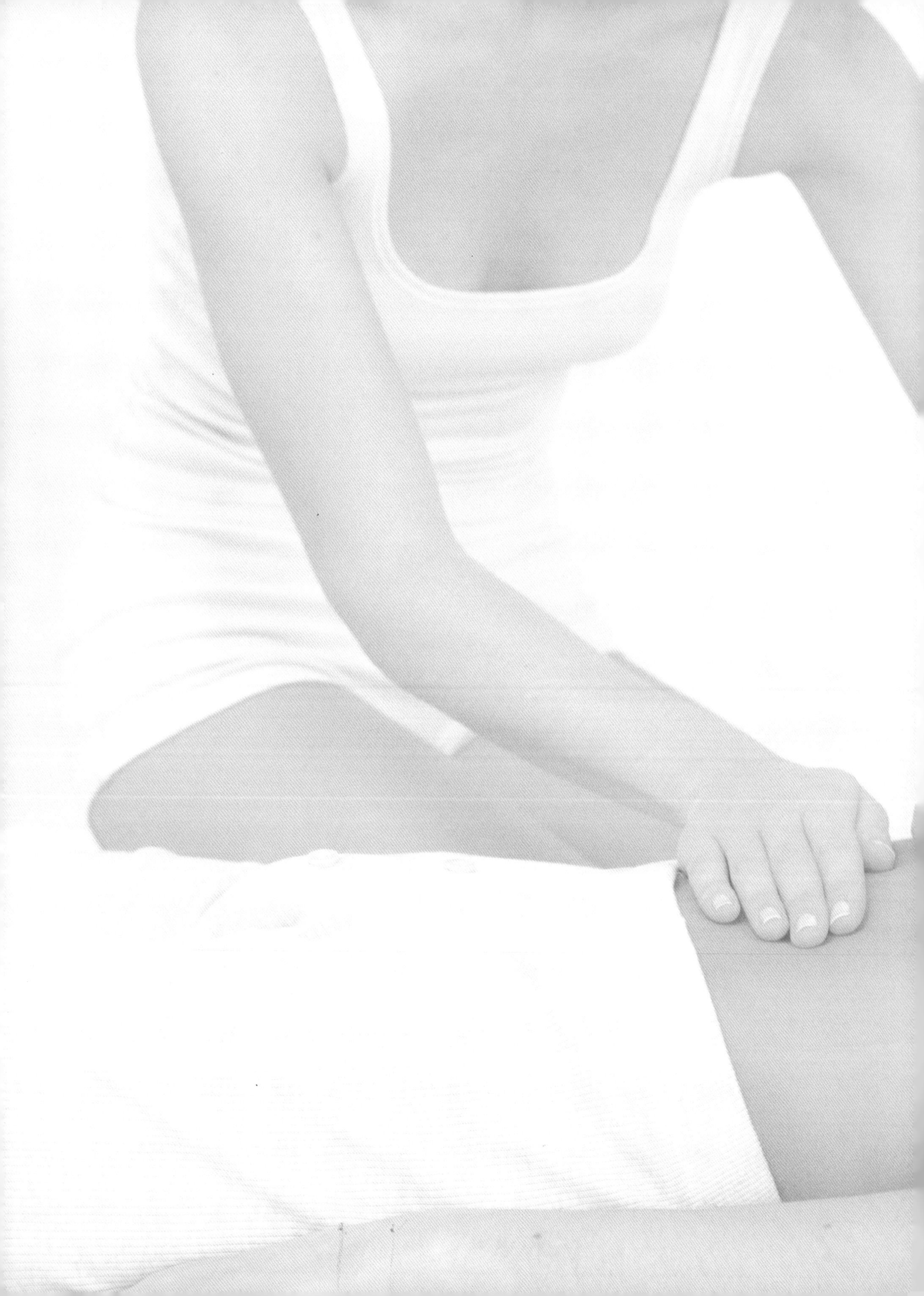

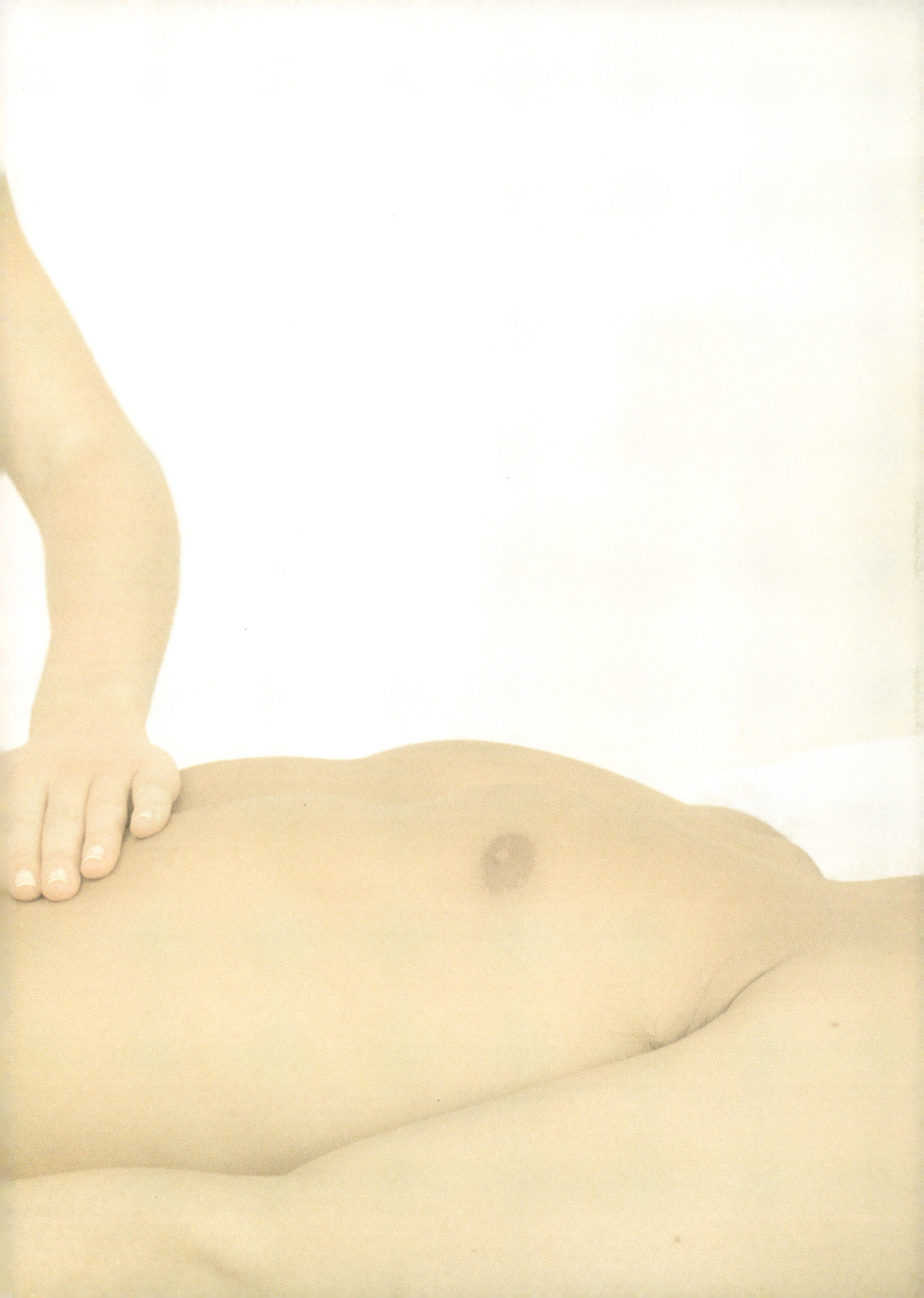

Index

Abdomen
- Affections 160-161
- Massage 80-81, 138-141

Affections 150, 152-161
Anatomie 12-15
Articulations 14-15, 100-101
Automassage 151, 174-181

Balancement 94-95
Bas du dos 156-157
Blessures 17
Bras
- Décontraction 154-155
- Échauffement 29-30
- Massage 74-77, 128-131

Caresse 168
Cheveux 169
Circulation sanguine 15
Clapping 96-97
Cœur 13, 15
Constipation 98, 160
Contractions 150-151
Cou
- Échauffement 26
- Massage 70-71, 120-123

Décongestion des sinus 158-159
Décontraction
- Bras 154-155
- Dos 166-167
- Hanches 156-157
- Reins 156-157
- Visage 164-165

Doigts, échauffement 29-30
Dos
- Décontraction 156-157, 166-167
- Effleurage 37
- Massage 56-65, 104-113
- Reins 156-157
- Torsion 41

Douleur 17

Échauffement 26-29
Effleurage 36-37
- Du bout des doigts 48-49

Énarthrose 15
Encens 22
Énergies, stimulation 32
Épaule 15
Essence de rose 23
Estomac 13
Étirement 27, 28, 42-43, 52-53
Étirement transversal 45

Foie 13

Genou 15
Grossesse 17, 25, 98

Hanches
- Décontraction 156-157
- Échauffement 28

Huile
- Abricot 22
- Amande douce 22
- Avocat 22
- Base 24
- Base de luxe 24
- Base riche 24
- Bergamote 22
- Calmante 25
- Camomille 22
- Carotte 22
- Fleur d'oranger 23
- Genièvre 23
- Géranium 23
- Germe de blé 22
- Jasmin 23
- Jojoba 22
- Lavande 23
- Marjolaine 23
- Néroli 23
- Noyau de pêche 22
- Patchouli 23
- Pépin de raisin 22
- Relaxante 25

Riche et calmante 25
Romarin 23
Santal 23
Sauge sclarée 22
Stimulante 25
Tonique et rafraîchissante 25
Ylang-ylang 23
Huiles essentielles 20, 22-25

Jambes
Échauffement 30-31
Massage 66-69, 82-85, 114-117, 142-147

Mâchoire, échauffement 27
Mains
Échauffement 29-31
Massage 132-133
Maladies 17
Massage
Adapter 186-187
Contre-indications 17
Effets secondaires 184-187
Réactions 186
Sensuel 151, 168-173
Maux de tête 152-153, 162-163
Maux de ventre 160-161
Méridiens 98-99
Mollets, pression 44
Mouvements circulaires 46-47
Muscles 12-13

Nez, décongestion des sinus 158-159

Organes 13
Os 14

Peignage 51
Percussion 96-97
Pétrissage 38-39
Pieds
Échauffement 28
Étirement transversal 84
Massage 84, 118-119, 146
Points de pression 98-99, 150
Poitrine, massage 78-79, 134-137
Poumons 13
Premier contact 33
Préparation 16-17
Pression 44, 50
Circulaire du pouce 89
Paumes 92-93
Glissée du pouce 88
Règles douloureuses 160-161
Reins 13
Décontraction 156-157
Repos 187

Shiatsu 98-99
Sinus, décongestion 158-159
Squelette 14
Stimulation des énergies 32
Système lymphatique 15
Système nerveux 15

Techniques 36-53, 87-101
Tension 150-151
Bas du dos 156-157
Dos 166-167
Maux de tête 152-153, 162-163
Visage 164-165
Tête
Échauffement 26-29
Maux 152-153, 162-163
Torsion 40-41

Varices 17
Ventre, maux 160-161
Visage
Décontraction 164-165
Massage 72-73, 124-127